Unnatural Causes

The life and Many Deaths of Britain's Top Forensic pathologist

Richard Shepherd

不自然な死因

イギリス法医学者が見てきた死と人生

Dr.リチャード・シェパード
長澤あかね――訳
養老孟司――解説

大和書房

この本の中で名前や身元の特定につながる情報に変更を加えるのは、私にとっては苦渋の選択でした。仕事人生を通して、正確であることを追求してきたからです。

しかし同時に仕事人生を通して、遺族の苦しみを和らげる努力も重ねてきました。

本書で遺族のどなたかを特定し、その人生最悪の日々を再現したところで、誰の助けにもならないでしょう。

ですから、すでに有名で隠しようのないお名前だけを実名にしました。それ以外の事件については、重要な事実は伝えつつ、プライバシーを守れるよう細部を変更いたしました。

感性と判断力と知識をまとうだけでは足りない。
あなたが語るすべての言葉に、真実と公正さを輝かせよ。
人はあなたの見識だけを受け入れるのではない、
あなたの友情をも求めているのだ。
自らの見識に首をかしげるときは、黙して語るな。
そして、たとえ確信があっても遠慮がちに語れ。
世の中には自信あふれる頑固な気取り屋がいるものだが、
彼らは一度過ちを犯せば、ずっと間違い続けなくてはならない。
しかしあなたは、過去の過ちを潔く認めよ、
そしてどんな日も、前日を批判的に振り返れ。
あなたの助言が真実であるだけでは足りない。
ありのままの真実は、優しい嘘よりも害をもたらすからだ。

人には、教えていない体(てい)で教えてやらなくてはならない。
相手が知らぬことは、忘れたこととして示してやらなくてはならない。
礼節がなければ、真実を受け入れてはもらえない。
礼節があってはじめて、優れた見識が愛されるのだ。
どんなことがあっても、助言を惜しんではならぬ。
強欲の極みとは、見識を出し惜しむことだ。
意地悪な独りよがりで信頼を裏切ってはならないし、
礼儀正しくふるまうあまり、不誠実になってもいけない。
賢者の怒りを招くことを恐れるな。
誰よりも叱責に耐えられる人が、称賛に値する人なのだ。

アレグザンダー・ポープ『批評論』より

不自然な死因　目次

不自然な死因

Unnatural Causes

by Richard Shepherd

Original English language edition first published in 2018 by Penguin Books Ltd, London

Japanese translation rights arranged with Penguin Books Ltd, London,
through Tuttle-Mori Agency, Inc., Tokyo

1
予兆

目の前に雲が広がっている。雪山のように頭上に聳(そび)え立つ雲もあれば、眠れる巨人のように横長に寝そべっているものもある。操縦桿(そうじゅうかん)を動かすと、飛行機は左下に傾いたが、優しく動かしたせいで、操作に反応したのではなく本能のままそう動いたように見えた。そして目の前で、地平線がまっすぐになった。

地平線は不思議な友達だ。いつもそこに、空と地の間にそっとあるのに、そばに寄ることも触れることもできない。

眼下に広がるのはノースダウンズ〔イングランド南東部の丘陵〕。なだらかな起伏が、人体の曲線を思わせる。その曲線を高速道路がスパッと切り裂き、深い切り傷に沿って、車が小さな魚のようにキラキラ輝きながら追いかけっこをしている。そのうち高速道路は視界から消え、大地は複雑な支流を束ねる川に変わった。

そして今、街が現れた。街の中心部は煉瓦(れんが)色の、昔ながらの堅牢(けんろう)なつくりで、中心部から放射線状に放たれた道路には、淡い色の現代的な建物が並んでいる。

私は、ハッと息をのんだ。

街が、崩壊しかかっている。目をパチパチとしばたたいた。

地震か？

街の色が揺らめいている。建物が、流水の歪んだレンズ越しに見る、川底の小石みたいにゆらゆらしている。

気流の乱れか？

違う。街は、私の中の何かに合わせて揺れているのだ。吐き気のような、いや、もっと不吉な何かと一緒に。

さらに激しくまばたきをして、飛行機の操縦桿をぎゅっと握った。高度や方向を正せば、気分も収まるかのように。でもそれは、私の奥底から噴き出していた。力ずくでぐいぐい身体を駆けのぼり、ただ息をのんでいるほかない。

私は現実的で合理的な人間だ。だから、現実的で理にかなった説明を試みた。朝は何を食べた？　トースト？　問題ない。突然の強烈な不調の理由にはならないだろう。それに、ただの吐き気じゃないなら、これは一体何なのだろう？　胸を覆っているのは、言いようのないイヤな気分と……そう、強い恐怖心だ。何か恐ろしいことが起こりそうな予感。むしろ……起こしてやりたいという衝動。

そのとき、突拍子もない思いがさっと頭をかすめた。もしも今、飛行機の外へ出たら？

私は自分と闘っていた。座っていろ。息をし続けろ。飛行機を操縦しろ。まばたきしてバカな考えを振り払え。そして、いつもの自分に戻るんだ、と。

ちらりとGPSに目をやると、「ハンガーフォード」の文字が見えた。

街の中心部には、煉瓦色の古い家々が立ち並んでいる。ハンガーフォードだ。周辺部には、灰色がかった通りとグラウンドが見える。ハンガーフォードだ。

そのうち街は消え、セイバーネイクの森に変わった。木々が集う、広大な緑の絨毯（じゅうたん）だ。大きな森に、次第に心が落ち着いていくのがわかる。森の木陰を歩き、くつろぐ旅人のように。心拍数がまだ上がっているとしたら、過去に体験した恐怖のせいだ。あのときハンガーフォードで、私に何が起こっていたのだろう?

私は60代の法病理学者（法医学者）だ。これまでに行った検死〔医師が遺体の外表面を観察・検査すること〕と解剖の数は、2万件を超える。しかし、長い仕事人生の中でも、先ほどのような経験をしたのは初めてだった。病死した遺体、腐敗した遺体、犯罪や虐殺や爆発に遭った遺体、埋葬されていた遺体、集団災害で粉々になってしまった遺体……それらと向き合うこの仕事が、心になんらかの影響を及ぼしているのではないだろうか。

「パニック発作」と呼ぶのはやめておこう。だがショックのあまり、こう自問せずにはいられなかった。カウンセラーに相談すべきだろうか?　いや、精神科医のところへ行くべきか?

さらに心配なことに、「仕事を辞めたほうがいいのでは?」という疑問までわいてきた。

2 ハンガーフォード銃乱射事件

今では「ハンガーフォード銃乱射事件」として知られるあの事件は、法病理学者として初めて担当した大事件だった。あれは、私のキャリアがスタートして間もなくのこと。私は若く、熱意にあふれ、何年もかけてようやく資格を手にしたばかりだった。通常の解剖学や病理学の研究をはるかに超えた、とてつもなく専門的なトレーニングを何年も何年も積んでいた。正直なところ、顕微鏡スライドに載っかるわずかな細胞の違いを延々と見つめる日々にうんざりし、投げ出したくなったこともある。だからたびたび、法医学の指導者（メンター）であるルーファス・クロンプトン博士の研究室に忍び込み、自分を励まし続けなくてはならなかった。博士からはファイルに目を通すことも、博士の担当事例の写真冊子を見ることも許されていたから、座ったままつい夢中になり、気づけば夜になっている――そんな日もあった。そして、研究室を出る頃には、自分がなぜこんなつらいトレーニングを続けているのか、思い出すことができていた。

ついに資格が取れてからは、ロンドンのガイズ病院・法医学部に職を得て、仕事を始めた。

当時、英国一有名な法病理学者だったイアン・ウェスト博士のもとで。

1980年代後半の法病理学者と言えば、大酒飲みで荒っぽい言葉を使うマッチョな男として、警察幹部に交じることを期待されていた。往々にして、人が嫌がる大事な仕事をしている人間は「ふんぞり返って歩いてもいい」と考えがちだが、イアンは本当にふんぞり返っていた。カリスマ性たっぷりの優れた法病理学者で、証人席で弁護士と戦うのをものともしない、押しの強い男だった。酒の飲み方も、女性を夢中にさせるすべも、面白い話でパブのみんなをとりこにするコツも、すべて心得ていた。

私は「やや人見知りだが、社交的な人間」のつもりでいたけれど、それもイアンの「内気な弟分」になるまでの話。イアンの輝きがロンドン中のパブをまぶしく照らす傍らで、私はと言えば、うっとり見つめる観客に交じって彼の影の中に立っていた。気の利いたツッコミ一つ、入れようともせずに。いや、たぶん、いいのが思いつかなかったのだ。何しろ、思いつくのは1時間後、という体たらくだったから。

学部のトップはイアンで、すべてを仕切っているのは明らかに彼だった。ハンガーフォード銃乱射事件は、あの街の人たち、とくに直接被害を被った遺族にとっての悲劇でもあったが、同時に国を揺るがす大惨事でもあった。いつもならそうした大事件にはイアンが駆けつけていたが、あれは8月半ばの彼の休暇中で、電話を取ったのは私だった。

職場から家に車を走らせていると、ピピピッとポケベルが鳴った。今では携帯電話のない時代を生きていたなんて想像もつかないが、1987年には、「できるだけ早く電話しろ」と知らせてくれるアイテムは、ポケベル以外になかった。念のためにラジオをつける。すでにニュースになっているかもしれないからだ。果たして、その通りだった。

銃を持った男が、バークシャー州のとある街を逃走中だという。現場はあまり知られていない場所で、私は訪れたことも聞いたこともなかった。男は連続殺人の真っ最中だった。セイバーネイクの森を起点に、「ハンガーフォード」という街の中心部へ向かい、ある学校の校舎へ逃げ込んで、警察に包囲されているらしい。警察は投降するよう、説得に努めている。報道によると、男は10人も殺害した可能性があるが、街は外出禁止に近い状態に陥って、正確な人数をつかむことができない。

そうこうするうち、自宅に到着した。あの頃は、サリー州の素敵な家に住んでいた。幸せな結婚生活、ベビーシッター、庭で遊ぶ小さな二人の子どもたち。仕事で足を踏み入れる、殺害現場となった家々とはまるでかけ離れた光景だ。あの日わかっていたのは、妻のジェンがたぶんまだ帰宅していないこと。勉強で忙しいのだ。

玄関を開けて、帰り支度をするベビーシッターに「お疲れさま」と声をかけてから、まっすぐ電話のところへ向かう。最新情報を得て、警察や検死局と、今夜ハンガーフォードへ行く必要があるかどうかを話し合った。警察も検死局も「絶対に行ってくれ」と譲らなかったので、「妻が戻り次第、なるべく早く向かいます」と約束した。

ラジオのニュースをつけ、ハンガーフォードの最新情報に耳を傾けながら、子どもたちに紅茶を淹れる。それから二人を風呂に入れ、物語を読み聞かせ、ベッドに寝かせた。「おやすみ」。

いつものようにそう言って。

　私は愛情深い父親であると同時に、今すぐ車に乗り込んで、自分が担当する過去最大の事件で何が起こっているのか見たくてうずうずしている法病理学の専門家でもある。ジェンがカチャッと玄関を開けると、１００パーセント法病理学の専門家にギアチェンジした。妻に「行ってきます」のキスをして、ダッと外へ駆け出す。

　ＣＩＤ（ロンドン警視庁犯罪捜査部）からは、「Ｍ４号線をジャンクション14で降りて、同伴する警察官を待て」と指示されている。間もなくパトカーが隣に滑り込み、二つの険しい顔が私に向けられた。

　挨拶はなかった。

「シェパード博士か?」と聞かれてうなずく。

「ついてきてくれ」

　ずっとラジオを聴いていたから、銃乱射事件が犯人の死で終わりを迎えたことは知っている。犯人は27歳のマイケル・ライアン。どういうわけかこの男は、二丁の半自動ライフルとベレッタ社のピストルで武装し、ハンガーフォードをうろついていた。そして、もうこの世にはいない。自ら銃を向けたのか、射撃手がその手間を省いてくれたのか、どちらかだろう。報道陣は締め出され、負傷者は病院に運ばれ、住民は家にこもっているから、街に残されているのは警察と死んだ人間だけだ。

　バリケードを通り抜け、パトカーを追って、気味が悪いほどがらんとした通りを、のろのろと進む。日没前の夏の長い日差しがゴーストタウンに降り注ぎ、暖かな優しい光で街を照らしている。生きている人間はみんな家の中にいるが、窓には誰の気配もしない。私たち以外に走っている車もないし、犬の鳴き声もしない。花壇をうろちょろするネコもいなければ、鳥のさえずりも聞こえない。

街のそう広くない郊外をくねくねと蛇行し、おかしな角度で道ばたに止まっている赤いルノーを追い越すと、女性の身体がハンドルに突っ伏しているのが見えた。さらに進んでサウスビューへ向かうと、左手に、煙がくすぶる容疑者ライアンの家の残骸が見えた。道はふさがれている。警官がパトカーの中で、身じろぎ一つせずに座っていた。パトカーは弾痕だらけだ。青いトヨタがパトカーと衝突していて、中にはやはり事切れたドライバーがいる。

年配の男性が、自宅の庭門のそばで、血の海の中に横たわっている。道路では、年配の女性がうつ伏せで死んでいる。ニュース報道から察するに、ライアンの母親に違いない。母親は燃えくすぶる自宅の外に倒れていた。さらに行くと、小道には、犬のリードを握ったままの男性がいる。ほぼ真っ暗になった夏の宵の、どこにでもある通りと、そこで起こった異常な無差別殺人との組み合わせは、正直なところ現実離れしていた。こんな事件が過去に英国で起こったことは、ただの一度もなかった。

警察署に車を止める。私がドアを閉め、パトカーのドアもバタンと音を立てたあとは、また重苦しい沈黙がハンガーフォードを覆った。いや、窒息させた。私が再びこんな沈黙——恐怖がもたらした沈黙——を耳にするのは、何年か先のことだ。たいていの場合、殺人現場は生きている人間――制服を着た警察官や刑事、犯罪現場捜査官など、カサカサ音を立てて書類を書いたり、写真を撮ったり、電話をかけたり、ドアを監視したりする人たち――の喧騒（けんそう）にまみれるものだ。だがあの日は、立て続けに起こった出来事の非道さが、ハンガーフォードを凍りつかせてしまった。まるで死後硬直のように。

そこは警察署というより、駐在所だった。建物は改装の真っ最中で、床には漆喰（しっくい）の塊が転がり、ワイヤーが垂れ下がっていた。そこで出迎えられ、誰かと握手を交したはずだが、今思えば、そうした堅苦しいやりとりはすべて、完全な沈黙の中で行われていた気がする。

間もなく、外は真っ暗になった。私は警察車両に乗って、マイケル・ライアンが立てこもり、その後自殺した学校へ向かった。

静まり返った通りをのろのろ静かに進んでいくと、ヘッドライトが衝突事故を起こした車と、微動だにしないドライバーをはっきりととらえた。私は車を降りて、改めて確認した。懐中電灯の光で、足、胴体、頭……と滑るように照らしていく。むろん、死因については何の疑問もない。顔に銃創が一つ、残されている。

私たちは、次の車のところでまた立ち止まり、さらに2台ほどチェックした。銃創はそれぞれ、違う場所に見られた。一度撃たれただけの人もいれば、何度も繰り返し撃たれた人もいた。回収車が控えめに待機し、警察が記録を取って遺体を外へ出すと、衝突車を撤去していく。

私は、運転している警察官のほうを向いた。自分の声が、グラスを割るように、突然静寂を破った。

「私は、もうこれ以上現場で遺体を見る必要はありません。死因に疑問の余地はありませんから、検死と解剖ですべて対処できます」

「でも、ライアンを見てもらう必要があるんだ」と言われてうなずく。

ジョン・オゴーント中等学校に着くと、さらに多くの警察官がいた。1階で、状況報告を受けた。

「ライアンは『爆弾を持ってる』と言ってました。まだ身体検査はしていません。身体を動かすと、爆発する恐れがありますから。でも、先生には彼を見てもらって、死亡の確認をしてもらう必要があります。念のために言いますが、見るときに爆発するかもしれない。大丈夫ですか？」

「はい」

「動かしちゃいけませんよ、先生」

「わかってます」

「防弾チョッキは要りますか？」

お断りした。防弾チョッキは銃弾を食い止めるためのものだから、至近距離で爆発されたらほとんど役に立たない。それに、どのみちライアンを動かすつもりはない。

私たちは、上の階へ向かった。学校特有の、ゴムのようなあのにおいがする。警官が教室のドアを開けると、机が並んでいた。いくぶんばらけている箇所もあるが、ほとんどが整然と並んでいる。壁いっぱいに絵や科学図がピンで留められ、何もかもが正常に見えた。黒板のそばの最前列で、座ったままの姿勢を保つ遺体を除けば。

　殺人犯は、緑色のジャケットを着ていた。頭に銃で受けた傷がなければ、狩りに出かける人に見えただろう。右手は膝（ひざ）の上に置かれ、ベレッタ社のピストルを握っている。

　男に向かって歩き出すと、警察官が全員、そっと出ていくのがわかった。私の後ろで、ドアがぴしゃりと閉まる音がした。そしてドアの向こうから、無線に報告する声が聞こえた。「突入した」

　私は教室で今、英国最大の大量殺人犯と二人きりだ。いや、もしかしたら爆弾も一緒かもしれない。この仕事に心惹かれたのは、法病理学界の大御所、キース・シンプソン教授の本のおかげだったが、こんなことになる可能性があるなんて書いてあっただろうか？

　今は、周りのすべてにとてつもなく敏感になっている。ドアの向こうのかすかな音。教室の外から、天井に重なり合うように暗い影を落とすアーク灯。手元の懐中電灯が放つ、小さな光。血のにおいと奇妙に混じり合う、教室のチョークや汗のにおい。私は隅っこの遺体から目を離さずに部屋を横切り、そばに寄ると、ひざまずいて男を見た。その日、すでに多くの人の命を奪った銃が、まっすぐ私に向いている。

　マイケル・ライアンは、自分で右のこめかみを撃った。弾は頭を貫通し、左のこめかみから抜けていた。部屋を出るとき、教室の反対側の掲示板に、それがめり込んでいるのが見えた。

　私は警官たちに報告した。「ワイヤーが隠されている様子はありません」「死因は頭部右側への発砲で、典型的な自殺です」と。

そのあとは、悲しい墓場をあとにできた安堵感から、高速道路でスピードを上げた。それでも、ハンガーフォードの沈黙がこっそり車の中に忍び込んで、傍らに座っている気がした。ずっしりと重い、迷惑きわまりない乗客が。突如として、その日目にしたすべてに押しつぶされそうになった。その非道さに。恐ろしさに。さっと路肩に車を寄せ、真っ暗な車内に座っていると、ほかの車のライトが、何も知らないまま、すばやく通り過ぎていった。

パトカーが後ろに止まったことに気づいたのは、窓をコンコンとノックされたときだ。

「すみません、大丈夫ですか？」

自分が誰で、どこへ行ってきたかを説明する。警官はうなずいて、私をじろじろ眺め回しては品定めし、信じてよいものか思案している。

「少し時間が必要なだけなんです。運転を続けるために」と私は言った。

警察官だって、仕事と家庭の切り替えくらいは理解している。警官はまたうなずくと、パトカーに戻った。きっと、私の話の裏を取っているのだ。何分かすると、ハンガーフォードをあとにしたこと、前方には家族が待っていることを思い出した。カチカチとウィンカーを出して、警官にさよならと手を振り、高速道路の大きな流れにまた加わった。パトカーも発車して、私を守るようにしばらくついてきたが、そのうち離れ、脇道へそれた。私は一人、旅を続けた。

家に戻ると、子どもたちはもう寝ていて、ジェンが1階でテレビを観ていた。

「あそこへ行ってきたんでしょ」と妻が言う。「ひどかったんじゃない？」

その通りだ。でも、私が自分に許したのは、肩をすくめることだけ。ジェンに顔を見られないよう、さっと背を向けた。テレビのニュースを消さなくちゃ、そう思った。レポーターたちが興奮しながら、いかにも切羽詰まった様子で議論している。ハンガーフォードで亡くなった人たちには、もう興奮も切羽詰まった事態もないのに。そこには、人生の途中でひどい殺され方をした人たちがいるだけだ。彼らは突然ぷつりと人生を断ち切られるまで、「今やらなくちゃ」と思う大事なことをしていた。だが今はもう、大事なことなんてない。

夜遅くまで、あちこち電話するのに忙しかった。翌日、いくつもの検死と解剖をどうこなすかを整理する必要があるからだ。警察がすべての死を再現し、目撃者の助けを借りて、ライアンのすべての動きを再現する助けになれたら、と思う。現場を再現するのは重要なことだ。関係者全員にとってはもちろん、世の中にとっても、とても意味のあることだ。人間として、私たちは知る必要がある。特殊な死について。死、全般について。

翌朝、いくつか普段通りの検死と解剖をした。酔っ払い、薬物常用者、心臓発作など、すべてウェストミンスター遺体安置所で行ったが、同僚から「ハンガーフォードはどうだった?」と根掘り葉掘り聞かれている間に、現場の警察は最後の遺体をレディングの王立バークシャー病院の遺体安置所に運び込んでいた。

午後2時頃に到着すると、スタッフから迎えられ、その後は、業界の昔ながらのやり方で——紅茶を飲みながら——挨拶し合った。紅茶はかつても今も、遺体安置所に欠かせないものだとされている。これは検死と解剖を行う前の、権利であり義務なのだ。

その後、ドアが開くと、パム・ダービーがせわしなく入ってきた。部屋が一気に慌ただしくなる。パムは小柄だけれど、代わりのきかない重要な秘書だ。

「さてと！」とパムは言った。

どんなときも威厳に満ちているパムだが、今日はいつにも増して恐ろしく優秀に見える。遺体安置所の不運な二人の助手が、彼女の後ろで必死で重いコンピューターを運んでいる。

「どこにコンセントを差し込めばいいわけ？」

これは質問ではなく、要求だ。１９８７年のオフィス・コンピューターはまだ胎動期で、まさに巨大な赤ん坊だった。実のところ、私たちのコンピューターも恐竜の卵から生まれたに違いないが、パムはそれをガイズ病院からワゴン車に乗せて運ばなくてはならなかった。

パムは、私が緑色のエプロンを着け、白いゴム長靴を履いて、遺体の検死とX線の準備を始めているのに気がついた。私の準備はもう万全だった。

「ダメ、ダメ、ダメ。コンピューターが温まるまで始めちゃダメよ。最低10分はかかるんだから。先に始めちゃうと、私が置いてけぼりを食らうじゃないの。紅茶を淹れてちょうだい」

……「法医学部を仕切ってるのは俺だ」なんて、イアン・ウェストはずいぶんな思い違いをしている。

コンピューターとヤカンがヒューヒュー音を立てている間に、パムはキーボードの前に座った。「そこまで悩むほど難解な事件じゃないでしょ。彼らが銃で撃たれたことは、一目瞭然だもの」と、きびきびした口調で言う。

パムは実際の殺人事件では、犯人が予期せぬ感情の混乱に見舞われることをよく知っている。だから、彼女もほかのスタッフも、巧妙に練られたミステリー小説を気晴らしによく読んでいた。物語の殺人犯のほうは、明らかな手がかりを残すため、最後にはジグソーパズルのピースがカチッとはまる。現実では、真実に山ほどのバージョンがあるのと大違いだ。相反する事実や相反する解釈が出てくるのは、現実の捜査ならではの厄介な側面だ。

とはいえ、パムの言う通り、今日は解くべき謎はなさそうだ。それでいて、どの被害者も誰かのきょうだいで、親で、子どもで、恋人なのだ。誰もが家族や友人にとってはかけがえのない人で、どの遺体も「解いてくれ」とばかりにユニークなパズルを提示している。6台の検死台が部屋の隅までずらっと並び、1台おきに遺体が置かれている。何も置かれていない台は、今から採取する何百という証拠品を袋に入れたり記録したりするのに使われる。

最初の遺体は、容疑者のマイケル・ライアンだった。ほとんどの遺族は、ライアンが被害者と同じ遺体安置所にいて、検死室まで一緒に使うことなど望んでいないだろう。むしろ、誰もがライアンを追い出したがっていた。メディアはいまだにしたり顔で、「犯人は英国特殊部隊『SAS』に始末された」とほのめかしている。きのうの夜、私が現場を訪れたあとに、警察がプレスリリースで「自殺した」と正式に発表したというのに。だから私たちも、「検死・解剖で自殺を確認しました」と発表しなくてはならない。

検死・解剖――剖検とも呼ばれる――は、二つの状況で行われる。まず、自然死の場合は、たいてい病院で実施される。死因がわかっていても、医療診断を確定したり、治療効果を調べたりするために行われる。亡くなった人の近親者は検死・解剖に同意するよう求められるが、拒否する絶対的な権利がある。幸い、多くの遺族が同意してくれる。遺族の決断は、医療スタッフが学び、向上する最高の機会をくれるので、ほかの患者を助けることにつながっている。検死・解剖の依頼に同意するのは、とても思いやりのある行為だ、と私は思う。

二つ目の状況は、死因がわからないときや、変死の可能性がある場合だ。こうしたケースでは、死は検死官（コロナー）〔死因究明の専門家。警察への調査指示、解剖決定等の権限を持つ行政官であり、死因審問を司る裁判官でもある〕に委ねられる。不審な、不自然な、犯罪にまつわる、もしくは、原因不明の死にはすべて、単なる検死・解剖だけでなく、法医学的な検死・解剖が行われる。つまり、遺体の外側も内側も徹底的に詳細に調べられるのだ。そして検死・解剖が終わると、担当した法病理学者が「検死報告書」に詳しく記録する。

報告書では、故人の正式な身元確認をしなくてはならないが、これだけでも長く複雑なプロセスになることも多く、確認が終わらない場合もある。また、報告書では、なぜ警察や検死官から検死・解剖を要請されたのかが説明され、検死・解剖に立ち会った人物の名前も列記される。その後に行われた臨床検査の詳細も記される。

検死報告書の大半には、法病理学者の調査結果がそのまま記される。通常は、調査結果への解釈を述べた上で、最後に死因を記載する。死亡した理由がわからない場合は、そう書き込む。もちろん、いくつかの可能性について議論したあとでだが。

何年にもわたって、何千種類もの病気にかかった臓器を肉眼や顕微鏡で見るトレーニングをさんざん積んだとはいえ、たいていの場合、目の前の遺体をただ注意深く見ることが、検死・解剖の一番重要な部分だ。この詳しい検死において、弾痕や刺創はもちろん、引っかき傷や痣に至るまですべてのサイズを測り、場所や形も記録する。これは体内を医学的に分析するのに比べたら簡単に見えるかもしれないが、殺人事件の再現を支える一番重要な部分だった、とあとでわかることが多い。検死を形式的な手続きとして手早くすませるのは簡単なことだが、遺体が火葬されてからずいぶん経った頃に、不十分なメモを見て後悔する羽目になるかもしれない。

マイケル・ライアンは大量殺人犯だ。16人を殺害し、ほぼ同数の人たちを負傷させた。それまでの仕事で私が担当したのは、事故や犯罪の犠牲者や不運に見舞われた人たちだった。加害者を目にしたことはほとんどなかったし、これほど多くを死傷させた犯人を見たことは、もちろん一度もなかった。彼に殺害された人たちと同じように、ライアンにも敬意を払うことができるのだろうか？　そうするべきなのだろうか？

そうしなくてはならない、とわかっていた。感情は、検死室にふさわしくないのだ。もしかしたら私がこの仕事で学んだ最大のスキルは、ほかの人たちなら当然……いや、むしろ必要だと感じるような倫理的嫌悪感を抱かないことかもしれない。つまり、この若者とその行為をどう感じたにしろ、それを頭と心から締め出すのだ。ライアンの検査には、ほかの人たちと同じだけの、いや、おそらくさらに細やかな配慮や注意が必要だろうとわかっていた。徹底的で疑う余地のない遺体の調査を行ってはじめて、検死官に必要な情報を提供できる。検死官はそれをもとに死因審問で、自信を持って正しい結論を下すのだから。今回の結論には、決定的な証拠が欠かせない、と私は承知していた。今後の異議申し立てや、お決まりの陰謀論をもれなく鎮めるためだ。

　検死台に裸で横たわっているこのほっそりとした若者が、連続殺人を終えたばかりだなんて、とても想像できない。部屋にいる全員が――警察官も、遺体安置所のスタッフも、パムでさえも――理解できない思いで、彼をじっと見つめている。ライアンは、どんな犯罪の犠牲者にも、彼自身の被害者にも負けないくらい弱々しく見えた。

　私は、仕事に取りかかった。ライアンを徹底的に、とくに頭部の射入創〔銃弾が身体に入った傷〕と射出創〔銃弾が身体から出た傷〕を調べるのだ。次に、解剖のために遺体を切開し、そのあと毒物検査のためにサンプル採取を行う。そして最後に、脳内の弾道を明らかにする。

　私が仕事を始めると、部屋は水を打ったように静まり返った。電話の音もしないし、ガタガタと音を立てる者もいない。ヤカンの音も紅茶を淹れる音もしない。ただ沈黙があるだけだ。室温すら一気に下がったような気がする。そして私が仕事を終えると、ライアンはさっと運び去られていった。誰もそばにいたくないからだ。このおかしな若者は、母親と静かに暮らしながら、銃に執着し、みんなが想像だにしないことを考えていた。

　被害者の検死・解剖が始まると、長くてつらい神経がすり減る一日になりそうだ、と思った。一人の検死・解剖が終了し、次の検死・解剖に取りかかるたびに、冷蔵庫がガチャガチャと開け閉めされる。この音と、パムに指示を出す私の声を除けば、部屋はしんとしたままだ。私のサポートを務めるのは、研修中の病理学者、ジャネット・マクファーレン。パムが私の言葉を入力し、何人もの撮影スタッフと警官たちが私のあとについて検死台から検死台へと移動する。上席の警察官がメモを取り、ほかの者たちは証拠品に対応している。

私の後ろでは、遺体安置所のスタッフが働いている。遺体をきれいにし、縫合し、家族に会わせる準備を整えてくれている。

死因は明快で、全員が銃創によるものだった。武装したライアンを見て心臓発作で急死した、なんて人は一人もいなかった。それでも、死をもたらしたり、死期を早めたりした病気がないかを調べるのが私の仕事だ。遺体ごとに、傷を一つ一つ注意深く記録し、文章で説明し、分析し、弾道を明らかにしなくてはならない。一人一人の遺体の周りを歩き、撮影スタッフに指示を出し、傷のサイズを測り、異常な点を書き留めて、あとはお決まりのコメントを繰り返しパムに伝える。すると次第に、狂気に満ちたあの日のライアンの状況が浮かび上がってきた。

ほとんどの場合、1発の銃弾で殺された被害者は、遠くから撃たれていた。マイケル・ライアンはどうやら、被害者に接近すると「もっと発砲したい」という衝動を抱くようだった。

学校の給食係を務めるライアンの母親は、事件を友人から聞きつけて、息子をいさめようと帰宅した。友人にサウスビューまで車で送ってもらい、自宅まで歩く道すがら、死傷者を目にした母親は、ひるむことなく息子に近づいて言った。

「やめて、マイケル！」

ライアンは母親と向き合うと、半自動ライフルで、足を1発撃った。母親は地面にうつ伏せに倒れた。これは私見だが、その1発は、身体の自由を奪うためだけに撃ったのだろう。そして、母親に近づき、そばに立って見下ろすと、背中を2発撃って殺害した。

最後の2発は、傷の周りが焼けて煤(すす)が付く、至近距離から発砲したときの典型的な様相を呈していた。たぶん15センチに満たない距離から撃ったのだろう。もしかしたら単純に、顔を見ながらでは殺害できなかったのかもしれない。母親が到着するまでは、自宅周辺の小さなエリアに留まっていたことから、彼女の死がライアンを解き放ち、さらに激しく街中を暴れ回るきっかけになったのではないか、と私は解釈している。自由になった彼は、これまで手にしたことのないとてつもない力を満喫したのだろう。武器がくれる力を、無防備な人々に振るう喜びを。

それから数日間、遺体から遺体へとゆっくり移動する、奇妙な仕事を続けた。死は、被害者の人生を——おそらく穏やかで平穏無事だったはずの人生を——不意に暴力的に奪った。遺体安置所にいる全員が、そのことに激しく心を揺さぶられていたけれど、恐怖心に屈するわけにはいかないし、うろたえることすら許されない。精神的なショックは、法病理学者の仕事にふさわしくないのだ。プロとして超然とした態度で、真実を追究しなくてはならない。

世の中のために働くには、人間らしさを一時停止させなくてはならないこともある。きっとそうして抑えつけた人間らしさが、30年ほど経って、ハンガーフォード上空を飛んでいる最中に、猛然と力を取り戻したのだろう。要するに、この銃乱射事件に自分が深刻な影響を受けたと認めるのに、これだけ時間がかかったのだ。

当時は、自分がショックや悲しみを感じているなんて、夢にも思わなかった。マッチョな、もしくはマッチョを目指す同僚たちが、私のお手本だった。彼らは絶対にそんな感情を見せなかったし、そんな感情を抱くことすら自分に許していなかった。いや、この仕事をするためには、憧れの法病理学者、キース・シンプソン教授が示したプロとしての誠実さを忘れてはならなかったのだ。10代の頃の私は、教授の存在に励まされ、トレーニングを続けることができた。ショックや恐怖心について、教授が執筆したことがあっただろうか？　もちろんない。

休暇から戻った上司のイアンは、ハンガーフォードについて何も尋ねなかった。アドバイスをくれるどころか、どんな形にしろ、あの事件に言及することはなかった。明らかに、自分がいない間にあれほどの大事件を引き受けた私にカンカンに腹を立てているのだ。休暇中の彼の仕事をカバーするのは、私の役目だったのに。

イアンの居場所を突き止めて、呼び戻すことはできなかったのかって？　おそらくできただろうし、このためなら、何としても戻ってきただろう。お互いにわかっている。こんな大事件は、当然イアンが担当すべきだったのだ。イアンは、ＩＲＡ（アイルランド共和国軍）〔アイルランド全島の英国からの独立共和国化を目指す、カトリック系の非合法組織〕の爆破事件や銃撃事件を数多く手がけてきたし、実際、弾道学は彼の専門分野だ。

イアンは猛烈な怒りを冷静に抑えていたが、そのうち同僚から漏れ聞こえてくるようになった。イアンは本気で思っているらしいのだ。「ライアンが起こした凶悪事件の一番愚かなところは、俺の休暇中に実行したことだ」と。だから私たちは内輪で、さらにこう言い合った。

「それどころかイアンは、ひそかに思ってるんじゃないのかな。『自殺するなんてライアンは大バカだ。著名なイアン・ウェスト博士から、華々しい出廷のチャンスを奪いやがって』と」

長きにわたって、ハンガーフォードはイアンと私の間に横たわっていた。だが、ハンガーフォードでの仕事ぶりによって、ガイズ病院はもちろん、おそらく英国全土での私の立場が変わったのは間違いなかった。もうイアンの内気な弟分でも、熱烈なファンでもない。一人前の法病理学者として、世に知られるようになったのだ。

3 フラッシュバック

ハンガーフォードの1987年の事件にまつわるおかしな感情のフラッシュバックは、飛行機の無線連絡を入れ、最終進入態勢を整えて無事に着陸してしまえば、いとも簡単になかったことにできた。このセスナ172は、リバプールの20人そこそこのグループで共有している。英国のほかの地域やアイルランドでの会議や検死・解剖に合わせて、なるべくたくさん空を飛ぶのが私の楽しみなのだ（これは「どうかしてる」とも言える。家から目的地までは、ほぼ毎回、電車のほうが早い）。

明るい日差しの中、草が生い茂る小さな飛行場の滑走路を跳ねるように進み、駐機場を見つけてエンジンを切った。セスナを降りると、同僚が待ってくれているのが見えた。気分は上々だ。車が走りだすと、私は思いをめぐらした。上空で、本当にあんなことが起こったのだろうか？　ひょっとして、コックピットで酸欠に陥った？　いや、高度900メートルでそれはない。とにかく、自分が記憶しているほど激しい反応ではなかったに違いない。パニック発作なんかじゃないはずだ。

　帰りのフライトは天候が不安定で、全神経を集中しなくてはならず、ハンガーフォードのことはほとんど考えなかった。「考えるな」とは考えたけれど。そのとき、初めて気がついた。パイロットは「生き延びること」に必死で、それ以外の思考も感情も恐れもすべて、力ずくで抑えつけている。それが、私が空を飛ぶ理由の一つなのかもしれない。

　ようやく家に着く頃には、雲は消え、穏やかな夏の夕暮れが訪れた。ハイボールをつくって、沈む夕日を眺めようと中庭に腰を下ろした。

　ところが不意に、唐突に、真珠色に輝く夏の夕暮れと、そこに宿る静けさに……思い出したのだ。ハンガーフォードを。またしても。心臓の鼓動が速くなる。なぜか頭もくらくらしてきた。まだ一滴も飲んでいないのに。私はもう一度、小さな街の通りをのろのろ前進していた。芝刈り機のそばの血だまりの中に、人が身じろぎもせずに横たわっている。車の中にも、歩道にも……。恐怖が心臓をつかんで、ぎゅっと締めつけてくる。

　深く息を吸った。落ち着かなくては。そして、自分に言い聞かせた。何が起こっているかなどお見通しだ。頭の中が混乱しているだけだ。間違いない。だから踏ん張れば、きちんと手綱を握れる。間違いない。

　さらに深呼吸して、目を閉じた。こんなものはつぶさなくちゃいけない。拳に握った氷みたいに、粉々に。

　少しずつ、身体がリラックスしてきた。握りしめた拳がゆるみ、呼吸が深くなる。おぼつかない手つきで、グラスを口元へ運んだ。大丈夫だ。すべての手綱を取り戻すことができた。
グラスを空にする頃には、朝に飛行機の中で自問した二つの問いに、しっかり答えることができていた。もちろん、カウンセラーに会う必要はないし、精神科医など論外だ。まったくバカバカしい。法病理学の仕事を辞める理由など、どこにもない。今日何が起こったにしろ、ほどなく治まるはずだし、何の問題もない。絶対だ。

数ヵ月後の２０１５年の秋、パリのバーやレストラン、競技場やコンサート会場で同時多発テロが起こった。１３０人の命が奪われ、何百人もが負傷した。私は仕事に出かける途中に、ラジオのニュースで知った。レポーターの後ろで、緊急事態ならではのサイレンの音が鳴り響き、ショックでまくし立てる人々の声がしていた。恐怖につきものの音、音、音……車を止めるほかなかった。

自宅に近い道路の待避所に座って、私は目を閉じた。それでもまだ見えるし、まだ聞こえる。救急車の青い光。警察のバリケード。煌々（こうこう）とまぶしい遺体安置所の照明の下に、ずらりと並んだ検死台。台の上にあるのは、人間の身体の一部だ。叫び。警察の無線。負傷者の泣き声。目の前には遺体……。鼻の奥に入り込む死臭。足、手、子ども。ナイトクラブで踊っていた若い女性と、飛び出した腸。スーツにネクタイ姿の足のない男たち。会社員、お茶くみの女性（ティー・レディー）、学生、年金生活者。ぶっ壊れてる……全員が。

私は今、過去に目にしたどの災害を見ているのだろう。バリ島爆弾テロ事件、７月７日のロンドン同時爆破事件、クラパム列車事故、マーショネス号沈没事故、ニューヨークの9・11事件、ホワイトヘイブン殺戮（さつりく）事件……いや、もしかしたら、そのすべてかもしれない。

道路脇で、自分をのみ込んでいる高波が収まるのを待った。ようやく波が引いたあとには、惨めでゾッとするような恐怖心だけが残った。車内には、人の腐敗臭がしばらく漂っている気がしたけれど、深呼吸を繰り返すと、どこかへ消えた。

私はショックを受けてはいたが、なんとか自分を取り戻し、車を走らせた。

やはり専門家と、きちんと話し合う必要があるかもしれない。いや、牧師か……？　とにかく、人間の弱さを受け止めて支える仕事をしている、誰かが必要だ。

だが、いつの間にか首を横に振っていた。もちろん、そんな必要はない。パリの事件は恐ろしいけれど、協力を要請されたわけではないから、私には関係ない。死については十分理解しているし、何の恐れも抱いていない。パリのニュースが不意に記憶の縫い目をほどいたものの、裂け目はまたふさがった。今夜は遅くまで仕事が山積みだな、とフランスの同僚たちに同情した。

そうしてまた、運転を続けた。遺体安置所での、いつもの仕事に向かうために。もちろん、私は大丈夫だ。

4 法医学への目覚め

幼い頃から、深くも浅くも死と関わってきた。私はロンドンにほど近い、穏やかな家庭で育った。父は自治体の経理担当者で、成功を夢見てイングランド北部から母と一緒に南部に出てきた。大金をつかんだわけではなかったが、家族は生活には困らなかった。分類好きな人たちなら、「中の下の家庭（ロワー・ミドルクラス）」と呼んだだろう。姉は10歳年上で、兄は5歳上。末っ子の私はかわいがられて育ったが、うちには一つだけ、よその家と違うところがあった。母が心臓を病んでいて、少しずつ弱っていたことだ。

母は子どもの頃にリウマチ熱を患い、その合併症で、心臓の僧帽弁（そうぼうべん）〔左心房と左心室の間にある弁。血液の逆流を防いでいる〕が徐々に傷んでいったのだ。今の自分にはそれがわかる。でも当時の私には、母がほんの少し運動しただけでよく息切れすること、よそのお母さんたちと違って、たびたび腰を下ろさなくてはならないことしかわからなかった。

姉のヘレンは言っていた。「母さんはね、よく笑う元気な人だったのよ。嫌がってムッとしてる父さんを、いつも無理矢理ダンスフロアに引っ張り出してた」。若い頃には、戦争が勃発(ぼっぱつ)しそうな時期に、父と二人乗り自転車にまたがって、ヨーロッパ旅行に出かけた。そしてどんなときも、パーティーの主役だった。

リビングに座って、姉が語ってくれる母の昔話に耳を傾けるのが好きだった。当時の壁はむき出しに近い状態だったけど、そのぶん絨毯はド派手な渦巻き模様だった。部屋の隅にはちっぽけな白黒テレビがあって、スイッチを切ると、画面の真ん中に白い点が残り、真っ暗な画面に何分も消えずに残って、見る者をうっとりさせた。それから、ラジオグラム（レコードプレイヤーとラジオを組み合わせた大きな家具）もあった。前面は薄織(ゴーズ)で覆われ、聞こえてくるのはたいてい、上昇志向のミドルクラスが「ためになる」と考える軽めのクラシック音楽だ。

暖炉を模した電気ヒーターが暖かそうな光を放ち（見た目ほど暖かくはないが）、肘(ひじ)かけ椅子は、たとえすり切れていようと、上手にカバーで覆われている。そう、派手なリビングの絨毯に座って、元気いっぱいな「その女性」の話を聞くと、私も元気が出たのだ。ただし「その女性」は、母とは何の共通点もない気がした。母はよく2階のベッドや病院のベッドで、ぐったりしていたから。

母の入院は、長くて頻繁だった。少なくとも、少年の私にはそう見えた。私はたびたび荷物をまとめて、旅行に送り出された。ライサム・セント・アンズの海辺で祖母と過ごしたり、ストックポートのおばの家に泊まったり。ずっとあとになるまで気づかなかった。ああした旅は、私がビーチで遊んだり、いとこに会ったりするためではなく、母が手術をして回復する時間を取るためだった。

私と家にいるとき、母は明らかに普通にふるまおうと頑張っていた。毎朝早起きして、愛情たっぷりに学校に送り出してくれた（当時は幼い子どもたちも、一人で歩いて登校していた）。ある日、バイオリンを忘れて家に戻ると、母がベッドに伏せっていた。そのとき初めて気がついた。毎朝、私が登校した途端に、ベッドにバタリと倒れ込んでいたのだ。気づいた私に負けないくらい、気づかれた母もショックを受けていた。私は面食らって、かわいそうな母に小言を言ってしまった気がする。母によくなってほしかったし、みんなが話す「昔の母」に戻ってほしかった。だが、幼い私の目にも、母は消えかかっているように見えた。

12月のある日、学校から帰ると、母がいなくなっていた。入院先は王立ブロンプトン病院だ、と今ならわかる。以前より検査の回数が増え、ベッドで休むことも増えていた。母は47歳だった。

クリスマスの日に、連れられて母に会いにいった。あの日のお見舞いの思い出は、その後の仕事人生でどっさり積み重ねた病院の記憶の重みにつぶされかけている。長い歳月を経て、地層を念入りに調べるように深く掘って、1961年のクリスマスにたどり着くことはできたが、そこにあるものを見つめようにも、断片的な思い出を横目でちらりととらえることしかできない。

病棟で9歳児が歓迎されないことは承知していた。「行儀よくするんだよ」と言い聞かされ、それをしっかり頭に入れて、天井の高い、足音がこだまする廊下を歩いた。忙しい看護師たちが、糊のきいたおしゃれな制服を着て、慌ただしく通り過ぎる。廊下の両側には、だだっ広い部屋が見えた。消毒薬のにおい。遠くの窓から射し込む、どんよりとしたロンドンの黄色い陽の光。不意に父が曲がったので私もあとについて曲がると、大きな病室があった。床板。ずらりと並んだベッド。どのベッドも白く、次の患者を迎える準備ができている。私の記憶では、一つを除いてどのベッドも空っぽだった。今思えば、クリスマスに病室にいた患者は、母だけだったのだろう。

母がどんなふうに挨拶し、どんなふうに私を見てくれたのか、覚えていたらと思う。抱きしめて、手を握ってくれたのだろうか。きっとそうだと思う。私はベッドに上って、もらったおもちゃを見せたのだろうか。ひょっとしたら、一緒にプレゼントを開けたのかもしれない。きっとそうだ。そうだったらいいな、と思う。

数週間後の1月の寒い朝のこと。いつものように早起きして、兄のロバートがまだ寝ている部屋を抜け出して、両親の部屋へ行った。父のベッドにもぐり込むために。毎朝そうしていたのだ。でも、その日はなんだか変だった。ベッドが冷たい。シーツもきれいなままで、父が眠った形跡がない。

そーっと階段を一番上までのぼった。電気……？　こんなに朝早くから、家の電気が点いている。話し声も聞こえる。昼間のような普通の話し方じゃない。それは夜中のひそひそ声で、私が一度も耳にしたことのない深い悲しみがこもっていた。私は、こっそりベッドに戻って横になった。そして待った。心配しながら。何かが起こっていて、遅かれ早かれ、誰かが説明にくる気がした。

やがて、父がやってきた。

恐ろしいことに、ショックなことに、父が泣いていた。二人して、父をじっと見つめる。ロバートが目をパチパチさせているのは、今起きたばかりだからだ。

父が言った。「おまえたちの母さんは、素晴らしい女性だった」

これは9歳の子どもには遠回しすぎた。だからロバートは、私に過去形の深刻さを説明しなくてはならなかった。「母さんのことはもう過去形でしか言えないんだ。死んでしまったからね」と。

その後に知ったのは、父と姉はいつものように、前日の夜、王立ブロンプトン病院にお見舞いに行ったこと。母の調子はやはり優れなかったが、とくに変わった様子はなかったこと。二人がいつも通り「おやすみ」と言って帰ろうとすると、看護師が脇へ連れ出してこう言ったこと。「どれほど重症かはおわかりですよね？ シェパード夫人は、今夜はもたないんじゃないでしょうか」

これは衝撃的な知らせだった。母が死ぬかもなんて、誰一人、考えたことがなかったからだ。そんな思いが脳裏をかすめても、病院のスタッフからそれとなくほのめかされても、父は頭の中で打ち消していた。そんなことがあるものか、と。母が回復のために入院し、家族で見舞う。それがわが家の日常だった。そこに終わりが来るなんて誰も予想していなかった。

実のところ、母は心臓病の末期患者だった。心不全を起こし、このときは気管支肺炎も併発していた。気管支肺炎は「老人の友」と呼ばれる。弱っている人を苦しみから解放する病気だからだ。母にはもう、肺炎と闘う力はなかった。肺炎を治す抗生物質があっても。母が子どもの頃に――リウマチ熱が心臓にダメージを与える前に――ペニシリンが発見されていたらよかったのだが。

それから何年も経って、私が医学生だったある日のこと。父が大事なものが入っている引き出しから、厳かな面持ちで母の検死報告書を取り出して、「説明してくれないか」と言った。私はこう説明した。「子ども時代のリウマチ熱に母さんの身体が反応して、血液中に細菌を殺す化学物質をつくったんだ。だけど、その化学物質は感染症だけじゃなくて、身体の組織も攻撃してしまった。この場合は、典型的なんだけど、心臓の僧帽弁をね」。この弁は心臓の左側の血液の流れをコントロールしているのだが、それがひどい損傷を受けて硬くなり、十分に開かなくなった。母が入院して心臓切開手術を受けるたびに、外科医は文字通り指で弁をつついて、弁尖（べんせん）と呼ばれる弁の膜が自由に動くようにしていた。その結果、膜がまた正常にはためくようになって、左心房と左心室の間の血流が回復する。いや、とりあえず改善される。しばらくの間は。だから母はあんなに頻繁に、ぐったり弱っては入院し、見違えるように元気になって家に戻ってきていたのだ。

それでも入院のたびに、治療の効果は小さくなっていった。これは当時の医学の最先端で、先駆的な心臓切開手術だったけれど、患者自身の身体が「破壊する」と決めた厄介な心臓弁と戦って、勝てる見込みはなかった。実際、10年後に私が医学生になった頃には、この治療はすでにお払い箱になっていた。今なら母は、新しい人工心臓弁を着けて生き延び、何年も何年も元気いっぱいに暮らせただろう。

母が亡くなったときは、こんなことは何一つ知らなかった。自分がどう感じなくてはいけないのかもわからなかった。みんなが目に涙をためて、何かを期待するように私を見る。でも、何をすればいい？ 隣に住むジョンの家に行くと、土曜日で家族みんなが揃っていた。ジョンのお母さんは優しい人で、涙ぐんでいた。ジョンと一緒にテレビでアニメを観たけれど、面白くても笑ってはいけない気がした。

まったく同じことが、それからすぐに起こった。学校から帰ると、家の中が親戚と花であふれ返っていたのだ。あとになって葬儀が行われたとわかったものの、私が出席すべきだなんて、誰も思いつかなかったのだろう。私の姿を見ると、みんなが痛ましそうな顔をする。一体何をし、何を言えばいいのだろう？ 私は何も感じなかった。おそらく心の奥底で、死の概念が理解できていなかったのだろう。母は以前からたびたび姿を消しては、必ずまた戻ってきた。だからもしかしたら、いなくなったように見えてもまた戻ってくると信じていたのかもしれない。

子ども時代を振り返って、母に思いを馳せても、ほとんど覚えていないし、何も感じない。これは母がしょっちゅう入院し、家にいるときも不思議と存在感がなかったせいだろうか？ あの頃の二人の祖母や兄、姉、父、おば……といった人たちのことはとてもよく覚えているのに、母がいたはずの場所には、ぽっかり穴が空いている。なぜだろう？ そしてその穴は今後もずっと埋まらない、そんな気がする。

母が亡くなってから、驚くことが起こった。父が変わったのだ。おそらく父なりに家族が失ったものを分析し、自分が母の役目も果たして、その穴を埋めようとしたのだろう。むすっとして内気だったのに、愛情あふれる父親に変身したのだ。姉もあれこれ支えてくれたが、母が死んだときは19歳で、教員養成大学に通うためにもう家を出ていた。父は姉が戻ってきて男たちの面倒を見てくれないかと期待していたけれど、賢明な姉は、そうしなかった。ただし、世の中を見回しても、あれほど愛情深くて面倒見のいい姉はいない。数年後に結婚したあとも、ずっと私たちを支えてくれた。

父は家を切り盛りし、買い物も料理もフルタイムの仕事もこなした。シングルファーザーなどまず見当たらず、消費文化も未発達で、働く人が行ける時間帯には店がもれなく閉まっていたような、あの時代に。「心を決めさえすれば、何だってできる」と父は固く信じていた。だから家の配線を直し、キッチンの壁を塗り替え、車の修理をし、料理も学んだ（正直、成果にはばらつきがあったが）。そうしてなんとか私たちのニーズに応えようと生活を整えるうちに、愛し愛される、という新たな才能に目覚めたのだった。そんなすべてを振り返ると、父には本当に頭が下がる思いだ。

父が、膝の上に脚の長い大きな子ども――どうやら私――を抱っこしている、小さな白黒写真がある。二人とも居眠りしている。この写真は、当時としては相当珍しいものだ。戦後の男たちはたいてい昔ながらの厳格な父親に育てられ、息子にこれほどの愛情や思いやりを示すべを知らなかった。

私は父のおかげで、いい子ども時代を過ごせた。学校が楽しかったし、イレブンプラス〔11〜12歳の子どもが受ける中等教育の選定試験〕にも合格した。水泳が大好きで、地元の青少年（ユース）クラブにも通い、合唱団で歌い、たくさんの友人がいた。友人の一人に、総合医の息子がいた。13歳くらいのとき、その子がみんなを怖がらせようと、家の本棚から父親の医学書を1冊拝借して学校に持ってきた。それがキース・シンプソン教授の『Simpson's Forensic Medicine（未邦訳：シンプソン法医学）』（第3版）だった。このくたびれた小さな赤い本は、一見何の変哲もない。ところが中を開くと、死人の写真が満載なのだ。しかも大半が殺された人たちときている。絞め殺されたり、感電死させられたり、絞首刑にされたり、ナイフで刺されたり、銃で撃たれたり、窒息死させられたり。どんなに恐ろしい運命も、シンプソン教授からは逃れられない。教授はすべてを見ていた。落雷が皮膚に残したシダの葉のような模様の写真もあれば、煉瓦で頭を殴られた少年の頭蓋骨（ずがいこつ）内部の写真もある。それから、射入創と射出創を集めた目を見張るような写真に、腐敗のさまざまな段階の人体の写真……。

私もさすがにこの頃には、死の概念をイヤというほど知っていたし、その影響を身をもって経験していた。それでも、死が物理的にどんな姿をしているのかは、まったく知らなかった。母は遠くの病院で亡くなり、私には見せないほうがいい、と誰もが考えたからだ。当時の私を見たら、どんなに未熟な心理学者でも、こう結論づけるに違いない。死がどんな姿をしているのか探求する必要があったから、『シンプソン法医学』に並々ならぬ興味を抱いたのだ、と。

実のところ、興味どころか、すっかり心を奪われた。それは性的な関心よりも強く、ほかの少年たちの「怖い物見たさ」をはるかに超えていた。

その本を借りて、何時間も勉強した。文章を読み、また読み返し、写真をじっと見つめた。とにかく生々しいのは、当時は遺族への配慮がなく、被害者の顔がぼかされていないからだ。

おそらく私は恐ろしいことを、起こりうる最悪の事態である「死」と呼ばれるものを、偉大なシンプソン教授の超然とした臨床的・分析的な目を通して、見たかったのだろう。おそらく私はシンプソン教授の助けを借りて、手に負えないものになんとか対処していたのだ。いや、もしかしたら単に、医学の知識と犯罪捜査が入り交じったこの本に、わくわくしていただけかもしれないが。

私は医学を学ぶことを考え始めていた。病理学は興味深いけれど、法医学（法病理学）は医学の枠を超えている。わかっていたのは、ほかの病理学者と違って、法病理学者には患者がいること。ただし、ほかの医者と違って患者は全員死んでいる。だから、毎朝鼻をぐずぐずとする人たちの行列と向き合う、総合医の生活とはかけ離れている。法病理学者は、不審死が発生すると昼夜を問わず呼び出され、殺人現場に急行したりする。彼の仕事は（当時は例外なく「彼」だった）、遺体を医学的に徹底的に分析し、事件を解決する警察の力になること。射殺された男が倒れていたら、法病理学者は現場と傷を調べるだけでなく、シンプソン教授によると、直ちに「付近で発見された銃を見せてくれ」と要求する。それから、自分に四つの問いを投げかけなくてはならない。

1. 傷はその銃によるものだろうか?
2. どの程度離れて撃ったのだろう?
3. ・・・どの方向から?
4. 自分で撃った可能性はないか?

キース・シンプソン教授にとっては、こうしたことが日常なのだ。もっともっと知りたくなった私は、教授について書かれた本をなるべくたくさん読み、彼の姿にすっかり惚れ込んだ。教授は(昔だから、たいてい蒸気機関車に乗って)犯罪現場に駆けつけては、医療技術を駆使して、殺人事件を再現する刑事を助けていた。解決できない事件を解決し、無実の罪を晴らし、法廷で闘い、犯人に法の裁きを受けさせていた。

教授を知ってから、自分の将来がはっきりと見え始めた。第二のキース・シンプソン教授になる、という崇高な志が芽生えたのだ。

5 初めての解剖の授業

私はブルームズベリーの、だだっ広くて殺風景な白いタイル張りの地階にいた。頭上では、照明が煌々と輝いている。目の前にはシーツに覆われ、不気味に身体の形だけがわかる、生まれて初めて対面する、遺体が横たわっている。

ユニバーシティ・カレッジ・ロンドンの医学生は全員、「解剖学」の授業を取っている。1年生は70人ほどいるが、みんな「解剖学」が何を意味するのかを知っている。遺体を解剖するのだ。昔学校で、小型のサメを解剖したことならある。ラットも。でも、今から解剖するのは人間の遺体だ。

階段を降りると、ホルマリンのにおいがツンと鼻を突いた。すぐさま中等学校の生物の実験室を思い出した。40台ほどある磁器製の台の横を通って、部屋をまっすぐに進む。台の上では、上級生が解剖を行っている最中だ。縫うように慎重に歩くのは、シーツの下には遺体がある、と知っているからだ。通り過ぎざまにうっかり擦（かす）ると、端っこでシーツがはらりとめくれて、大きくて毛深いゴリラのような足が見えた。ハハッ、これも「比較解剖学」の授業の一端さ。私がぎこちなく笑うと、みんなも顔を引きつらせて笑った。誰もが緊張して、そわそわしている。

多くの人たちにとって、私たちが今からすることは、恐ろしくてゾッとするようなことだろう。でも、私の不安は少し違う。今なお「キース・シンプソン教授のような法病理学者になる」と心に決めてはいるが、実は写真の中でしか死人を見たことがないのだ。生まれて初めて見る遺体に、どんな反応をしてしまうのだろう？　吐いたり、失神したり、青ざめたり、よろめきでもしたら（部屋の中には、全部をやらかす一歩手前の人たちもいる）、志したキャリアが、スタートを切る前に終わってしまう。

一つの台に4人ずつ、パリッとした真新しい白衣に身を包んだ学生が、遺体を囲んで集まっている。これらの遺体は18ヵ月間の「解剖学」の授業を通して、ずっと私たちと一緒にいてくれる。終了する頃には、「肉体」については、生前に本人が知り得た以上に詳しく知ることになるけれど、「どんな人だったのか」については、たった一度バスに乗り合わせて、動く姿を見たり声を聞いたりした人たちほども、知ることはできない。

指導教官（チューター）を待っている間、各自がそれぞれのやり方で気を紛らわそうとしていた。それでも、シーツ越しにも明らかに人だとわかる形（フォルム）のせいで、グループ内の動きにも関係にも変化が生まれていた。虚勢を張ってジョークを飛ばす者もいれば、「大笑いしなくちゃ」と頑張っている者もいる。そして目が合うと、互いに見つめ合う。「デートしない？」と口走る者まで現れて、部屋は今までにないプレッシャーのもとで、濃密な空気にわき立っている。

　その後、チューターが話し始めると、みんな気をつけの姿勢を取って、遺体のそばに立った。深い深い沈黙の中で、チューターの言葉を聞いている。まぶしい照明がタイルにも、実験用白衣にも、きらりと光る外科用メスにも、今や緊張で疲れ切った私たちの顔にも反射している。

　シーツがさっと外されると、死んだ人間が現れた。灰色で、動かない、しゃべらない、何も見えない人たちが。チューターから頑なに目を離さない者もいれば、目の前の裸体や虚ろな顔をじっと見つめている者もいる。

　私たちの台に横たわっているのは、年配の男性だった。目と口は閉じていて、頬骨は高く、顎（あご）の下の肉が引き締まっている。両手を脇に下ろし、腹部は丸々とし、膝の関節は老化して、足幅が広い。傷つきやすいが、決して傷つけられない。人間だけど人間ではない。

　ご遺体がいつ亡くなったかを聞かされた。うちのグループの男性は、ちょうど1年前に亡くなって、素晴らしいことに「医学に」と献体をされた。私たち未熟な学生も「医学」の端くれと見なされたのだろう。男性は死後間もなく防腐処理を施され、この台に寝かされるまでホルマリンに漬けられていた。ほどなく気づいたのは、この不思議な灰色は死亡したからではなく、保存のためにホルマリン漬けにされたからだ、ということだ。

　名前や個人情報をまったく知らされないのは、おそらくほんの少し、人間性を失わせる必要があるからだろう。『シンプソン法医学』をほぼ諳（そら）んじている私としては、少なくとも小さな銃創くらいはないか、とひそかに期待していたが、「どの遺体も自然死で、死因を探すわけではありません」と説明された。偶然見つける可能性はあるが、これはあくまでも人体とその仕組みの基本を学ぶためのもの。筋肉がどのように骨とつながっているのかを自ら観察し、神経線維を発見し、腎臓の周りの管や心臓の周りの血管を調べるための解剖だ。

ここでマニュアルを開いた。エイトケン、コージー、ジョゼフ、ヤングによる『A Manual of Human Anatomy（未邦訳：人体解剖学マニュアル）』第1巻・第1項の「胸部と上肢（じょうし）」を。チューターが「まずは胸の中心部を、縦にまっすぐ切開します」と説明した。部屋がしんとしたのは、チューターがこう尋ねたときだ。「各グループの誰が、メスを持つのかな?」。人間の肉に、最初にメスを入れる覚悟ができているのは、誰だ?　――私だ。これは私にとって、大きなテストだ。自分にできるかどうか、知らなくてはならない。

遺体の男性の顔をじっと見つめる。その無表情が、主（あるじ）の長い不在を物語っている。この人は、何を見たのだろう?　何を知っていたのだろう?　彼も私たちと同じこの世界の一員だったけれど、亡くなって1年の間に世の中は変わり、前に進んでいるが、彼はそうじゃない。胸に目をやると、皮膚は私の皮膚とはまったく違う。硬いけれどゴムのようだ。

外科用メスを手に取った。昔学校で扱ったことはあるが、このメスは重く感じる。人間の肉を切り裂くには、どれくらい力をかけなくてはいけないのだろう?　グループ全員の目が私に注がれる。誰も口をきかない。

一本の手が、遺体の胸の上にメスを置いた。その手を見て「私の手だ」とハッとする。グループ全員が、首を伸ばしてのぞき込んだ。手をくっと押し下げたが、何も起こらなかった。

さらに強く押すと、皮膚がへこむのがわかった。切開したのだ。刃物をゆっくり、しっかりと引き下ろす。(胸骨の上端の)頸切痕(けいせっこん)から(胸骨の下端の)剣状突起(けんじょうとっき)の先端まで、なるべくまっすぐに切り下ろすと、肉がスパッと分かれた。今からこのフタを、本を開くように開いて、中の人体を読み解くのだ。今すぐもっと深く掘り下げて、中に何があるのか、見たい。すっかり没頭して、チューターのことも、ほかの学生のことも、ホルマリンのにおいも忘れてしまった。チューターが口を開いたので、私は驚いて、まばたきしながら顔を上げた。周りがざわざわしている。別の台で女の子が気を失い、みんなが心配して取り囲んでいるのだ。広い部屋の遠くのほうでは、誰かが大急ぎで飛び出したのか、スイングドアがバタンと閉まった。さらに何人かの学生が、ドアに向かって駆けだしている。その一人は友人で、二度と戻ってこなかった。解剖学の授業にも、医学の勉強にも。それでも残った私たちの間には、新たな絆が生まれた。死体を切り刻みながら、私たちは一緒にプロになろうとしていた。ごく小さな集団の、宗派の、部族のメンバーに。これは入会の儀式なのだ。そして、外科用メスを握っての初飛行は、「望んでいた通りだった」と確認させてくれた。そう、ここは私の居場所だ。

　解剖学の授業に加えて、ユニバーシティ・カレッジ病院で亡くなった患者の検死と解剖は毎日のように昼休みに行われ、医学生は見学を推奨されている。それを知って、私はうれしくなった。病院の食堂のビールとパイに食指が動かないときは、よく見学に行った。プロによる検査は、人体の皮膚を一層一層、筋肉を一つ一つ、神経を一本一本ゆっくりと注意深く分析する、私たちの解剖とは大違いだ。ここは、専門家の仕事を観察できる場所なのだ。私が解剖学の授業でしたように、まずは正中線〔身体の中央を縦にまっすぐ通る線〕に切り込むところから始まるのだが、プロは恐れずにスパッと切る。それから、高度な技術で身体の層をはがし、臓器や死因をあらわにしていく。大きながん、病変した膵臓(すいぞう)、脳出血、閉塞した動脈……。何もかも見たい、と思った。

　大学はチャンスに満ちていた。興味深いことをしたり、いろんな人に会ったり、勉強したり、楽しんだりできる。家を出てこの世界に入れて、どれほどホッとしたことだろう。というのも、家が変わってしまったからだ。ピリピリした、なんだかわびしい場所になってしまった。

　父は愛情深くて思いやりのある人だが、母が死んでからは怒りっぽくなった。ものすごく。なぜそうなったのかはよくわかる。愛するパートナーが亡くなって、二人で背負っていた負担が一気に彼の肩にのしかかったからだ。家には父親の愛情を求める幼い息子が残され、思春期の息子のほうは、母の死に大きな喪失感を抱えて、反抗的な態度を取っている。その上、父は女性との交際を望んでいた。

　深く悲しみながらも、母の死からしばらく経つと、父は女性とつき合い始めた。ロバートも私も、反対しなかった。父は元気をなくしていたし、リリアン——父の昔の彼女で夫を亡くしていた——がいると、父は（いや、私たち全員が）明るい気分になれた。温かい母親のような、よく笑う人なのだ。うちの家はわりあい静かで、暗くて、過去の思い出が詰まっていて、なんだかがらんとしていたけれど、リリアンはにぎやかで面白くて、テーブルをおいしいものや気さくなゲストでいっぱいにしてくれた。そして、よくパーティーを開いた。パーティーを！クリスマスには私たちも参加して、ほかのゲストとクスクス笑ったり、ふざけ合ったりしながら、オレンジを顎の下にはさんで隣の人に回すゲームを楽しんだ。

ところが残念ながら、リリアンは過去の人になった。誰かが――一番の容疑者はリリアン本人だけど――「父とリリアンが結婚する」といううわさを流した。すると父は、くるりと背を向けて逃げだしてしまったのだ。その頃には母のことを聖女のように思っていたから、「こんなに早く別の人と結婚するなんて申し訳ない」と思ったのかもしれない。

ある夏、家族揃ってデボン州にハイキング旅行に行った。そのとき父は、「昔の友達に会ってくる」と言って姿を消した。ずいぶんおしゃれしてるな、と思ったものだ。そして翌日、その友人を連れてきて、私たちに紹介した。ジョイスという名の女性だった。以前、父と同じオフィスで働いていたらしいが、その後、なぜかロンドンを離れ、南西部の実家に戻っていた。

ジョイスは、感じよくふるまおうと必死だった。地味な中年女性で、甘ったるい、こびるような態度が鼻についたけれど、まあいいかと思った。なんだか気の毒な気がしたからだ。ジョイスには、どこかおびえているようなところがあった。あとでわかったのだが、彼女は病気の父親と、意地悪で支配的な母親のもとで暮らしていた。結婚して近所に住んでいる優しそうな姪っ子が一人いたが、この姪っ子と存在感のない父親と恐ろしい母親を除けば、ジョイスはこの世に一人きりだった。

ジョイスと父との関係は、「休暇中の束の間の再会」には終わらなかった。週末ごとに、家に現れるようになったのだ。しかし母親のようにふるまおうとしても、10代の男の子の扱い方がわからない。料理もしてくれるのだが、父がつくる料理とはかけ離れている。あるときなど、パエリアに挑戦していた。1960年代にしては、やや大胆なメニューだ。整理整頓もしてくれるが、そのたびに男所帯にフェミニンな要素がプラスされる。

「女っぽいものなんか、要らないんだよ」とロバートは言った。こびへつらうような態度も、ぽっかり空いた穴を下手に埋めようとする努力も、兄は気に入らない。母の形をした穴、ハグや笑いがあるはずの穴、会話があるはずの穴が、そこここに開いていた。

私はジョイスが嫌いではなかったが、彼女が長居するときはたいてい、友達の家に逃げ込んでいた。それでも彼女は、父を幸せに、とまでは言わないが、少なくとも穏やかにしてくれた。優しくて愛情深い父は、心のどこかに火山を隠し持っている。そしてその火山は、いつ何時、爆発するかわからない。父が爆発して叫び、大声で怒鳴り、物を投げつける姿は、本当に恐ろしかった。たびたび起こることではなかったが、私は心得ていた。火山はいつもそこにあり、真っ赤な炎となって飛び出すチャンスを待っている、と。あまりの怖さに、お漏らししてしまったこともあったくらいだ。

時々家族で、マンチェスターにほど近い母方の祖母の家に泊まりにいった。塵一つ落ちていない、居心地のいい家だった。13歳くらいのある朝のこと。そこでいつものように父のベッドにもぐり込んで、おしゃべりしながら紅茶を飲んだ。父の枕にもたれかかって、糊のきいたリネンのシーツにくるまれて。温かいマグカップを両手にはさんでくつろいでいたら、唐突に父が言った。「ジョイスと、結婚しようと思ってる」

「やめて！」と叫びたかった。でも、「わかった」と答えた。

たぶんジョイスと結婚したら、父は幸せになるのだろう。それは、私が心底願っていることだ。たぶん、怒り狂うことも減るのだろう。それも、私が望んでいることだ。

結婚式には、私たちの誰も招待されなかった。父がある日、車でデボンへ向かい、結婚して戻ってきた。ジョイスは夢見た通りに、意地悪な母親の家から脱出した。そしてたぶん、別の牢屋に入ったのだろう。家の切り盛りを一切合切、背負わされたのだから。実のところ、父はさっさと家事を手放したように見えた。家庭的な父親に変身したときに見せた、あのすばやさで。おそらく二人の場合は、プロポーズというより就職の面接に近いものだったのだろう。職種はもちろん、家政婦だ。

ジョイスは間違いなく、いい妻になる努力をしたと思う。家は確かに、羽ぼうきが似合うおしゃれな場所に変わった。でも私は、居場所をなくしてしまった。ジョイスが、常にそこにいるからだ。彼女は人を迎えるすべを知らないから、友達も家に呼べなくなった。それでも十分に親切だったし、幸い、私の母親になるという無駄な努力をすぐにやめてくれた。おそらく私が、母親として扱う努力をまったくしなかったからだろう。

父とジョイスとロバートと私は、たまたま同居することになった4人にすぎなかった。父でさえ、ジョイスとは距離を置いていた。あれを幸せな結婚生活とはとても呼べない。口喧嘩や、とげとげしい怒りにあふれた生活……。あるとき、ロバートとひそかに大喜びしたのだが、父が、デボン州の母親のところにジョイスを捨てにいった。でも、また戻ってきてしまった。今思えば、当時は昼間に喧嘩をしても、夜間に和解していたのだろう。朝にはその名残りで、こちらがイラッとするほどベタベタしていても、もちろん長続きしなかった。正直なところ、よくわからなくて困惑した。

ロバートは法律を学ぶために、大学に進んだ。法律を学ぶことには、父も大賛成だった。兄がいなくなって寂しかったが、少なくとも口喧嘩が減って、爆発もほんの少し減った。

1年後、ロバートは試験で落第点を取って、家に戻ってきた。そして、「もう法律の勉強はしたくない」と宣言した。心理学と社会学を学びたい、と。

結果、父がドカンと爆発した。「社会学だと?」と早口で言う。「それは一体何なんだ?」

それでもロバートは社会学を学び、のちにフランスのいくつもの大学で教鞭(きょうべん)を執るほど、その道で成功した。そして、フランスでずっと仕事を続けた。

姉のヘレンは、実家に戻るたびに、「あれがない」「これがない」と、家からなくなった物を指摘していた。私はあえて気にしないようにしていたが、大きくなるにつれて、「姉さんの言う通りだ」と思うようになった。私たちの母の思い出は少しずつ排除され、長年の間に、母にまつわるものはすべて消えてしまった。装飾品も、絵も、写真も、母が繕った服も、裁縫箱も、本も、羽ぼうきも、陶器も、一つ残らず。かわいそうなジョイスは、すべてを自分のものに取り替えようとしたのだろう。だが、ジョイスが買ったりつくったりしたどんなものも、あの家に母が残した穴を、埋められなかった。

ロンドンへ発つ頃には、ジョイスに母親を消されたような、ある意味、父親も奪われてしまったような気がしていた。それが大きく変わったのは、医師としてのトレーニングが始まって数年後のことだ。父が自治体を退職し、ロンドンの中心部で会計士の仕事を始めたのだ。もう、たまに実家に戻って、ジョイスに見張られながら会う必要はない。街で一緒にランチを取れるとあって、よくそうするようになった。また父と、水入らずで過ごせるようになったのだ。

いつも一緒に行くのは、グリーク通りの同じレストラン。とても小さな店で、誰かの家の客間にいるような気がする日もある。料理は安くておいしくて、厨房はあまり衛生的ではなさそうだが、気にならなかった。そこでは、温かくて親密な父と息子のランチタイムが持てるのだ。なんだか昔に――ジョイスが来る前に――戻ったみたいだった。父はくつろいでいて優しくて、私も同じだった。公共の場では火山が爆発する恐れがないのも、プラスに働いた。

そしてたぶん、私のことを医師として、大人として見てくれるようになったのだろう。とにもかくにも、オープンになった。「ジョイスの姪っ子っていうのは、実はジョイスの娘でな。父親は、戦時中のカナダ人パイロットだったんだ」などと話してくれた。その子を育てたのはジョイスの母親で、ジョイスは「都合に応じておばにされる人物」に格下げされた。こういう話は、1940年代には少しも珍しくなかった。この恥ずべき大きな秘密のおかげで、母親はジョイスをずっと言いなりにできたのだろう。だから、父が現れたとき、中年になっていた彼女は、「脱出のチャンスだ」と考えたのだ。

今ならよくわかる。ジョイスがなぜ10代の二人の男の子に、母親らしい感情を少しも示せなかったのか。わが子の母親になるチャンスを、一度も与えられなかったからだ。

父は、ジョイスとの結婚式がいかに悲惨だったかまで語り始めた。「式のためにデボン州まで車を走らせたときは、どこかにぶつかってしまおうか、と真剣に考えたんだ」。死にはしないが、結婚を回避できる程度に。でも、いかにも父らしいが、ちゃんと結婚したほうがいい、と思い直した。ジョイス――というよりその母親――から、婚約不履行で訴えられると困るから。

常に正しい行動を取ろうとする父の姿に、思わず微笑んだ。そして、16歳のときに父にもらった辞書のことをふと思い出した。最初のページに、インクで丁寧に描いたボックスの中に、完璧なカッパープレート体〔流れるように優雅な筆記体〕で、入念にアレグザンダー・ポープの詩の一節を記してくれていた。何と書いてあったのかって？ 10代の頃にはそらで言えたが、今では断片的にしか覚えていない。


あなたが語るすべての言葉に、真実と公正さを輝かせよ……。


アパートに戻って、その言葉をすべて学び直そう、と決めた。確かあの詩は、正しく生き、正しく行動するための規範をくれていた。父はあの規範を信じ、私にも信じてほしい、と考えていたのだ。

ある日のランチで、「母さんが死んだあと、何度も自殺しかけたよ」と父は言った。踏み留まったのはひとえに、ロバートと私を置いていけない、と考えたから。なんとか乗り越えようと精神安定剤(バリウム)を処方してもらったが、少しずつ薬を手放して、アルコールの助けを借りて眠ったりくつろいだりできるようになった。父が酔っ払った姿は、一度も見たことがない。毎晩デボン・サイダー〔デボン産のりんご酒〕を少々たしなむ程度だったけれど、そのおかげで母の死や、年を取ってからの不幸な結婚生活にも耐えられたのだろう。

自分の人生について、後悔や失敗も包み隠さず語りつつ、父は話してくれた。3人の子どもたちをどれほど自慢に思っているか。ヘレンは教師に、ロバートは大学講師に、私は医師になった。そして、「母さんも、きっと誇りに思っただろう」と言ってくれた。こうして認めてもらえたときは、胸がいっぱいになった。両親が揃って、ほめてくれたように感じたからだ。母も父も亡くなって久しいが、今でも、ソーホーのみすぼらしい小さなレストランでもらった、この言葉にじんとする。大切な父と、率直な大人の会話を交わせた私は、なんと幸運だったのだろう。

1年後、このランチは終わった。父がレスターシャー州にあるラフバラー大学・経営学部で、講師を務めることになったからだ。14歳で学校教育を終えた父にとっては、素晴らしい成果だった。そういうわけで、父とジョイスは家を売って、引っ越さなくてはならなくなった。悲劇「二人はどうなるのかな?」と思ったけれど、実のところ、夫婦仲はかなりよくなった。

の妻が残した消せない指紋は、新しい家には見当たらなかったからだ。

ほとんどの学生は休暇には実家に帰るが、私はその習慣を早いうちに捨てた。夏休みは、ひたすら勉強と旅行に費やした。１９７４年には、仲間とフォード・アングリアに乗って、イタリアの海岸をベニスに向かって走った。あとにしたばかりのギリシャで政変が起こったことなど、知りもしないで。カセットプレイヤーからは、当時大流行していた『チューブラー・ベルズ』が流れていた。とにかく、父とジョイスが引っ越した今となっては、実家がないことなど、大したことではなかった。人生の大きな根っこがよそへ移ったことで、別の根っこがいくつもできつつあったからだ。新しい恋人ができて、彼女に未来のようなものを感じ始めてもいた。

6 検死と解剖、そして遺族との面談

最初の検死・解剖を経験する前に、私は30歳になろうとしていた。外科、婦人科、皮膚科、精神科……と、病院のさまざまな部署でインターンとして働く必要があったからだ。１９８０年の年末にそれが終わって、私はようやく目標に焦点を合わせられるようになったが、医学部に入って10年以上経つのに、まだ法病理学者になるための第一歩すら踏み出せていない。まずは、組織（もしくは病院）病理学者の資格を取らなくてはならない。

一般的に言って、病理学とは病気を細部まで徹底的に研究することで理解する学問だ。病気に名前をつけ、どのように起こるのかを突き止め、どのように進行するのかを学ぶ。どんな人も、気づかぬうちに病理検査室となんらかの関わりを持っている。たとえば、尿や血液のサンプルはすべて、病理検査室に送られる。言わずもがなだが、途方もない数のサンプルを細かく丁寧に見つめるのは、華やかな仕事ではない。それに当然、病理学部は常に患者から遠く離れた病院の奥のほうにある。

病院病理学者の資格を取るには、膨大な時間をかけて顕微鏡スライドを見つめ、正常組織と病変組織を研究しなくてはならない。私もがん細胞に目を凝らすのに一体何時間費やしたかわからない。

こうした作業が退屈でたまらなかったのは、最初から知っていたからだ。実際に目標を達成して法病理学者になった暁には、こんなスライドは専門家にゆだね、自分で見ることはほとんどないと。それでも、とにかく今は学ばなくてはならない。多くの法病理学者は、たとえ自然死に違いなくても、正確な死因を明らかにするために検死と解剖を行う。そして、私も今からそのトレーニングをすることになっている。自然死の原因がわからないのに、一体どうやって原因不明の死を調べて、法病理学的に判断できるのか？　というわけだ。

だから、初めての検死と解剖は、犯罪とは無縁のものだった。患者はトゥーティングの聖ジョージ病院で亡くなり、私のために特別に選ばれていた。単純明快な症例だと思われたからだ。

先輩たちや頼りになる遺体安置所のスタッフが周りを囲んでくれる、とわかっていても、仕事に向かう私の胸はドキドキし、生まれて初めて学校に行った日のことを思い出した。激しい雨がバスの窓ガラスをたたいては流れ落ち、外の世界をぼんやりと霞(かす)ませている。足が濡れない質のいい靴や、身体が冷えない上等なコートを買える日が待ち遠しい。バスがガタガタ音を立てて揺れる中、2階の先頭の席に小さくなって座った。故人の医療記録をもう一度読み返し、気を紛らそうとした。前日に記録をもらって先輩の研修医たちと議論したから、もうほとんど暗記している。

遺体安置所でかなりの数の検死と解剖を見てきたから、自分の番が来ることには、期待と不安を募らせていた。初めての解剖学の授業と同じで、これもテストなのだ。失神したり、青ざめたり、吐いたりするのは御法度だ。キャリアが終わるから、ではなく、同僚たちが一生忘れさせてくれないと知っているからだ。ミスをした場合も同じだ。間違いを訂正され、その後も延々とからかわれる。だから本当に、うまくやりたいのだ。患者ではなく自分の指を切ったり、大事な臓器に穴を開けたり、うっかり腸を切ったりしたくない。スパッときれいに切りたいし、問題の臓器を迷いなく提示したいし、正しくメモを取りたいし、正確な診断をしたい。それから、少しだけ運もほしい。それと、たくさんの勇気も。

ほとんどの人は、遺体安置所のにおいに尻込みする。私に言わせればにおいなんかしないのだが、たぶん慣れただけなのだろう。確かに最初の頃はホルマリンの、折れた枝のような酸っぱいにおいに、鼻がやられそうな気がした。冬の柊（ひいらぎ）や、夏にポキッと折れたニワトコの枝みたいな、だけどはるかに強烈に鼻を突くにおい。

遺体安置所に足を踏み入れると、最初に聞こえるのはまず間違いなく、親しげな話し声だ。しかも、まさかと思うかもしれないが、おおむね笑い声。そこは一般のオフィスや職場と変わらない。その上、葬儀屋が出入りしているときは冗談も飛び交う（亡くなった人をダシにしたようなジョークは一度も聞いたことがないが）。私の経験から言えば、遺体はどんなときも、最大限の敬意を持って扱われている。

遺体安置所の入口は、一般の人たちからは見えない。たいていきれいな明るいオフィスの隣にあって、遺体が到着すると、注意深く、いや、細心の注意を払って手続きが行われ、そのあと明かりに照らされた廊下を通って、冷蔵庫が10～15台、切れ目なく並んでいる場所まで運ばれる。

冷蔵庫の高さは2～3メートル。冷蔵庫の中には、遺体を6体ほど収容できる棚がある。遺体はトレイに寝かされたまま金属製の車輪つき担架(ストレッチャー)から棚へと、滑るように移される。カラン、と音を立てて。そしてドアが閉められる。バタン。ストレッチャーが次の利用に備えて停車する。ガチャッ。これが、遺体安置所の音だ。カラン、バタン、ガチャッ。

こうした音にも、においにも、すっかり慣れっこになった。それどころか、遺体安置所をわが家のように感じ始めている。それでもこの日ばかりは、「慣れているから余裕だ」なんてふりはとてもできなかった。

「ディック、紅茶を飲む?」と、親切な助手が声をかけてくれたが、飲むどころか、返事すらできない。遺体安置所のもう一人のスタッフは、この通過儀礼をギャグにしようと決めている。「ねえ、ディック、別人の遺体、切ろうとしてないか?」などとジョークを飛ばしてくるのだ。笑おうとしたけれど、痙笑(けいしょう)――猛毒ストリキニーネ中毒の不気味な引きつり笑い――をしてしまった気がする。

手術着を着て更衣室から出ると、遺体安置所のゴム長靴があった。長靴は死人のように白く、私の顔色とも完璧にマッチしている。マリーゴールド社の明るい黄色のゴム手袋とエプロンも着けた。こうしたキットは長年の間にすっかり様変わりしたが、当時のエプロンはどこか、食肉処理場や精肉店のエプロンを思わせた。手袋はどう見ても安物で、皿洗いにはよさそうだが、細菌からは守ってくれても、刃には敵いそうにない。

「それからディック、忘れるな。手袋はうっかり指を切らないよう、指がどこにあるかも教えてくれる」。これが最後にスタッフがくれた、ためになるアドバイスだ。冷蔵庫の前を通って検死室へ入った。

患者は、中年の女性だった。胸の激しい痛みを訴えて入院したが、数日後に冠疾患集中治療室（CCU）で死亡した。遺体安置所のスタッフが、磁器製の台の上に、彼女を待機させている。女性はまだ白布をはおっていた。遺体をシーツでぴったりきれいにくるむのは、当時はシーツの隅をきちんと折り込んでベッドメイキングするのと同じように、優れた看護技術の一つとされていた。が、今では皆無とは言わないまでも、ほぼ見かけなくなった。故人に敬意を払う行為ではあるが、看護師をうんざりさせるのだ。遺体を上手にくるむのに小一時間かかるのに、検死・解剖の前に遺体安置所ではがして終わりだからだ。忙しい病棟スタッフが、あのリネンの折り紙をやめて、簡素な紙の覆いに変えたのもうなずける。

遺体安置所のスタッフが白布を外し、遺体をあらわにした。

私は、彼女をじっと見つめた。確かに解剖学の授業で解剖した経験はあるが、授業で出会う遺体は、長くホルマリン漬けにされたせいで灰色がかり、そもそも生きていた人だなんて忘れそうになる。でも、この遺体は別物だ。目の前に横たわるのは、新鮮な遺体だ。ほんの24時間前には生きて呼吸し、家族や主治医と話をしていた。記録によると、「必ずよくなって、（1カ月以内に予定されている）孫娘の結婚式に行く」と話していた。それなのに、1時間も経たないうちに亡くなってしまった。

実のところ、女性はいかにも健康そうで、とても死んでいるようには見えない。今にも目を覚ますんじゃないか、という不思議な感覚に襲われる。なのに今から、そのピンク色の肉に私はナイフを入れる。ナイフを滑らせて胴体をまっすぐに切り、彼女を切り開く。外科医ももちろん同じことをしているが、彼らにはもっともな理由がある。少なくとも理屈の上では。外科医は患者の命を救い、人生の質を高めるために切る。でも私には、そんな主張はできない。そのとき、ふと思った。医者よりも殺人鬼とのほうが、共通点が多いのではないだろうか。先輩たちも冗談を言うのをやめて、遺体の検死をする私をじっと見ている。死因につながるような、なんらかのしるしや兆しを探す様子を。

私はずっと、これがやりたかったのだ。ここに到達するために、一生懸命勉強してきた。ところが今、不意に「キース・シンプソンのような法病理学の専門家になって、事件解決の力になる」などという志は男子学生のファンタジーにすぎない、という気がしてきた。目の前の、ぴくりともせずに磁器の台に横たわる女性こそが現実だ。一体何に突き動かされてここまで来てしまったのだろう？　こんなことがしたいなんて、まったく常軌を逸してる。

「大丈夫か？」という声がした。ユーモアが心配に変わっている。

深く息を吸い、覚悟を決めてナイフを手に取り、首のつけ根の真ん中にあるV字形の小さなくぼみに置いた。左右の鎖骨が交わる内側あたりに。皮膚は、刃で押しても抵抗しなかった。正中線に沿って、ナイフをまっすぐに引く。手の震えを止めようと、ぐっと力を込めた。下へ、下へ、恥骨までまっすぐに下りていく。

同じ線に沿ってもう一度切り込むと、今度は、明るい黄色の脂肪層を通過した。患者は太りすぎている。死後に身体が冷えると、脂肪が固まって皮膚にさらに固着して、簡単にはがせる。脂肪の下には筋層があり、その下には胸郭(きょうかく)［かご状になった胸部の骨格］がある。丸々とした身体の内側にずっと隠れていた、ほっそりとしたその人が現れる。

次の切開も簡単だった。次は筋肉に切り込んでいく。信じられないだろうが、人間の身体を骨のところまではぐと、精肉店にぶら下がっている動物の死体にそっくりだし、人間の筋肉は、ステーキそっくりに見える。

ここまでくると、正中線から横に、外に向かって皮膚を開ける。本を開くようにだ。両側の皮膚に乳房がついていても、これは簡単だ。一番の問題は、ナイフで首の周りの薄い皮膚を切らないように気をつけること。最後のお別れをする家族が見たら、刺し傷みたいでショックを受けるから。実は、遺体安置所のスタッフは、若手の医師のミスを修復する高度な技術を持っている。それでも、ウィスキー1本くらいのお詫びはしなくちゃいけないだろう。私にはとてもそんな余裕はない。

皮膚と脂肪と筋肉をどければ、切開して、肋骨(ろっこつ)前部を取り除くのは簡単だ。それをすますと、目の前に女性の内臓が現れて私の検査を待っていた。

肺は紫色で、腫れているように見える。あちこちに煤がついている。

「うーん、喫煙者のようだね」。不満そうに首を横に振りながら、先輩たちが言う。ニコチンで汚れた、自分の指を隠しながら。「でも、紫色なのは浮腫だよな」と、一人が言い足した。

「肺水腫……」と、私も恐る恐る同調する。つまり、肺が水浸しになっているのだ。これは心臓が病気で機能しなくなったときにも起こるが、死の過程で最後に心臓が動かなくなったときにもよく起こる、と私は知っていた。死因は無数に考えられるから、水浸しの肺だけでは、通常、診断の役には立たない。そこで、心臓が収まっている嚢（のう）を開いた。胸の左側だ。

「血液や過剰な体液はありません。でも、重度の梗塞（こうそく）があったように見えます」そう早口で言った。ほかの人に言われる前に。心臓の前面の筋肉の3分の1ほどが、残りの部分より明らかに血色が悪く、血液の供給と酸素が不足していたことがうかがえる。通常「心臓発作」と呼ばれる「心筋梗塞」とは、心臓の筋肉（心筋）が死ぬことだ。患者が最初のダメージを生き延びると、そのうち筋肉が瘢痕化（はんこん）〔傷痕が残ること〕する。だが、この心臓発作はつい最近のものだから、瘢痕化はしていない。

「最後に測った血圧は、どれくらいだった？」と、先輩たちが聞いた。

「高いですね。１８０と１００です」

「高血圧か……ああ、だからこんなに心臓が大きかったんだ」と、ほかの人たちがほのめかす。

私には、普通の大きさに見えた。

「肥大してますか？」

「左心室の壁がちょっと厚く見えるな……量ってみろ」

心臓は、510グラムあった。相当大きい。

先輩たちが言う。「どう思う？」

「うーん……肺に水がたまってて、高血圧で、左心室が肥大していて、梗塞がある。冠動脈の1本が血栓でふさがれていますね」

「そうだな。でも、どれだ？」

心臓の授業に立ち返った。個人的な理由から、この臓器の研究にはたっぷり時間を費やした。その仕組みに。その病理学に。その発病メカニズムに。心臓動脈に。心臓弁、とくに僧帽弁に。そうだ、私は心臓をよく知っている。

「閉塞があるはずです……えっと……左前下行枝に？」

先輩たちがうなずいた。「見てみろ！」

やはりそうだった。赤くて硬い大きな塊が動脈の血流を止め、心筋が必要とする血液と酸素を奪っていた。だから、心筋が死んでしまったのだ。

人間とは、なんて素晴らしいメカニズムなんだろう。あの日の私にはそう見えた。恐怖心が和らぐにつれて、どんどん作業にのめり込んでいったが、人体の不思議さに驚嘆する時間も残されていた。その複雑なシステムや、色や……そう、美しさに。血液はただの赤色ではない。鮮紅色だ。胆嚢はただの緑色じゃない。ジャングルに生い茂る葉っぱの色だ。脳は灰白色だが、11月の空のようなグレーではなく、すばやく動く魚のような銀白色だ。肝臓は、学校の制服のようなくすんだ茶色ではない。耕したての畑を思わせる、鮮やかな赤褐色だ。

臓器一つ一つの検査が終わり、身体に戻されると、遺体安置所のスタッフがそばへ来て、魔法のように元の状態に戻してくれた。「よくやった」と、先輩研修医の一人が言った。「まずまずの出来じゃないか？」

検死と解剖は終了した。ゆっくりではあった――昼休みはとっくに終わっていた――が、きちんとやり遂げた。心臓病を抱える年上の女性への思いは脇に置いて、トレーニングを思い出し、100パーセント冷静に行動できた。終了後に手を洗っていると、安堵感で身体が火照ってくるのを感じた。まるで馬のようではないか。何年も何年もトラックを走り続け、ハードルを前にして神経をとがらせたものの、難なくクリアできたわけだ。

あの日、一番大変な仕事は検死と解剖ではない、と知ることになった。亡くなった女性の家族に会うことのほうが、はるかに骨が折れたのだ。選ぶ自由があるなら会わずにすませたかったが、家族は当然ながら、病理学者との面談を求めた。「なぜ亡くなったのか理解したいから」と。病理学者とは、もちろん私のことだ。

あの日は先輩たちに救われた。私に代わって話をしてくれたのだ。私は家族のショックと悲しみに耐えられず、役目を果たせなかった。家族の思いを目の当たりにして、どうしていいのかわからなかった。家族の苦しみが私にも、私の心身にもしみついてしまった気がした。見えないワイヤーで、ぎゅっとつながれているみたいに。自分が何か言ったかどうか覚えていないが、言ったとしてもおそらく「お悔やみ申し上げます」と繰り返していただけだったろう。先輩たちが話してくれている間、ひたすらうなずいていたに違いない。

この面談が教えてくれたのは——教わる必要もなかったように思うが——何も言わず、何も感じぬ故人と、故人が生きている人間にもたらした膨大な感情とのすさまじいギャップだった。

私はホッと胸をなで下ろしながら部屋を出て、心に刻んだ。どんなことをしても遺族を避け、事実や検査結果といった確かなものを携えて、死者が住む安全な世界に身を置いていよう、と。

死者の世界には、感情が一切ない。言うまでもないが、その醜いきょうだいである、痛みも。

7 子どもが教えてくれたこと

30歳になっても、激しい感情を味わうより、抑えることのほうがずっと得意だった。おそらく子どもの頃に、母の病気にまつわる不安を必死で抑えていたからに違いない。その後も、母を失った大きな悲しみをずっと抑え続けたのだろう。うちの家は静かでがらんとしていて、激しい感情が育たない砂漠のような場所になってしまったが、私はむしろどこかホッとしていた。時には兄が反抗したり父が爆発したりして激しい感情が姿を現すこともあったが、いつもあまりに突然すぎて、ほかの惑星から不意にドカンと落ちてきた恐ろしいもののように見えた。私には信じられなかったのだ。そんな感情が水面下にずっとあったなんて。

私は日々穏やかな気分で過ごせる日常が好きだったが、最初の検死・解剖を行う頃には、そうもいかなくなっていた。遺体安置所から戻って玄関を開けると、生まれたばかりの息子の大きな泣き声が響いていたからだ。息子は、自分が呼び覚ました両親のとてつもない愛情にも困惑にも無頓着だ。そして妻のほうも、私が好む安定した感情表現に満足してくれる様子はない。

妻のジェンとは、私が学生の頃に病院で出会った。最終試験のときにサポートしてくれた黒髪の美しい看護師で、元気いっぱいに私の人生に登場した。彼女の頭のよさには、私も舌を巻いている。毎日、タイムズ紙のクロスワードパズルを、とんでもないスピードでほとんど解いてしまうのだ。もっとも、ジェンの父親のオースティンがテレグラフ紙のパズルを解くスピードにはかなわないが。オースティンは、インドの騎馬警官隊に勤務したあと、ウガンダの植民地警察で活躍したのちに引退し、今はマン島〔イングランドとアイルランドの間にある島〕に住んでいる。

ジェンの両親は、マン島の社会になくてはならない存在だ。ジェンの実家に初めて連れていかれたときは、目もくらむようなにぎやかな、私には贅沢（ぜいたく）に思える世界にすっかり圧倒された。オースティンはすこぶる魅力的な人で、リビングいっぱいに集う人々を仕切っていた。ハイボール、騒々しい音、笑い声、温かな歓迎ぶりに、古い豪邸の寒さなど気にならなかった。家具はすべてファブリックで飾られ、カーテンには半円状に垂れ下がる上飾りが施されている。ややくたびれてはいるが、広大なキッチンはいいにおいがして、オーブンの前では、いつも2匹の犬が居眠りしている。

私たちが夜遅く着いても、一向に構わなかった。ジェンの母親のマギーは、片手に危なっかしくジントニックを握り、もう片方の手で木のスプーンを振って、盛大に歓迎してくれる。そして、おいしい料理をしつこく勧めてくれる。どんなパーティーにも引っ張りだこで、うちのきょうだいが「昔、母さんは明るくてね……」と聞かせてくれるたぐいの女性だった。マン島でにぎやかに暮らすオースティンとマギーの家から見れば、私が育った家はがらんとして、静かな場所だった気がする。空っぽ、と言ってもいいくらいに。実家のラジオグラムやソファのカバー、渦巻き模様の絨毯を愛おしく思い出そうとしたが、無理だった。

結婚するにあたって、ジェンの優しい両親のサポートで、サリー州に新しい家を買った。私は医師の資格を取り、インターン期間も終了して、病理学者としてのトレーニングをまさに始めようとしていた。ジェンは保健師として働いていた。しばらくの間はきちんとしたベッドや家具を買い揃える余裕がなかったけれど、それでも幸せだった。そして数年が経ち、「そろそろ子どもを持とう」と思った。

結婚生活は逆風とは無縁だったが、ここにきて、それまでの分を取り戻す勢いで事件が起きた。ジェンが流産したのだ。二人とも大変なショックを受けた。どうしようもない喪失感にどう対処すればいいのか、まったくわからなかった。生まれるはずだった子どもへの思い、その子が送れたはずの人生……。赤ん坊が受け取ってくれるはずだった愛情を、一体どうすればいいのだろう。途方もなく大きな苦しみを、目に見えない痛みを抱えて、ぎこちなく歩き回った。一体これを、どこへやればいいのだろう？　私は自分のことで頭がいっぱいで、悲しみに暮れるジェンをしっかり支えられなかった。何か言ったほうがいいのだろうか？　何かしたほうがいい？　だとしたら、何を？

それが何だったにしろ、言ってやれなかったし、何もしてやれなかった。それに、自分の感情を持て余していることも、認められなかった。だから、次の赤ちゃんも、その次の赤ちゃんも亡くして、ジェンが癒やし難い悲しみに包まれているのを見て、ますます困り果てた。ジェンの悲しみは、言葉にならない私の苦しみをそのまま映し出していたのだが、山ほどの後悔を持って告白しよう。私はそこに目を向けるのではなく、背を向けてしまった。そうして、どんどん孤立していった。ジェンも同じだった。

もちろん、ジェンにはなんとか伝えた。どれほど愛しているか、自分たちの赤ちゃんが、どういうわけか細胞の塊のまま大きくなれないことをどれほど悲しく思い、どれほど困惑しているか。でもこの言葉は役に立ったのだろうか？

いや、立たなかった。ジェンは私に、もっと多くを期待していたようだった。ジェンはもちろん間違っていない。だけど、やっぱり何をしてやればいいのか、想像もつかないのだ。少年の頃、母が亡くなったあとに、周りが何を期待していたのかわからなかったように。

最終的に、「また妊娠した」と気づいたジェンは、妊娠期間中をずっと病院のベッドで安静に過ごすことになった。別々に暮らし、互いにさらに孤独を募らせる寂しい日々だったが、それも臨月までの話。ある冬の日にかわいい男の子が生まれ、二人でクリストファーと名づけた。

たいていの親は覚えているだろう。初めての、待望の赤ん坊がもたらした大混乱を。私はずっと、赤ん坊がいないことで途方に暮れていたが、今は赤ん坊がいるせいで途方に暮れている。ベテラン保健師のジェンも同じだ。私は医者で、小児科に勤務した経験もある。それなのに二人して泣かれてまごついている。うちの小さなプリンスは、どんなに頑張って喜ばそうとしてもちっとも満足してくれない。それでも、親のほうはどんなときも息子への愛にあふれている。その愛の深さと熱烈さに、私は心を揺さぶられている。そして、努力を歯牙にもかけてくれない様子に、二人ともショックを受けている。

初めての検死と解剖を終えて帰宅し、玄関をカチャッと開けると、いつものようにクリスの甲高い泣き声とベビーオイルの甘い香りが待っていた。ジェンは2階にいるようだ。小さな息子の忙しいママは、延々と抗議してくるクリスを優しくなだめながら、お風呂に入れたり、おむつを替えたりにかかりっきりだ。1階のリビングにはジェンの本が何冊も開いたままになっている。ジェンは「オープン大学」で学位を取ろうと勉強を始めたばかりだが、今夜はクリスがぐずって計画を台無しにしている。

ジェンには1秒の自由もない状態だから、私の大事な日を忘れているのも無理はない。それに、初めての検死と解剖というハードルが遠ざかっていく今、競走馬の私は思い始めている。そもそもあのハードル、そんなに高かったのかな？ と。

二人がいる2階へ向かう。クリスは私を見ると、顔をクシャッとしかめた。にっこりしてくれるのかな？ それとも文句の大泣きが始まるのか？ 案の定、大泣きが始まった。ジェンからクリスを抱き取ると、息子はさらに泣いた。ゆらゆら揺らしたり、スイングしたり、じっと見つめたり、しかめっ面をしてみたり。でも、ちっちゃな目と鼻と口をまたくしゃくしゃに丸めて、おどけたようなぶさいくな顔をした。笑ってくれるのか？ まさか。またしても、とんでもない声で泣きだした。一体どうすれば泣き止んでくれるのだろう。

ジェンが寝かしつけている間に、私は夕食をつくった。すると奇跡のように、1階で食事の用意ができた頃に、2階のクリスも大人しくなった。ジェンと、料理だけでなく静けさも味わって食べ、食後は二人して勉強した。私は果てしなく試験が続く世界の住人だったが、学位課程で学び始めたジェンも、そこに足を踏み入れたところだ。

夜も更ける頃には、もうクタクタだった。きのうの晩は今日の検死・解剖の心配と準備をするのに忙しかった。一日が終わって頭を枕にゆだねたら願うことはただ一つ。ただ心地よく眠りたい。眠りが私をすっぽりと包み始めたのがわかる。身体が心地よくゆるみ、そぉっと眠りに落ちていく……はずが、いきなり「ワァァァァ！」が始まった。

クリスだ。またか。やれやれ、またなのか。あまりにも泣くから、母乳育児ではあるが「乳糖不耐症」〔牛乳などに含まれる乳糖をうまく消化できず、おなかを壊す症状〕じゃないかと私もジェンも疑い始めている。とはいえ、世の中のどんな素晴らしい学説が今の私を助けてくれると言うのだろう？　クリスは本当に牛乳アレルギーかもしれないが、肺は最高に丈夫で力いっぱい泣いているのだから、私たちのどちらかがなんとかしなくてはいけない。

「あなたの番よ」と、ジェンがつぶやく。

起き上がると、家の中は静かで寒い。ベビーベッドにたどり着き、熱くこわばった、怒り狂う小さな身体を抱き上げた。息子のことは愛しているが、私はベッドに戻りたいのだ。クリスを腕に抱いてあやしながら、家の中をうろうろ歩き回った。寝不足が私から人間性を奪い去ろうとしている。私はロボットで、激高しているこの小さな塊を抱えて永遠に歩き回る運命なのだ。この塊がか弱い赤ん坊であることは百も承知だが、次第に首をかしげたくなってきた。この子は実は暴君ではないのだろうか？　暴君のたった一つの恐ろしい目的は、私が求めてやまない「快眠」を奪い去ることなのでは？

少しずつ、長い長い時間をかけて、優しい揺れがようやくクリスをなだめ、泣き声が小さくなった。あくびが増え、やっと目を閉じてくれた。呼吸の音が聞こえる。規則正しく。深く。よし、眠った。

そーっと、そーっと、美術品泥棒さながらの忍び足で子ども部屋に向かい、小さな最高傑作を優しくベビーベッドに寝かせた。甘いにおいがするクリスの身体に、ブランケットをかける。扱いやすくなったのは、眠気のせいだろう。ほんのしばらく見守った。きゅっと顔をしかめたので、「もしや……」と固唾をのんだけど、大人しいままだった。夢を見ているのだろう。喜びにも似た気持ちでこっそりベッドに戻る。羽毛布団を抱きしめるようにすっぽりかぶって、目を閉じた。すると、また「ワァァァァァァ！」と泣く声が……。

泣き止まそうと必死になって赤ちゃんを揺さぶったり、自分がキレてしまったり、ベッドに放り投げたり、バシッとたたいたりしないか、不安になった経験のない親がこの世にいるだろうか。耳をつんざき、親をクタクタにする「ワァァァァァァ！」の声から、絶えずあれこれ求めてくる赤ん坊から、「少し離れたい！」という自分の切実な思いにおびえた経験のない親など、いるだろうか。

クリスは泣いてはいても、とりあえず大丈夫だ、とわかっていた。そして、私自身にほんの少し静かな時間が必要なことも。だから、息子が泣いている寝室のドアを閉めると、1階のキッチンに下りて、キッチンのドアも後ろ手で閉めた。泣き声は遠のいた。耳をふさぐともう聞こえない。私は5分間、耳をふさぎ続けた。深呼吸して、落ち着きを取り戻す。それからまた、クリスのベッドに戻った。あふれんばかりの愛とまではいかないが、愛おしい思いと、胸によみがえった思いやりを携えて優しくクリスを揺らし、また眠りにつかせた。

その後、新生児の牛乳アレルギーについて調べて、ジェンは乳製品を摂るのをやめた。するとあっという間にクリスは別人のようになった。よく眠り、にっこり笑ってくれるようになったのだ。

よく泣く赤ん坊から学んだすべてのことに、今は感謝している。ありがとう、クリス。君のおかげで、大変なプレッシャーにさらされている親がいることを理解できたから。

8　殺人事件の検死と解剖

2年後には、二人目の子ども、アナが生まれた。アナは牛乳アレルギーもなく、ずいぶん育てやすい赤ちゃんだった。というより、親である私たちが少し経験を積んで、前より余裕があったせいかもしれない。

アナが生まれる頃には、最初の検死と解剖ははるか遠くの出来事となり、私は多くの経験を積んでいた。法病理専門医試験の最初のパートに合格すると、ウェンブリー、フィンチリー、トゥーティング……とロンドン中の遺体安置所で仕事をして、スピードと理解とスキルを高めていった。

朝出勤すると、ずらりと並んだ台の上で、亡くなった人たちが私を辛抱強く待っている。どの遺体も変死ではない。大半が自然死だと思われるが、それを確認するのが私の仕事だった。

そうした死因の多くは、一見してわかる。脳に赤スグリのゼリーみたいな、丸い塊がある？　ならば、脳卒中だ。重度の心臓疾患があった？　それなら冠動脈を切開して、動脈硬化（プラーク）による破裂を確認するか、心膜を切り開いて、閉じた弁か酸素不足でやや黒ずんだ心筋が見つかれば、死因は瞬く間に確定する。腎臓を見て診断を下すのも、あっという間だ。肺も、脾臓（ひぞう）も、肝臓も、胆道系も、胆囊も、膵臓も、胃も、腸も。心臓はほんの少し時間がかかる。喉、首、気管、気管支も同様だ。

この時期は、検死・解剖を行う私たちにとって、大変革の時代だった。私のヒーローであるシンプソン教授を含む先輩たちが、犯罪絡みではない検死・解剖と死因の確認にかけていた平均時間を聞けば、今日の病理学者はショックを受けるだろう。たいてい、わずか15分だった。理由の一つは、遺体安置所のスタッフが遺体の準備を整えたり、病理学者の到着前に検査する臓器を取り出したりして、時間を節約していたからだ。このやり方は、私が検死・解剖を始めた頃もまだ一般的だった。それにかつては――いや、その頃もまだ場所によっては――死因が見つかれば、残りの臓器についてはさっと記録を取るだけで次の患者に移るのもごく当たり前だった。昔かたぎの病理学者たちは、主張していた。「心臓に明らかな問題があるなら、腎臓の重さを量って時間を無駄にする必要はない」と。それに、政府が出版した検死官の報告書のひな形もそれを裏づけていると思う。たった1ページだったのだから。

当然これは、病理学者をめぐる、とあるうわさ話につながった。――病理学者は心臓だけをチェックして、そこに病変があれば「死因は心臓病だ」と断言し、それ以上見ることはない。西側諸国のほとんどの人が、ある程度のアテローム（動脈の詰まり）を抱えていることも、多くの人が故人と同じような心臓病を患いながら元気に歩き回っていることも無視している、と。

拙速な病理学者がどれくらいいたのかはわからないが、彼らがむやみに「心臓病」と診断して政府の死因統計をゆがめている、という強い疑念が当時はあった。

でもそんな時代は、私が資格を取る前にほぼ過ぎ去っていた。私は遺体を徹底的に調べるよう訓練されたし、何より私の中にはずっと、活躍したくてうずうずしている法病理学者がいた。その死に、一見した以上に不審なところがないか、どうしても確かめたかった。直接的な死因を突き止めるだけでなく、死因に関わるすべてのことを明らかにしたくてたまらなかった。

とはいえ、若くて熱心なシェパード博士こと私が、教わった通りの最新のやり方で古い公立遺体安置所に切り込んでいくのは、並大抵のことではなかった。新しいやり方には、遺体安置所のスタッフが触れる前に遺体の検死を行う、各臓器の重さを量って詳しく調べる、毒物検査や組織検査のためにサンプルを採取する、発見したことを詳細に記録する、さらには……単に照明を明るくする、といったことまで含まれていた。

スタッフは、どれもこれも気に食わなかった。遺体安置所はたいていほの暗い墓地の裏にあり、年配のスタッフはそこで長年働いて、検死・解剖の昔ながらの流儀に慣れ切っていた。耳をすまさなくても「今時の新人は……」「古きよき時代には……」といった反抗的なつぶやきが事務所から聞こえてきた。時にはスタッフが「ありきたりの事案だ」と考える遺体に私が強くこだわると、ひどく腹を立てて紅茶を飲ませてくれないこともあった。たいてい長続きはしないが、残酷な罰だ。

それでも、昔ながらの考え方から、私は大いに学んだ。最初に見つけた異常を嬉々として

「死因」と呼ぶ、昔ながらのペテン医師たちが、若きシェパード博士に「真実の柔軟さ」を教えてくれたのだ。真実は知識に基づいている。だからもちろん、中途半端な知識によって損なわれかねない。私は医師として、事実を通して真実を追究していた。病理学者として、私はあのとき学んでいたのだ。真実は私の選択に、私が事実をいくつ調べることを選ぶのかに、左右される可能性があると。それは、生涯かけて「真実の本質を精査する」第一歩だった。

できる限り入念に多くの検死・解剖を行い、殺人ではないかと常に目を光らせながら、私は人体とその多くの弱点に詳しくなっていった。「ロンドン地下鉄路線図」に詳しくなったように。いや、おそらくそれ以上に。

当時の私は、いつも忙しかった。勉強し、医学生に教え、そしてもちろん検死・解剖をしていたからだ。こうして死はライフスタイルになっていったが、トレーニングの次の段階では、遺体安置所といくぶん距離を置かなくてはならなかった。あの忌まわしい顕微鏡スライドで、人の病(やまい)を見つめるのに延々と時間を費やさなくてはならないのだ。

やるせない気分に陥っては、隙(すき)あらば病院の病理検査室を抜け出して、素晴らしい友人でメンターの法病理学者、ルーファス・クロンプトン博士の研究室に腰を下ろした。博士はずっと私のキャリアを後押ししてくれていたが、この時期も、山積みになった警察の写真を見たり、報告書を読んだり、法医学にまつわるすべてに没頭させてくれた。殺人現場、傷、被告人の言い訳や説明、目撃者の証言など、ありとあらゆることにだ。病気のスライドを見つめ続ける必要がなくなったとき、何が待っているのかを忘れないように。そのうち、ようやく私も指導のもとで、突然死や変死の検死・解剖に携わり始めた。それは、検死官が「死因審問」を開き、警察が捜査するたぐいの死だ。

ついに、医学トレーニングを始めて16年後、息子が6歳、娘が4歳になったときに、資格が取れた。晴れて「法病理学者」になったのだ。10代でシンプソン教授の本に出会って以来、ずっと目指してきた目標を達成したのだった。ただし言うまでもなく、これは始まりにすぎなかった。

最初の就職先は、ロンドンのガイズ病院だった。上司は、法病理学の第一人者であるイアン・ウェスト。どんな殺人事件や災害のあとも、警察や検死官や弁護士が駆け込む先は彼の部署だった。さらにエキサイティングなことに、ここは私のヒーローであるキース・シンプソン教授が働いていた場所だ。

ここには4人の法病理学者がいて、厳密に言えば、常に「待機（オンコール）」状態なのだが、4人で仕事を回し合うことができる。つまり、面白みのない——医学的・法病理学的に単純明快な——事件はいつも序列の下へと下りてくる。そして免許取り立ての新人として底辺にいるのは、私だった。

調査すべき殺人事件がないときは、みんな、医学生や警察や検死局の職員といったプロの聴衆を相手に講義したりしている。講義に参加する学生は、おおむね一般的な医学トレーニングを受ける4年生で、多くの者はここで、温かな家庭のおかげで無縁だった世界へといざなわれ

る。レイプ、殺人、襲撃……。学生は興味津々で講堂はいっぱいになり、通路に座ったり後ろ

に立ったりして聴いている者もいる。彼らは命について学ぶだけでなく、愚かさや残酷さがい

かに致命傷をもたらすのかを学ぶ。変死に気づくすべを、少しでも学んでくれたことを祈って

いる。

うっとり聞き入る聴衆に熱弁を振るうのは楽しかったが、私たちは殺人事件の講義をするよ

り、事件を調べるほうに膨大な時間を費やしていた。ロンドンは殺人で、いや、少なくとも突

然死や変死であふれ返っているようだった。オフィスで会議をし、写真をしげしげと眺め、事

件について論じ合い、そのままパブでも議論を続けた。時には法廷弁護士(バリスター)や警察も交えて。私

たちの周りはいつもにぎやかだった。

駆け出しの頃の検死・解剖は難しくはなかったけれど、イアンや先輩たちの指導のもとで、

もちろん私は真剣に集中して取り組んでいた。いずれは訪れるはずだ。ガイズ病院の法病理学

の講師として、一人で初めての殺人事件を担当する日が。

うちの部署は忙しかったから、その日は間もなくやってきた。遺体が待つクロイドンのさえ

ないアパートに向かいながら、どんなに誇らしい気持ちになったかは言葉にできない。同時に、

かなり緊張していた。

あれは平日の午前中だった。胸が激しく鼓動していた。おそらく、もう何度も呼び出された

経験のある法病理学者に見られようと気を張っていたに違いない。テープや警官たちのバリ

ケードに囲まれ、その向こうをマスコミや近所の人たちに取り囲まれて、道路脇の溝に若い白

人男性が横たわっていた。ロンドン警視庁の撮影スタッフはすでに忙しく働いていたが、遺体を調べようと私が身をかがめると、ピタッと動きを止めた。

死亡した男性は仰向けに横たわり、顔に切り傷や擦り傷が若干見られる以外に、深刻な様子はない。だが、その何倍も大変なことが起こっているとわかるのは、上半身が血の海に浸かっているからだ。

私は手を伸ばした。触るとまだ温かみがある。まだ硬直してはいないが、筋肉はすでに硬くなりつつある。とくに首や顎の周りや指が。遺体を転がすと、分厚いジャケットの背中には、刺されて穴が開いていた。血はすべてここから出ていたのだ。遺体をまた元の位置に戻した。

撮影スタッフが働いている間に、検死報告書のためにさらにメモを取った。報告書では、現場の様子や、そこで何を発見したかを説明しなくてはならない。そのあと遺体安置所で遺体を徹底的に調べ、詳しく記述し、最後に死因についての結論を述べる。最後の部分は幸い、単純明快になりそうだ。若者の背中の刺し傷から、まだ血が滴り落ちているから。それでも今から最終結論に至るまでに、やるべきことは山ほどある。

被害者の身元はまだ確認されていないから、当面はただ「身元不明の若い白人男性」と記される。男性は18歳くらいに見えた。スリムで、「ハンサムだ」と描写する人もいるだろう。私は目にしたものを図に描いた。とくに、道路や近くの歩道の血痕の場所をメモした。それから現場や男性の着衣、遺体の位置について走り書きする。このメモはのちに検死報告書の中で、次のように活用した。

「死後硬直は、首や顎の周りで認められたが、遺体のほかの部分ではそれほど目立たなかった。こうした調査結果は、約3時間前の死亡と考えて矛盾しない」

引き続き貫禄のある声を出そうと努め、初めての事件だなんておくびにも出さず、検死局の職員に「遺体を安置所へ」とお願いした。自分も後を追うと、さまざまな階級や所属の警察官が到着した。なかにはなんと、刑事部の警視も交じっていた。今、自分の報告書で確認し、信じられない思いでいる。今日では、通りでの刺殺に「警視」が登場するなんてあり得ない。

遺体安置所では、さらに写真が撮られた。私は遺体を調べる前に、被害者の着衣について詳細にメモを取った。

ジャケット：背中の左側に、大量の血液のしみ。道路の砂利も付着。布地に3ヵ所の傷あり。

傷1：正中線の縫い目から左に8センチ、襟から約21センチ。長さ8ミリで、ほぼ水平。

傷2：正中線の縫い目から右に約12センチ。襟から21センチ。長さ16ミリ。縦。

傷3：おおむね右袖の中線の上。傷2の3・5センチ下。長さ18ミリ。水平。

スポーツシャツ：背中と左側に血液のしみ。布地に3ヵ所の傷……。

ジーンズのウエストバンド、ボクサーパンツ、パンツの背中側に血液のしみ。ジーンズの脚の下半分の裏側に、血液の飛散が見られる……

着衣について何ページも走り書きし、スタッフと一緒に服を脱がせ、一点ずつ別の証拠袋に入れた。警官が手に取って、ラベルを貼っていく。

患者が検死台に裸で横たえられると、傷がどれほど大きなものかを確認できた。背中に三つの刺創があり、その一つが明らかに致命傷になっている。さらに、腹部と顔にも九つの大きな外傷がある。私のノートの人体図――人体の輪郭だけを描いた図――の上に、傷の絵を詳しく描き、それぞれに番号を振って、記録を取っていく。

顔の左側に五つの外傷

（1）左眉の外側縁のすぐ上に、直径3ミリの打撲傷。

（2）左上まぶたの外側縁に痣を伴う、10ミリの曲線状の裂傷。

（3）左の頬骨弓（きょうこつきゅう）の外側面に、20×22ミリの擦り傷。表面は乾燥……

裂傷はナイフでスパッと切った傷とは違う。裂傷の場合、皮膚は切れているというより引き裂かれているので、鈍器による傷なのだ。道路や縁石や建物を「凶器」だと考える人は少ないが、身体がたたきつけられるとどれも凶器のような働きをする。今回の場合、裂傷は被害者が倒れたときに、頭を縁石にぶつけたせいではないかと私は考えていた。

擦り傷とは、引っかき傷や擦りむき傷のことだが、表皮――皮膚の硬い外層――の下まで突き破ることはない。だから、出血には至らないが、たいていしみのように血がにじみ出ている。擦り傷は、交通事故でもよく見られる。粗い表面を擦(こす)ることで生じるからだ。もちろん、擦り傷は生前にもよく起こるが、法医学的に興味深いのは、死後にも起こり得ることだ。若者の身体が路上で引きずられたなら、擦り傷ができてもおかしくないが、傷を見てもそれが殺害前のものなのか殺害後のものなのかは判断がつきにくい。

　打撲傷とは、痣のことだ。小静脈や小動脈が傷ついて破れ、出血しているのだ。子どもは組織に弾力があるので、弾力を失った大人の皮膚よりも痣ができにくい。ただし、痣は当てにならない。おおむね血液でできているから液体で、生分解性だからだ。つまり、痣は時間と共に重力の影響を受けて変化する。一番わかりやすいのは色の変化だ。色が変わるのは、血液がいったん血管の外に出ると、身体が分解し始めるからだ。たいていの場合、痣は紫色から黄色になり、緑色になって、茶色に変わる。痣の色からいつできたものかを調べる研究は、数多く行われてきた。こうした時間を割り出すシステムが信頼できるものなら本当に役に立つだろう。だが、残念ながらどれも当てにならない。痣が死後にさらに目立ってくるのを見たら、きっと面食らうだろう。「新しい」痣が数日後、いや、数週間後に現れることすらある。だからといって、遺体が安置所で怪我(けが)をしたわけではない。傷ついた血管から赤血球が漏れ続けているという徴候にすぎない。血圧に押されてではなく、重力に引っぱられているのだ。

　外から見える傷について、すべて書き留めるのに長い時間がかかった。書き終えて、目をしばたたきながら顔を上げると、警察官たちも、目をしばたたきながら私を見ていた。次は何をするんだっけ……と一瞬の間があいた。

今では一瞬ぽかんとするくらい恥ずかしくもなんともないが、当時は「完璧に把握できてる」と思われたくて、何か書いているふりをして時間稼ぎしなくてはならなかった。スタッフが『ラジオ1』を消してくれないかな、と思ったけれど、気後れして言い出せなかった。

クリス・デ・バーが、赤いドレスの女性について歌っている。

頑張って集中しようとした。当然だ。次は、検体の採取だ。性器と肛門と口から。そうすれば、科学者が性的暴行の痕跡を探せるから。

「そのうるさい音、ちょっと止めてくれないか？」と警視が言った。

スタッフは不服そうだったが、従ってくれてホッとした。ところが今度は、部屋が気味が悪いほど静まり返った。若者の毛髪や爪のサンプルを採取する。そこに付着した皮膚や繊維や何かの破片を調べれば、加害者や場所につながる可能性があるからだ。検死・解剖の最後に、組織検査のための血液、尿、組織をはじめ、関連がありそうなすべてのサンプルを採取した。

証拠品にはすべて、私のイニシャルと番号がつけられた（RTS／1のように）。私は、新人ならではの誇らしさを胸に、一枚一枚ラベルを書いた。以後30年間にわたって、このユニークな3文字は、私が関与した事件だと示し続けているが、あの日初めて書いたときには、文字はくっきりと際だって、真っさらに見えた。入学したての頃の学校の制服みたいに。

部屋にいる全員——検死局の職員や警察官——が、私が解剖を始めるのを待っている。あまり知られていないが、検死・解剖に立ち会うのは警察官の職務の一つだ。警察が同席するのは、この手続きの重要な一部なのだ。警視はもちろん、キャリアを通して相当数の検死・解剖を見てきたはずだが、今このプロセスに立ち会っている若い巡査にとっては初めての経験だ。巡査は検死の間も絶望的な表情を浮かべていたが、私が外科用メスを手に取ると、さっと死人のように青ざめた。

「おい、大丈夫か？」と警視が聞いた。巡査は、険しい顔でうなずいている。

巡査の気持ちをラクにするようなことが言えないか考えようとしたけれど、何も思いつかない。一人で山ほど法医学的な検死・解剖をこなしてきたふりをするのに手いっぱいなのだ。

「ああ、すぐに慣れますよ」と軽やかに言ったのは、自分の緊張を隠すためだ。

巡査が、ぐっとつばをのんだ。安心させようとにっこりしてみたが、不安で妙に筋肉がこわばって、笑顔というより引きつり笑いをしてしまったかもしれない。巡査が微笑みを返すどころか、驚愕の表情を浮かべたから。そのあと遺体を切り開くと、若い巡査は私から目を離さなくなった。顔をただただ見つめられてまごついて、切れ目が二度ほどぐらついた。ちらりと目を上げると「究極の恐怖」の表情が、彼の顔にぴたりと張りついている。食い入るように私の顔を見つめるのは、どうやら私の手が何をしているのか見ずにすます手段のようだ。

巡査を安心させ、サポートする手立てを探したいと思ったが、自分が緊張して、手詰まりになってしまった。多くの事件を共にしてきたベテランらしく挨拶を交わしていた警視と検死局の職員も、今は話をやめて深い沈黙の中で見守っている。普段なら気の利いたジョークやコメントで場をなごませてくれる遺体安置所のスタッフも、今日は妙にしんとしている。なぜ誰もしゃべらないんだ？　何か言ってくれよ？　誰も、口を開かない。またラジオをつけてくれないかな、とさえ思っている自分がいる。できれば別の局がいいけど。

私が体内の傷をたどっていくのを、みんなが見守っている。被害者の顔の傷を内側から調べていると、巡査が突然ぶるっと身体を震わせ、手で口を覆ってダッと部屋から飛び出した。

「あーあ」と警視が言うと、検死局の職員が笑った。そうして、また押し黙った。

体内の組織や臓器をいつもの手順で解剖し、肋骨やほかの部分に骨折がないかチェックした。自然死の要因になるものを必ず確認しなくてはならないのだ。だが、この若者は完全な健康体だと判明した。もちろん「死んでいる」という事実は別として。

検死・解剖が終了したときはうれしかったが、思わず自問した。なぜ今回は、今まで立ち会った法医学的な検死・解剖の雰囲気とまるで違っていたのだろう？　いつもは愉快な仕事だとは言わないが、仲間意識やある程度の雑音、議論がある。それが今日はまったくなかった。一体何が問題だったのだろう？

オフィスに戻ると、私は報告書を書き始めた。

「刺創1は、背中の正中線から左に6センチの場所にあった……傷の上縁は鋭利だが、下縁は鈍的である……傷は長さ26ミリで……傷痕は左の半胸郭の第5肋骨と第6肋骨の間を通過し……そのあと背後から左肺上葉（さはいじょうよう）に入り、前方へ通過し、若干下へ、正中線の方向へ向かった。傷痕は左肺上葉を横切り、左肺動脈に切り込み……この切り込みは長さ40ミリで、ギザギザである……左の半胸郭に1リットルを超える一部凝固した血液があり……傷周辺の皮膚に、痣は見られない」

　結局、体内の傷は、外側の傷の約2倍の長さだった。ここで、少し分析も盛り込んだ。

「傷痕は背中の筋肉を通過し、上記のように残されていたので、負傷した瞬間は、左腕を上げていたに違いない。内部の傷と外部の傷の大きさの違いは、凶器が胸腔内にある間に、動きがあったことを示している」

　ナイフのこの動きは、重要な意味を持つかもしれない。刺し傷が多いことと同様に、明らかに激しい状況があったことを示しているからだ。被害者か加害者のどちらかが動いたのかもしれないし、二人はじっとしていて、ナイフ自体が傷の中で動いたのかもしれない。時には、こうした動きの重要性があとになって浮上する場合もあるので、書き留めておかなくてはならない。ほかの二つの刺創とその傷痕についても、詳しく記述した。これらの傷は、背中の筋肉までしか切り込んでいない。それから、顔面の左側にある「鈍的」外傷〔鋭い刃物によってではなく、打撃によって起こる〕に番号をつけた。

　この遺体には、裂傷と擦り傷と打撲傷があった。刺傷もあった。しかし、注目すべきことに防御創がない。典型的な防御創は目につきやすい。刃物で攻撃されると、被害者は必死で自分を守ろうと刃をつかもうとし、手のひらや指を切りつけられてしまうのだ。この若者には防御創がなく、主に背後から襲われていた。

次は結論だ。報告書のこの部分は、ほとんどの人が最初に開くところで、専門家でない人たち——警察や遺族など——が理解できなくてはならない部分だ。

ひな形はもう頭に入っている。まず、被害者が自然に起こった病気で死亡した可能性をすべて除外する。次に、何が実際に死をもたらし、被害者がどれくらいの速さで死亡したと考えられるのかを述べる。それから、傷をもたらしたと考えられる凶器や出来事や行為について、有益な論評を加える。最後に、死因についての医学的所見を述べる。これが報告書の正式な、法律で義務づけられている部分で、受理された場合は、死亡診断書に記載される。

私は次のように記した。

「死因は、自然死ではない。刺創1が、多量の出血を引き起こした。数分程度で死亡に至っただろう。刺創の状況から、凶器は片刃で、先端から15～17センチ部分の刃幅は約18～20ミリと考えて矛盾しない。凶器の長さは少なくとも15センチあり、先端が尖っていたと考えてほぼ間違いない。

顔面右側の複数の創傷も、顔面左側の創傷（1）～（4）も、平面による、もしくは平面に対する打撃によるものと考えられる。これらが道路に倒れたことで引き起こされた可能性は低いが、完全に排除することはできない。これらの創傷は、顔面左側の創傷（5）より少し前にできたように思われる。創傷(5)は、粗面(そめん)との接触によるものと考えられる。

死因:
1a:出血
1b:胸部の刺創

この犯罪は、被害者の家族にとっては虐殺に違いないが、実は法病理学者にとってはよくある事件だった。この報告書は、私がこれまでに書いた最長のものでも、とくに詳しいものでもなかったが、確か夜中までかかって書いた。

若者の身元が正式に確認されてからは、彼の名前を使うことができたが、その確かな情報以外は事実の一つ一つにも、自分が出した結論にも、自信が持てないという経験をした。私は推測しすぎていないか? 顔の怪我は本当に道路に倒れたときにできたものではないのか? 胸腔でなぜナイフが動いたのか、考えられる説明をすべきだろうか? 自信なさげな書き方をしていないか? 警察が誰かを裁判にかけたとき、被告人弁護士からこんなことを言われたくはなかった。「ねえ、シェパード博士。この事件の前に、刺殺事件の検死・解剖を、一人でこなした回数は? えっ! ゼロ?」

たとえまだ駆け出しでも、出廷するのは地雷原に出向くようなものだとすでに理解していた。オフィスで検死報告書をしたためるのと、鑑定人として出廷し、砲火を浴びながら報告するのとは別物だ。法廷のエピソードは先輩たちから山のように聞かされていて、刑事裁判所の証人席に初出廷することには、期待と不安を募らせていた。

警察は間もなく、クロイドンの刺殺事件について、容疑者の取り調べを始めた。30代の男性で、被害者と知り合いではなかったようだ。若者は現場近くの鍵つき貸しガレージまで男に会いにいっていた。安い、おそらくは盗品のカーラジオを買いに。

警察から「容疑者の言い分を精査してほしい」と依頼され、現場に戻って検証することになった。2日後、刑事部の警部と巡査部長だけでなく警視も伴って、クロイドンに戻った。

一列に並び、薄汚れたガレージのそばに立った。ドアのペンキがはげている。「被疑者は、若者がこのガレージを出たあとに、ほかの誰かに刺された、と言ってる。遺体発見現場の近くで刺されたに違いない、とな」と警視が言った。

「ガレージには血痕がなかったから、本当かもしれませんね」と私が言うと、全員がガッカリした顔をした。仕事人生で刑事を落胆させたのは、これが最後ではない。

「いや、われわれは、被疑者がここで彼を刺したと考えてるんだ。ところが……ガレージの外には血痕がない。道路にも。いや、遺体の下以外のどこにもない」

私は、なんだか偉くなった気がした。シンプソン教授の気分だ。地位の高い警察官を何人も従えて、遺体発見場所まで歩いた。一定の歩幅で歩いて歩数を数え（100歩）、時間を計った。肺を一突きされて死にゆく男のスローなペースで（53秒）。最後は息切れと目まいでますますスローペースになっていくのも忘れずに。そして、刑事たちのほうを向いた。

「おっしゃる通りかもしれません。彼はガレージで刺されて、発見された道路にたどり着いたのかもしれない」

みんながにっこりした。

私は、次のように書いた。

「私の見解だが、『刺創1』のような傷を負った人間が、倒れる前に、この距離を徒歩で移動することは十分に可能だ。

経路に血痕がなかったことは、二つの要因によって説明できる。第一に、『刺創1』を負ったあと、直立している人間からは、胸部の血液量が皮膚の刺創の箇所に到達するまで、体外にはほとんど出血しないと考えられること。第二に、故人は服を着ており、とくに分厚いジャケットが相当量の血液を吸収していたであろうこと」

結局、出廷の心配はしなくてよかったことがわかった。第一審で私が証言する前に、手続き上の理由で陪審団が解任されたのだ。裁判が再開された頃には、私は多くの殺人事件を手がけるベテランになり、被告側の弁護人はこれが初めての事件だったとは知りようもなかった。

やがて再開された裁判で私は証言を行い、反対尋問もスムーズに進んだ。私には、明快そのものの事件に見えた。被告人に不利な証拠を見て、説得力があると思った。背後から肺を一突きした致命傷を含む三つの傷は、タブロイド紙にお気に入りのフレーズを使うチャンスを与えた。「狂気の襲撃」というそのフレーズを、確か検察側も、陪審員に嫌悪感を抱かせようと使っていたはずだ。

だから、被告人が無罪になったときは、あ然とした。

陪審団は、「合理的疑いの余地なく有罪だ」という確信には至らなかったようだ。おかげで、しばらく思い悩んだ。何が悪かったのだろう？ 初めての事件だったから、説得力のある報告書を提示できなかったのか？ あるいは、陪審員に誤った印象を与えてしまったか？ 私には、知る由もない。

それから2年後。バスの中でイブニング・スタンダード紙を読んでいると、ある裁判の記事に、見覚えのある名前を見つけた。記事には、スリムで魅力的な18歳くらいの若者が知らない相手からナイフで三度刺されたと書いてある。刺し傷の一つは左肺に達し、致命傷になりかけたが、どういう奇跡か被害者は生き延びて、加害者を特定できた。その上、男が身を乗り出してこう持ちかけたことまで暴露した。「おまえはもう死ぬんだから、最後にふさわしい行為はセックスじゃないか」と。

初めて担当した、あの事件が頭によみがえった。同じ被告人。同じ犯罪。見た目はそっくりだけど、とてつもなく強運な別の被害者。

私は、被告人の過去の殺人容疑を知っていた。陪審団はもちろん知らなかったが、殺人未遂で有罪評決を下した。

9 死亡推定時刻を割り出す

二つ目に担当した事件も、刺殺だった。ある晩9時頃に呼び出されたのは、ロンドンでおなじみの赤煉瓦の連棟住宅(テラスハウス)だった。外に警察がいなければ、通りのほかの家々とまるで見分けがつかない。中に入ると、室内には思いのほか凝った装飾が施されていたが、階段の手すりには血がついていた。血痕をたどって2階に上ると、寝室のドアのすぐ内側の大きな血だまりの中に、裸の白髪の男性がうつ伏せに倒れていた。

ドアをぐいと押し開けると、くすんだ色の柄入りの壁紙のせいで、部屋は暗く見えた。それを重々しい大きな木製家具が、いっそう暗くしている。散らかってはいるが、すべてが定位置に収まっている。目覚まし時計。ラジオ。額入りの写真。小さなテレビは、ベッドの向かいにあるマホガニーの整理ダンスの上だ。そこは、秩序ある仕事人生を送る男の部屋だった。ところが、その秩序ある人生は断ち切られ、男は自らの血の中に倒れている。

遺体の周りを歩くのは、なかなか骨が折れた。男性の背中には血のしぶきと滴りで模様ができきている。壁にも血が付着している。ベッドは羽毛布団で半分覆われているが、シーツにどっぷりしみこんだ大量の血痕を隠せていない。コンセントのそばの床で、長い木製の柄(え)のついたキッチンナイフが血に浮かんでいる。かなり慎重に遺体をひっくり返すと、胸に大きくぽっかりと開いたナイフの傷が見える。おそらくさらにいくつもの傷が血で隠れているのだろう。

それから、男性の体温を測った。すでに裸だからこれは簡単だった。服を脱がさなくてはならない場合は、直腸温測定が法病理学的な大混乱を招きかねないから、遺体安置所に運んで向こうで測ったほうがいい、とすでに学んでいる。ちなみに被害者の体温は26・6度だった。

私を見ていた刑事が言った。「で、先生、何時に死んだのかな？　正確には」

心がどっと重くなった。とくに「正確には」のところで。これは、みんなが最初にする質問だ。答えられると誰もが思っている問い。世間が法病理学者に抱くイメージと現実との大きなズレをあらわにする問い……。テレビの刑事ドラマのせいだ、と私は思う。実際には、いつ死んだかを正確に突き止めるなんて至難の業だ。待っている刑事のために、私は言った。「えーと……断定はできません……」

体温は、法病理学者が死亡時刻を推定する最善の指標かもしれないが、あまり当てにはならない。基礎物理学によると、熱い身体は涼しい環境に熱を奪われると冷たくなる。だが当然ながら、それほど単純な話ではない。一般論で言うなら、遺体は死後8時間以内に、触ると冷たい状態になる。だがこれもそう単純ではない。実際には、遺体は36時間も冷たくならない場合があるし、死後にも代謝活動はあるから、体温が環境レベルまで下がらないこともある。その後、腐敗が始まると、体温はむしろ上がり始める。

死後の体温低下のスピードに影響を及ぼす不確定要素は、実にたくさんある。たとえば、死亡時の体温、環境温度、気候の変動、冷暖房、開いた窓、着衣の量、遺体を覆う羽毛布団の保温性能、遺体の姿勢（直感でわかるだろうが、丸まった姿勢のほうが保温性が高い）、体重（脂肪は優れた断熱材だ）、筋肉量（筋肉が少ないほど、速く冷える）、故人の年齢（子どもは体重あたりの体表面積が大きいので、すばやく熱を失う）……小さなさまざまな要素が、遺体の体温から死亡時刻を推定する試みを骨折り損にしてしまう。

コンピュータープログラムでさえ、無数の不確定要素を考慮しても、死亡時刻については、いまだに正確な答えを出せない。死に至った時間の範囲は示せても、その幅はおそらく、何時間にもわたる。だからいまだに90パーセント以上の精度は期待できない。

刑事は、思慮深くうなずいてから言った。「死後硬直からなら、割り出せるだろう」

いや、無理だ。これが、もう一つの誤解だ。死後硬直は、最も明らかな死のプロセスの一つだが、相当ばらつきがあるので、死亡時刻を推定するには体温以上に当てにならない。そのスピードも始まりも、温度によって決まる。寒い冬に屋外にある遺体は1週間経っても硬直しないことがあるが、より気温の高い遺体安置所に運ばれると、温まって一気に硬直し始める。ほかにも込み入った要因がある。故人が、死ぬ直前に運動していたら？　運動で乳酸ができるので、死後硬直は速くなる。高熱が出て死亡した場合は？　やはり硬直が速まる。感電死した場合は？　おそらく筋細胞が刺激されて、硬直は速くなる。暖かい火のそばで死亡したら？　硬直は速まる。熱いお風呂の中で亡くなったら？　やはり硬直は速い。

死後硬直は実のところ、複雑な変化によって起こる。その変化は、心臓の鼓動が止まって、筋細胞が代謝に必要な酸素を奪われたときに生じる。長年にわたって、硬直は顔から始まるとされてきた。たとえば遅れて人工呼吸を試みた人がそう感じるように。だが、今はもう理解されている。硬直は全身で一様に起こるが、最初は小さめの筋肉のほうが目につきやすいのだ。そして、小さな筋肉は主に顎や目の周りや指などに見られる。一般論で言うなら、硬直は死後3時間ほどでそうした部位に認められる。それから、頭から足へと広がっていくように見えるが、実は筋群は下に行くほど大きくなり、大きさによって硬直の仕方が違うだけだ。概して、筋肉の硬直は身体が冷えるより速く起こるため、たいてい遺体には温かくて硬い時期がある。そして、ずっとは続かない。死後硬直は1日ほどで消え、筋肉は再び弛緩（しかん）する。

英国のような温帯気候では、12時間以内に死後硬直はすべての筋肉に影響を及ぼす――「完全硬直」に至る――だろう。暑い赤道地域では、完全硬直に至ってその後硬直が消えるまで、わずか1時間のこともある。また一部の人たち――幼い子ども、かなりの高齢者、やせこけた人など――が、まったく硬直しないように見える場合もある。筋肉量がとても少ないからだ。

死後硬直の力には、驚かされるだろう。完全な硬直をとらえた有名な写真がある。椅子に頭を載せて、もう一つの椅子に足首から先を載せているのだが、遺体は支えなしに板のようにまっすぐ伸びている。だから、死後硬直している遺体に検死・解剖を行うのはそれなりに厄介である。故人がご親切に、仰向けに、両腕を脇につけて亡くなっていない限り。

一番ラクなのは、硬直が消えるのを待つことだ。だが残念ながら、殺人事件の捜査に協力している法病理学者には、待つという選択肢はない。スピードが命だからだ。

あの晩も、速やかに血まみれの寝室を出て遺体安置所に向かった。故人は私のすぐあとに到着した。首と両腕、顎、両膝は死後硬直している。実は、片腕は後ろに、もう片方の腕は前に折り曲げたまま亡くなっていた。右足も上がったままだ。

検死・解剖をするには平らに横たわってもらう必要があるから、硬直を解かなくてはならない。これには少々力が必要かもしれない。腕が曲がっていたら、関節をぐいぐい押して、細胞のアクチンとミオシンの分子の化学結合を壊さなくてはならない。結合が解けると、腕は台の上でまっすぐになる。だが、硬直がとくに強い場合——たとえば、故人が力仕事に携わる筋骨たくましい若者だったとしたら——遺体安置所の助手に手伝ってもらう必要がある。硬直を解くには、特定の関節にかなりの圧力を加えて、筋肉をほぐさなくてはならない。そうすれば、少しずつ解けていく。骨がボキッと折れるように、突然解けるわけではない。今回の患者は62歳だから、腕を勢いよく前後に動かすと筋肉がほぐれ、硬直はあっけなく解けた。

警察から繰り返し求められ、二つの頼りない指針——体温と硬直——を使って、死亡時刻の範囲を割り出した。むろん、多くの不確定要素があることを頭に入れてだが、今回は「死後4～6時間」と推定した。

「先生、お見事」。電話を終えて、つい今しがた検死室に入ってきた上席の刑事が言った。「殺したやつが、今日の午後4時半か5時頃だった、と言ってる」

「もうつかまえたんですか？」

「さっき自首してきたんだ。同性愛の間柄だったらしい。『ついカッとなった』と言ってるよ」

ずいぶん激しくカッとなったものだ。刺創は八つあり、そのうち一つは外側に大きな穴を開け、内側はまっすぐ心臓を貫いていた。ナイフの傷痕も、柄による痣も、あまりにくっきり残っているから、凶器のスケッチを詳細な寸法付きで描けたほどだった。これは傷痕をもとに描いた初めてのナイフのスケッチだったが、あっと驚いたのは、警察が現場で発見したキッチンナイフの寸法と、ぴたりと一致していたこと。この事件以降、私、シェパード博士は、ナイフのエキスパートとして活動していくことになる。

おまけに、今振り返るとバカみたいに張り切っているとしか思えないが、傷や部屋に残された血痕から何が起こったかを正確に再現できると私は考えていた。つまるところそれは、シンプソン教授ならしていたはずのことだ。

壁にはっきり残る血しぶきが告げていた。「致命傷になった最初の傷は、ここで負ったものだ」と。傷は左の胸郭上部にあり、傷痕は左からやや右に向かっている。典型的だ。つまり、殺人者は右利きで、加害者も被害者も立った状態のときに、上からナイフを振り下ろして刺したのだ。

被害者は、ベッドの左側に倒れた。それは、シーツについた血痕の位置から明らかだ。そして真上の天井に飛び散った細い線状の血痕──「振り払い」──は、加害者がもう一度刺そうとナイフを振り上げたときに、刃先から飛び散った血だ。だから、推論を立てるのは難しくなかった。殺人者は被害者の前に立ちはだかって、さらに三度刺したのだ。

被害者はベッドから転がり出て、這ってドアに向かった。これは、血痕が証明している。最後の四つの刺創は、ほぼ確実にここ、ドアの近くで負ったものだ。被害者はその血だまりの中で死亡した。だが殺人者は、この仕上げの四刺しの手間は省いてもよかったのではないだろうか。最初の一刺しが致命傷で、それが心臓を貫通したあと、被害者は何分ももたなかったのだから。最後の四つの傷は場所も近く、角度も同じで、どれもコピーしたようにそっくりだった。つまり、この時点で被害者は微動だにせず、おそらくすでに死んでいたのだろう。では、私が目撃した階段の手すりの血は？　間違いなく、血まみれで去った恋人が残したものだろう。被害者は、ドアにたどり着く前に事切れていた。

殺人者がすでに自供していたが、私は自分の推論が誇らしくて、検死・解剖のあとに「聞いてくださいよ」と刑事に迫った。

「うーん」と、相手は気のない返事をする。

「見てください、ここにね……」と、自分で描いた参考図を差し出したが、受け取ってくれない。さらに熱心に「私が再現した事件の模様を、文書で説明しましょうか？」と申し出たが、刑事はまばたきをして、さっと目をそらした。

「いや、わざわざ結構だよ、先生。誰も読まないからね。やつがもう吐いたから」

私はがっくり肩を落とした。警察は、私がシャーロック・ホームズを演じるのを望んでないのでは？　と初めてうっすらと感じた。ひょっとしたら、キース・シンプソン役すら望まれていないかも。私のヒーローは20世紀前半の犯罪捜査班になくてはならない存在で、殺人事件の捜査全般にあらゆる形で関わっていた。警察高官や検事と一緒にさまざまな見解を提示し、殺人現場で刑事たちと手がかりを議論し合った。私もそれがやりたい。時折、警察に伝えたくてたまらなくなる。私のスキルとこれまでのトレーニングが告げている事件の全容を。だが、警察の捜査は変わった。殺人事件にまつわる「科学」は、今や極めて専門性の高い仕事になり、関わっている多くの分野がそれぞれに発見した事実を提示して、警察が全員の成果をまとめ、結論を導くのだ。それでうまくいくのだろう。警察官が有能で、経験豊富であれば。

次に、起訴するかどうかの決定は、検察庁の法律家が行う。それもいい。法律家がややこしい医学的な問題を突きつけられても、四苦八苦しないなら。

だが、私は思うのだ。事件が困難で複雑なときは、私たち専門家が一堂に会すれば、システムが最高にうまく機能するのではないかと。警察と検察庁が、法病理学者、法科学者、血痕の専門家、毒物学者、弾道学の専門家と一緒に、全員が持ち寄った事実を議論し合うのはどうだろう？　しかし、もうそんなことはほとんどしなくなった。

10 事実と解釈

次第に、犯罪現場と検死・解剖が私の仕事人生になった。最初は簡単な事件を割り振られた。どの仕事も違っていたが、単純明快で、つまりはごくありふれた事件だった。ただし、現実にはどんな犯罪現場にも、ありふれたものなどない。私たちみんながそう見せようとしているだけだ。じっと動かぬ、時には恐ろしいことにバラバラに刻まれた遺体が、人々がせわしなく行き交う輪の真ん中に横たわっている。真面目なその道のプロたちが、なんとか恐怖と距離を置き、がっつり現場と向き合っている。

そして、この輪の端っこで遠巻きに見ているのが、ショックを受け、悲しみに暮れる遺族だ。ごくありふれた事件でさえ、誰かにとてつもないトラウマをもたらすことを、法病理学者は知っている。この段階では、私はまだ心に決めていた。なるべくこのトラウマには巻き込まれないようにしよう、と。とはいえ、遅かれ早かれ、生きている人たちと接触しなくてはならないことは、よくわかっていた。

家に帰ると、育ち盛りの子どもたちと忙しい妻がいる。私は、積極的に子育てをする父親だ。当時はおそらく珍しかったが、自分もそういう父親に育てられたから、同世代の多くの人たちよりも、子どものために時間をつくることを優先していた。

そのため、家では遺体安置所のことを振り払うすべを学ばなくてはならなかった。玄関を開けて、太陽が射し込む、子どもたちがいる日常世界に足を踏み入れた途端に、あの場所の光景もにおいも、担当中の殺人事件の被害者のことも忘れ、医者として淡々と過ごす仮面を脱ぎ捨てなくてはならない。

もちろん、たやすいことではなかった。仮面はしっかりと顔に張りついていた。だからおそらく、毎回うまく脱げていたわけではなかったのだろう。実際、妻はそのことでかなり悩んでいた。ジェンは、私が淡々としていなくてはならない理由を理解してくれていたが、「科学的で淡々としたアプローチを取りすぎよ」と不満を言った。家で。結婚生活で。結婚生活は今、緊張状態にある。

数年前、看護師兼保健師としてイキイキ働いていたジェンが、恥ずかしそうに打ち明けた。「実はずっと、医者になりたかったの」。思い通りに進学できなかったのは、ジェンの父親が女性に「ふさわしい」職業や必要な教育について、恐ろしく保守的な考えを持っていたからだ。軽い失読症があったことも、子ども時代の成績に影響を及ぼした。

私はジェンの能力や知性を信じているから、志を聞いて約束した。「長くてつらい道のりだけど、ずっと応援するよ」と。そして今、苦労してオープン大学を卒業し、私の母校であるユニバーシティ・カレッジ・ロンドンに入学したジェンを、とても自慢に思っている。すでに医師免許に向かって順調に歩を進めているのだ。

だがもちろん、そのことで二人とも大変なプレッシャーにさらされている。時間的にも、金銭的にも。私はかなりの給料を稼いでいるが、ベビーシッター代がかさむのだ。ジェンはいずれ稼いでくれるだろうが、今は無職だ。私の仕事とジェンの研修はしょっちゅうぶつかるから、どちらかが譲らなくてはいけない。私たちの日常は慌ただしくて複雑で、夫婦の関係は荷物の重さにすっかりたわんでいる。うちの結婚生活を法医学鑑定に出したら、「せっかちな議論」が、いくつも出てくるだろう。一人が大急ぎで帰ってくると、もう一人がバタバタ出ていくから、コミュニケーションを取ろうにも、日時の確認や、保護者会や運動会の相談、何かの準備をするのが関の山だ。その手の事務的なやりとりで終わってしまう。

爽やかな夏の日曜の朝。私が裏口を開けると、まだ小さな子どもたちがダッと矢のように庭に飛び出していく。私は若々しい顔をした法病理学者で、常に準備は万全だ。「オンコール当番」の日に電話が鳴ると、直ちに犯罪現場に駆けつけ、アドレナリンをみなぎらせる用意ができている。そして、もうすぐ医者になるジェンは、いつも勉強している。

そろそろ朝食の準備をしよう、と思ったときのこと。

外で、子どもたちが叫んだ。「えーーっ！」。朝のこんな時間に電話が鳴りだしたのだ。用件は一つしかない。

いろんな可能性を思い描いてみる。日曜だからおそらく、土曜の夜の喧嘩で誰かが死んだのだろう。2階では、ジェンがため息をついているに違いない。デスクに両肘を突いて座ったまま、両手で頭を抱える様子が目に浮かんだ。本当に心苦しい。夜明けと共に本を開いた妻に、約束したからだ。「今日は子どもたちを見るよ。電話が鳴らなければね」と。でも、鳴ってしまった。ジェンは今、酒場の喧嘩の流れ弾にやられようとしている。

電話によると、被害者は若い白人男性だった。やはり、昨晩パブで喧嘩があったのだろう。ただし一つ、気になることがあった。電話の主は「刑事部主任警部」と名乗ったが、切り際にこう言ったのだ。「刑事部警視正と一緒に、遺体安置所で待ってる」。刑事部のトップが？　週末に？　何かただならぬことがあったに違いない。

「どこの遺体安置所？」と本から顔を上げて、ジェンが聞く。「ウェストミンスター？」

「いや、スウィンドンだ」

一瞬間を置いてから、ジェンが「えっ」という顔をした。「スウィンドン？　ウィルトシャー州の？」

うなずくと、妻はハァッとため息をついた。「なら、帰りは夜になるわね」

スウィンドンに到着すると、刑事部の二人の幹部が待っていた。警官と検死局職員もいる。遺体安置所のスタッフが私に紅茶を手渡すと、警視正が口を開いた。

「若い男だ。酒気帯び基準を超えた状態で、田舎道で下手にカーブを曲がった。助手席には恋人が座っていて、基本的に……えっと、彼女の供述はあるかな、ジョン」

主任警部はうなずいて、ファイルを開いた。タイプで入力したページを、ぱらぱらとめくる。

「要するに……若者は金曜日に一晩中働いて、土曜日もずっと起きていて、何杯か酒を飲み、疲れて酔っ払っていた。時刻は6時。まだ明るかったが、道路は少し湿っていた。若者は車で彼女を拾って、土曜の夜を心地よく過ごそうと自宅に向かっていた。そしてカーブを曲がると、ワゴン車が向かってきたから、彼女が言った」

主任警部の指が、ページの下のほうへ下りていった。

「『私は叫びました。うわっ、マイケル、気をつけて！　すると彼が、すぐに車をガガッと左に動かしたんです。ワゴン車の運転席側にぶつかりました。衝突の瞬間、私は目を閉じました。目を開けると、どちらの車も止まっていたけど、車内ではまだガラスが飛んでました。マイケル側の車体が、ワゴン車の運転席側にぶつかりました。マイケルを見ると、頭を後ろにそらして目をつむってた。意識を失ったのかと思って揺さぶると、それで目を覚ましたみたいに、背筋をさっと伸ばして座ったんです。向こうの車のドライバーが、降りてくるのが見えました。そのあと、この男が現れたんですよ。どこから来たのかはわかりません。シャツは着ずにズボンだけ穿いて、すごく日焼けしてるから、肉体労働者に見えました』」

警視正が言った。「彼は実は、すぐそばの自宅で庭仕事をしていて、衝突の音を聞いたんだ」

主任警部はうなずいて、続きを読んだ。

「『この男が私に大丈夫か？　と聞きました。マイケルは窓から外へ出ると、車の前のほうに回りました。そして、車の壊れたパーツを引っぱがして蹴って、すごく腹を立てて動転しているように見えました。私も動転してヒステリーを起こしてしまいました。マイケルは、ひどいかんしゃくを起こしてました。私も外へ出て、タバコに火をつけてマイケルに渡すと、このシャツを着てない男が言ったんです。タバコに火をつけるな、車の後ろにガソリンが漏れてるから、って。

それでマイケルが、おまえに関係ないだろと言ったら、シャツなし男が何か言い返して、私は聞こえなかったんだけど、それにマイケルが怒って、喧嘩が始まったんです』」

主任警部は読むのをやめて、私を見た。二人とも、何か言ってほしそうにこちらを見ている。

「この喧嘩で、何が起きたんですか?」と私は聞いた。

「マイケルは、シャツなし男を殴ろうとして失敗した。シャツなし男は殴り返した。それだけだ」

それで終わりのはずがない。なぜ二人は、それ以上言いたがらないのだろう?「それで、彼女は何と言ってるんです?」と私。

主任警部は、さらに先を読んだ。「『シャツなし男が右の拳を握って、マイケルの顔を、鼻か口のあたりを思いきり殴ったんです。そうこうしてるうちに、髪にメッシュを入れた別の男が車を止めて、マイケルの後ろに回って腕を回してつかまえました。そうしたらマイケルの顔色がおかしくなって、紫がかった赤い顔になって、気を失ったんです。男が手を緩めたから、マイケルはそのまま道に倒れ込みました』」

主任警部は、また読むのをやめた。でも、まだ続きがあることはわかっている。「続きは?」と私は催促した。

『この頃には、雨が激しく降ってました。シャツなし男がマイケルを乱暴に揺さぶり始めて、なんとか反応させようとしたんです。おい、起きろ！　と言って。でもマイケルは動かなかった。私にも、彼がひどい怪我をしてるとわかったし、本当に具合が悪そうに見えました。赤っぽい紫色は薄くなってきたけど、誰もマイケルを起こせなかった。シエラに乗ったおじいさんが車を止めて、自分のジャケットをマイケルにかぶせて、救急車が来るまで温めてくれました。私が乗った救急車が走りだしても、マイケルの救急車は止まったままでした』」

今度は、警視正が話し始めた。「結局、意識は戻らなかった。スウィンドンからオックスフォードに運ばれてCTスキャンを取って、またスウィンドンに戻って、今朝ここで死亡したんだ」

警視正は私に、オックスフォードの医療記録をいくつか手渡した。私はそれを見て、うなずいた。「つまり、交通事故なのか殺人事件なのか、知りたいと？」

「殺人事件」という言葉に、二人がぎくりとしたのがわかった。私は改めて首をかしげた。なぜ幹部がここにいるんだろう？　若者は、有名人なのだろうか？　それも、かなり顔が利くような？

警視正が言った。「当然ながら、彼女が騒いでるんだ。シャツなし男がマイケルを殺したと。そして、家族も大騒ぎを始めている、とね」

私は立ち上がった。「では、彼を見ましょうか」

「そうですね」とマスターズ巡査が言った。部屋に入ると、若い男性の遺体が横たわって、私たちを待っていた。「マイケル・ロスです」

名前に聞き覚えはないが、顔はわかるのではないかと期待していた。傷や痣はあるが、若者がハンサムなロックスターのようなルックスであることはわかる。ふさふさした黒髪が、額に軽くかかっている。だが、見覚えはまったくなかった。「年はいくつですか?」

「24歳です」

私は走り書きを始めた。目を上げると、すでに撮影スタッフが来ていて、どんな写真が必要か、私の指示を待っている。

「全身を前から。それから、顔と首のアップが必要です。それと、両膝の打撲傷もお願いします。ああ、それから、この喧嘩ですが……」

「喧嘩とされているもの、だ」と、警視正がすかさず訂正した。

「……両手も撮ってください。指の関節が見えるように」

私は、次のように走り書きした。

「新しい表皮剥脱（はくだつ）が、額、鼻筋、顎の左側に、おおむね縦に見られる。新しい点状の痣（8×2センチ）が、右下頸部（けいぶ）に斜めにある」

マイケルの傷を、輪郭だけの人体図に記録し、歯をよく観察した。「口を殴られた形跡はありませんね」と私は言った。部屋が少しざわめいた気がしたが、顔を上げると、みんなじっとしている。

身体にはほかにも古い痣や傷がたくさんあったのでメモを取り、マイケルのタトゥーも詳しく記録した。背中には、何もないようだ。それを写真におさめると、また遺体をひっくり返し、私は解剖を始めた。警察官たちは、無表情でじっと見ている。検死・解剖中には、たいてい少なくとも一人は青ざめる人が出るものだが、今回は驚いたことに、慣れているはずの警視正が青ざめている。

「こういうのに、また一から慣れなくちゃいけないな。ずいぶん久しぶりだから」と、言い訳がましく言う。「詐欺捜査班から戻ったばかりなんだ」

初めて一人で担当した法医学的な検死・解剖で、若い巡査が嘔吐(おうと)して以来、検死と解剖への嫌悪感について、幾度も考えてきた。これは、仕事で立ち会う必要のある誰が抱いてもおかしくない感情だ。

自問したのは、「私はなぜ少しも、一度も嫌悪感を抱いたことがないのだろう?」ということ。答えは、人体の仕組み全般に、とくに自分の発見に、興味をそそられているからだ。ならば、部屋にいるほかの人たちと、この興味を共有し合えれば、恐怖を乗り越える助けになるのではないか。私の見解はこうだ。知識や理解を通して、検死と解剖の進行にみんなを巻き込むことができれば、なすすべもなくショックを受けている見物人はいなくなる。

初めての検死・解剖のあのぴりぴりした沈黙と、それを見ていた巡査の嘔吐は、ただの偶然ではなかっただろう。だから、決めたのだ。次に立ち会う誰かが動揺したら、話しかけることで計画を実行に移そう、と。警視正の頬が青ざめだしたのを見て、礼儀正しく、弱々しい声で「あの……大丈夫ですか?」などとつぶやいたところで、何の役にも立たない。

安心させるような口調を心がけて、私は言った。「ご存じの方もいらっしゃるでしょうが、遺体の臓器を調べなくちゃいけないんですよ。車の衝突による怪我や、その後の騒ぎによる損傷だけでなく、ほかに目立たないけど今回の死の要因になった、たとえば病気のようなものがないか、確認するためです」

警視正がうなずいた。いくぶんゆっくりと。部屋は毛布をすっぽりかぶせたかのように、静かだった。「音楽でもかけますか?」と、遺体安置所のスタッフに聞く。「クラシック系のものがいいですね」

スタッフは、ポップ系の『ラジオ1』をつけた。私は、警視正をちらっと見た。意味のないおしゃべりの声が、心をなごませてくれるだろう。とはいえ「ちょっと小さくしてくれますか」とお願いしてしまった。

遺体の皮膚を切るのは、鶏の骨付き肉の皮膚を切るのに似ている。鋭利なナイフを使えば簡単だ。切開を妨げるものは、皮膚の強度というより、皮膚に備わる弾力だ。そして、健康な若者であるマイケル・ロスの皮膚には、その弾力性が備わっている。皮膚の下にある脂肪――どんな人でも、マイケルのようなスリムな人間でも、脂肪はある程度ついている――をさっと切ると、私はちらりと目を上げた。警視正の調子はあまりよくなさそうだ。『ラジオ1』も役に立っていない。また話を始めて、持論を検証すべきだ――情報は、どんな内容でも人を落ち着かせるはずなのだ。

「そろそろ胸腔まで来ました。この段階からは、マイケルの尊厳を少しも冒すことなく、人間を解剖していることを忘れられます。みなさんもお肉を切ったことは何度もあるでしょうが、色も硬さもなんら変わりません。間もなく肝臓を見て、『セインズベリーズ』で買うレバーみたいだな、と思うでしょう。腎臓もそうです。それから、今私が切ってる筋肉は、そうですね、いつも思うんですよ。いいステーキにちょっと似てるな、って」

誰も返事をしないが、警視正がまたうなずこうとした。まるでみんなで、礼儀正しい会話でもしているみたいに。だが、警視正はこの集会を、私の目を見て続けることはできなかった。

「フライドポテトはいかがかな?」と、主任警部が明るく言った。

彼の目は今、マイケル・ロスに釘づけだから。

私は仕事を続けた。マスターズ巡査は必死で上司の苦境に気づかないふりをしているが、検死局の職員は、ちょっぴり楽しんでいるようだ。「大丈夫ですよ、彼は何も感じないんですから」と、警視正に楽しげに言う。「最高の麻酔は死、なんてね」

私は、ちらりと警視正を見た。うーん。話を始めなくては。

「もちろん、マイケルの脳と首をじっくり見なくちゃいけません。医療記録によると、交通事故と喧嘩、いや、喧嘩とされるものによる損傷は、このあたりで見つかるはずなんですよ。ただし、記録を参考にはしますが、それにしばられてはいけません。ドクターが何か見落とした場合に備えて、すべての臓器を慎重に調べなくてはいけないんです」

部屋にいる誰一人、検死局の職員さえも、今からマイケルの脳を調べることに興味津々ではないようだ。だから私も、伝えるのはやめにした。これがどんなに興味深いことかを。

マイケルは十分に健康ではあったが、若くして、大酒を食らうライフスタイルの影響をすでに受けていた。心臓はやや肥大し、肝臓に脂肪がたまるなど、アルコールを大量に摂取していることがうかがえる。脳が一番興味深いことはわかっていたが、案の定、取り出してみると血だらけだった。ドアがバタンと閉まる。振り返らなくても誰が出ていったのかはわかる。

撮影スタッフに、脳全体の写真を撮るようにお願いした。間もなく切開して、組織学的に調べなくてはならないから。おそらく脳病理学を専門とする同僚にも、スライドを見てもらうことになるだろう。それに、マイケルの首をかなり精密に検査する必要もある。解剖にしては、詳細すぎるくらいに。そういうわけで、それを運ぶために固定液を用意した。残りの警察官は、ホルマリンの強烈なにおいに後ずさりしたが、私は遺体をひっくり返して、首の組織を、付随している動脈と一緒に慎重に取り出して、遺体安置所のバケツに入れた。なるべく椎骨を動かさないように。

「車で来てよかったです。トランクに入れられますから」。遺体安置所の助手がバケツを密封しようと運び出したときに、私は言った。「電車で運んだりしませんよね！」と、マスターズ巡査が叫んだ。

「たまに、運ばざるを得ないこともあります」と、私は認めた。「ちょっと奇妙に見えるでしょうけど、乗客が『田舎でオタマジャクシをつかまえたんだな』と思ってくれたらいいな、と思ってます」。バケツの中身がわかる人間など、絶対にいない。においをかがない限りは。

「それでは」と、陽気な遺体安置所の助手が言った。「みんなで紅茶にしましょうか」

　私はロッカールームへ行って、着替えや手洗いをした。警官たちは、遺体安置所の「お別れの部屋」があいているので、そこを使っていた。輪になって座り、紅茶を飲んでいるのが見える。くすんだ色で整えられた、静かな部屋だ。壁沿いには大きな水槽があって、2匹の魚が音も立てずに上へ下へと泳ぎ回っている。お別れの部屋に、ほぼ例外なく水槽があるのはなぜなのか、私にはわからない。

　警視正の頬は、死人のように青白い。椅子に座っている、というより椅子に支えられている状態だ。とても話す気にはなれない様子で、主任警部にちらりと目を向けた。

　主任警部が聞いた。「で、どう思う？　先生」

「詳細な報告書をお渡しするのには、しばらく時間がかかります。発見したことを確認するために、脳と首をしっかり調べなくちゃいけませんから。でも、お望みならオフレコで非公式の結果報告をしましょうか？」

「ぜひお願いしたい」と、主任警部がすかさず言った。警視正と目配せし合っている。この事件の何が、警察幹部をここまで不安にさせるのだろう？

「まず、殴り合い――殴り合いとされているもの――は、マイケル・ロスの死には一切関係がないと思います。自動車事故の衝撃で亡くなったんです」と私。

　主任警部はこらえようとしたけれど、こらえ切れずに微笑んだ。青白い顔のままどうにか紅茶をすすっている警視正でさえ、かろうじて口角を上げて笑顔らしき表情を見せた。

「本当に？」と、主任警部がうれしそうに聞く。「なんでそう思うんだ？」

「マイケルを見ただけで、急ブレーキをかけていきなり停車したことがわかります。首の右側に、シートベルト外傷がありますから。この急停止が、脊柱への重度のむち打ちを起こしたはずです。脊柱がずれて――しかも、彼女によると、彼はそのとき必死でハンドルを切ったようですから、この回転で脊柱にはさらにダメージが加わったでしょう――それで椎骨のそばを流れる動脈の、少なくとも1本が破裂したんです。破裂した動脈から脳の周りに出血が広がって、くも膜下出血を起こした。それが死因です」

「むち打ち。むち打ちだったんですよ！」と、主任警部は警視正に、輝くような笑顔を向けた。

「脳内出血は……」と、警視正が弱々しくつぶやくと、「事故の衝撃によるもの！」と、主任警部が代わりに言った。

私はさらに続けた。「くも膜下出血が遺伝による場合もあるので、先天性の疾患もまだ完全には排除できません。しかし、外傷によっても起こるので、今回の出血はほぼ間違いなく事故によるものでしょう」

マスターズ巡査は、上司たちより深刻な顔をしていた。水槽を上へ下へと泳ぎ回る魚を、じっと見ている。「先生……出血が喧嘩の、いや、喧嘩とされるものの外傷のせいじゃないって、どうしてわかるんです？」

「喧嘩による出血なら、もっと軟組織の損傷があるはずなんですよ。顔に一つだけ打撲傷があるから、拳で殴られたときのものかもしれませんね。これは小さな怪我で大事に至るようなものではなさそうですが、首を調べるときに慎重にチェックするつもりです。ほかの顔の傷はほとんどすべて、私にはフロントガラスによるものに見えます」

主任警部が言った。「ただ、マイケル・ロスの家族は尋ねるだろうね。脳内出血なら、なんで車から出て、歩き回って、タバコ吸って、しゃべって、口喧嘩して、殴り合いができたんだ、って。もう一人の、シャツなし男が殴るまでは、動いてたわけだから」

「遅発性の死亡は、このタイプの出血の場合、わりあい典型的なんですよ。傷ついた動脈から血液が頭蓋骨まで広がるのに数分、場合によっては何時間もかかることがあります。マイケルはくも膜下出血死の前に時折起こる、意識が清明な時期に、いろんなことをやってのけたんでしょう」

みんなが互いに顔を見合わせた。「では……本当に喧嘩は無関係だと?」

「そう思います。ただし、こうした出血はパブでの喧嘩のあとにも、交通事故のあとにも見られます。だから、さらに検査して、私の見立て通りだと確認しなくちゃいけないんです。検査すれば、マイケルは事故の瞬間から死に向かっていて、喧嘩は無関係だったと証明されるでしょう」

私はそう考えていた。ただ、タイミングが悪かった。男性に殴られた瞬間に死亡したように見えたから。今から自分の見解を証明するために熱心に取り組まなくてはならないし、持論を変える覚悟もしておかなくてはならない。必ず二度目の検死・解剖があるはずだから。

警察官たちは椅子に深々と腰かけて、互いに顔を見合わせている。「シャツなし男を故殺〔計画性のない突発的な殺人。過失致死も含む〕に問うおつもりなら、私ならやめておきますね。おそらく成立しないでしょう。暴行でつかまえることなら、できるかもしれません」と私。

みんなが押し黙っているので、私は聞いた。「マイケル・ロスは、ロックスター並みのルックスと肝臓をしてましたが、有名人なんですか？」

彼らは首を横に振った。

「では……どうして警視正と主任警部が、日曜の朝にここにいらっしゃるんですか？」

警視正が私を見た。主任警部も。一息置いて、主任警部が言った。「オフレコだよ、先生。ここにいるのは、ちょっとしたトラブルに巻き込まれた、と思ったからですよ」

私は、続きを待った。幹部が気まずそうな顔をしている。とうとう警視正が口を開いた。

「シャツなし男だよ、マイケルを殴った。彼は非番の警官だったんだ」

そういうことだったのか。

「前もって話さなかったのは、先生に影響を及ぼしたくなかったからだ」

私は頑なに言った。「影響など及びませんよ。病理学は自ら語ってくれますから」。いや、その言葉はなんだか見当違いに聞こえた。気取りすぎだし、真実のいくつものバージョンに遭遇して、時折取り乱している人間の強がりに聞こえる。だから、こう言い足した。「不都合な真実を無視したくても、たいてい二度目の検死・解剖がありますから、そんなことはできません」

だが、警視正は聞いていなかった。顔は相変わらず死人のように青白く、声も沈んだままだ。警視正は言った。「私がこの事件にどれほど頭を悩ませているか、あなたにはわからないでしょうね。警察にとって相当の痛手になりかねないし、ここだけの話、あの警官については過去にもいろいろと取り沙汰されていてね。カッとなると……もちろん、警官が若者を殺したなんて信じたくはなかったが、これまでの記録を見ると……まあ、とにかく、おかげでホッとしましたよ、先生」

「要するにね」と、どうやらシャツなし男を知っているらしい巡査が言った。「なんでそうなったのか、わかりますよ。ドライバーが、マイケル・ロスがバカだったんだ。道路一面にガソリンがこぼれてるのに、車のそばでタバコを吸うなんて。それをミッチが注意したら、反論しようとしたんですよ。だからミッチは彼を止めざるを得なかった。よくわかりますよ」

「交通事故の被害者に『安全な行動を取れ』と諭すのと、カッとなるのは大違いだ」と、主任警部が言った。警官の行為が死の原因ではない、とわかってはじめて、問題を議論できる状態になったらしい。警視正も、少し話に加わっていた。

「大丈夫ですか?」と、私は帰り際に聞いた。警視正はうなずいたが、まだ顔は青白くやつれている。そのとき、ふと思った。検死・解剖の立ち会いは、実はトラウマ体験になりかねないのでは? と。なんとかそれを防がなくては。今日はベストを尽くしたが、もっとできることはないだろうか?

廊下を歩いて帰るとき、警察官たちがまだ議論している声が聞こえた。私はトランクに奇妙な物体の入ったバケツを乗せて、車で家に帰った。

「わっ、パパ、すごく臭い」と娘が言う。アナは、ずばっと物を言うタイプだ。ジェンはホッとした様子で本に向かい、私が夕食をつくった。もうオンコール当番ではなくなったので、子どもたちにせがまれて、犬を連れて公園に行くことになった。二人と一匹を車に乗せる。

「アナ、シートベルトは?」と私。

「イヤだ」

「シートベルト」

「シートベルトは嫌い」

「シートベルトは法律で決まってるわけじゃないんだよ」と、クリスが甲高い声で言う。「後部座席にいるんだもん」。当時は、本当にそうだった。

「いや、法律だよ」と私はきっぱり言った。「この車の中ではね。シートベルト! 今すぐ! でないと、動かないぞ」

マイケル・ロスは、シートベルトで救えなかったけれど、私はすでにたくさんの、本当にたくさんの死者を見ていた。シートベルトをしていたら死なずにすんだ人たちを。シートベルトなしに車を走らせるなんて、私が絶対に取らないリスクだ。

「シートベルトなんかしない!」と、アナが宣言した。「とにかく、ずるいよ。ディリーはしなくていいなんて」

ディリーがしっぽを振った。

「わかった。なら、動かない」と私。そして、しっかりベルトを締めるまでいくらでも座って待つつもりだと示すべく、タバコを取り出して火をつけ、ぷかぷか吸い始めた。娘が私の「健康・安全ルール」をきちんと守るまで。そしてようやく、公園まで車を走らせた。わかってる、わかってる。少なくとも、窓は開けたから。

　このエピソードからおわかりのように、（自分自身や子どもたちの）リスクに対する私の考え方は一風変わっている。曲がりなりにも死にまつわる仕事をしてきたおかげで、知っているのだ。死は、まさかと思うような形でやってくることがある。だから、人生がくれる素晴らしいものを、しっかり味わうことにしている。そういうわけで、あの晩は公園を楽しみ、子どもたちをお風呂に入れながら、みんなの笑い声を楽しみ、物語の読み聞かせを楽しんで、心地よい眠りにつく二人に、おやすみのキスをした。

　その後、ジェンが休憩を取ったので、一緒に庭に腰を下ろした。日曜日はいつもスケジュール帳の中身を合わせ、数々の予定をどうこなすのか調整し合うのだ。仕事のあとまでシッターを雇う余裕はないから、毎週、時間を計画的に管理しなくてはならない。

　終わったあとは、座ってくつろいだ。タバコを吹かしながら。とても穏やかな夜で、煙はスーッとまっすぐ上に伸びていった。日が沈むときに、くつろぐのはいいことだ。私もジェンも、タバコなしにくつろぐなんて想像もつかない。タバコの影響なら、知りすぎるほど知っている。煙を吸い込んだせいで妙に美しいけれど死をもたらした、緑青色の肺をたびたび見ていたから。それでも私たちは、タバコは充実した忙しい人生に欠かせない、と考えていた。

　翌日、くも膜下出血について少し調べた。すると、患者が回復しているように見える時期に、攻撃性を示すことがよくあるとわかった。マイケル・ロスが喧嘩を始めた、事故から死に至るまでの時間がそれに当たる。そして、アルコールはこうした出血に影響を及ぼしがちで、確実に状況を悪化させる。血圧を上げ、損傷部の破裂を促しやすいのだ。

マイケルは典型的な事例のように思われたが、それでもやるべきことはたくさんあった。脊柱のむち打ち損傷のX線写真を撮るだけでなく、脊柱の動脈の断面をいくつも取って、むち打ちで生じた破裂を見つけ、それがどのように出血を引き起こしたのか証明しなくてはならない。

警視正から電話があった。「マイケル・ロスの家族が、別の検死・解剖を求めてるんだ。家族は、われわれが結託していると思っていて、『非番の警官を故殺（非計画的殺人）容疑で起訴しないなら、警官を相手取って民事訴訟を起こします』と言っている」

「説明はされましたか？　私が発見した——」

「私の話には、耳を貸そうとしないんだ。向こうは、自分たちで法病理学者を用意してる」

「珍しいことじゃありませんよ」

警視正は、遺族が相談している法病理学者の名前を口にした。

私は声を弾ませた。「ああ、彼なら知っていますし、とても優秀な人ですよ」

警視正の声は、沈んだままだ。「あさってに検死・解剖をしたいそうだ」

「私も行きます」

二度目の検死・解剖が行われるときは——実際よく行われる。殺人容疑をかけられた人物の弁護士が要求することが多い——普通、最初の法病理学者も立ち会うが、義務ではない。しかし私は、高く評価されている同業者の検死・解剖を見るのはためになるし、興味深いと考えた。

二度目の検死・解剖の前に脳をさらに調べて、出血につながる先天性動脈瘤がないことを確認した。そして、ゆっくり注意深く椎骨動脈の切開を続け、各段階で写真を撮り、ついに出血を引き起こした破裂を見つけた。検体と写真は、マイケル・ロスの遺族の法病理学者と、二度目の検死・解剖に来る予定の神経病理学の専門家に送った。

その後、その専門家と遺族の法病理学者が相談して、私の調査結果をすべて裏づける詳細な報告書を書いた。その法病理学者も、マイケルが急ブレーキをかけただけでなく、必死でハンドルを切ったことでむち打ち状態になり、それが脊柱の脱臼を引き起こした、という見解に同意した。この脱臼によって脳に血液を運ぶ動脈が破裂して、出血したのだ。

法病理学者は、こう述べている。「歩き回り、タバコを吸い、しゃべり、言い争い、喧嘩をする、といった行動によって出血のスピードが増した可能性はあるが、致命的な結果を回避できたかどうかについては非常に疑わしい。数分後には大量出血し、マイケル・ロスは意識を失い、致命的な結果を免れなくなったのだから」

私の検死・解剖の結果に警察は喜び、二度目の検死・解剖でも同じ見解が示されたことから、死因に議論の余地はなくなった。しかし、もし法医学的な証拠があれほど明確ではなく、警察から「警官の容疑を晴らしてくれ」と圧力をかけられていたら？　報告書の最後の言い回しを、（「〜の可能性がある」から「〜の可能性は低い」へと）わずかに調整するだけで、検察庁にとっては、起訴したり、起訴を取り下げたりするのに十分なのかもしれない。そうした圧力をロンドン警視庁にかけられて、そこに普段親しく仕事をしている誰かの期待や不安がこもっていたら、抵抗するのは難しかったのではないか？

私は自分に言い聞かせた。法病理学者になったのは、真実を追究するためだ、と。つまり、どんなに「真実をゆがめろ」とプレッシャーをかけられても、真実のために立ち上がらなくてはならない。

今にして思えば、これはまだ経験の浅い、熱心な若者が抱きがちな崇高な思いにすぎなかった。私はまだ多くの事件を手がけておらず、一部の人たちにとって、真実がどれほど形を変えやすいものなのかを知らなかった。すべての真実が——科学的事実のように見える真実でさえ——どれほど解釈や、直感や、思惑に左右されるものなのか。「真実の柔軟さ」は、法廷などで、すでになんとなく感じていたが、それでもおおむね信じ込んでいた。誰の目にも明らかで正しい道徳的な道を、必ず見つけることができるはずだ、と。

11 遺体が分解するプロセス

誰かがＣＩＤ（ロンドン警視庁犯罪捜査部）の研修講座に出向いて話をしなくてはならないのだが、自分の番が来てうれしかった。警察には講座がたくさんあって、警察官は出席せざるを得ないが、なかにはこう公言してはばからない人もいる。「講堂で座ってるくらいなら、ゴルフに行くか、なんなら仕事に出たほうがマシだ」

だが今日ばかりは、彼らの注目を集める自信がある。何しろテーマは、「死後の人体」だから。誰かが死ぬ現場に警察官が立ち会うことはほとんどない。警察官が来るのは事件後であり、ずいぶん時間が経ってからのこともある。この講義は、警察官が発見する可能性のあるものを理解できるよう設計されている。

私はまず、「死はプロセスである」という説明から始めた。そして、そのプロセス——死ぬこと——が完了すると、別の一連のプロセスが始まる。それは、最終的に私たちを土に還し、ライフサイクルを完了させるプロセスだ。

私の頭上のスクリーンが明るくなると、警察官たちが足をどんと前に投げ出した。なかにはコーヒーを飲みながら、くつろいでいる人もいる。妻とソファに座って、デイビッド・アッテンボローの野生動物のドキュメンタリーを観ているみたいに。

あまり科学的な話はしたくないから、「酸素は、ほぼすべての細胞になくてはならないものです」とだけ言った。酸素は、細胞が生命を維持するためのさまざまな化学反応を促進する。それが代謝だ。死ぬと酸素がなくなるので、筋細胞はあっという間に弛緩する。死後数時間は、まだ反応する場合もある。触ったときに。あるいは、死にゆく運動ニューロン細胞のエネルギーが放出されて。もしくは、その他の刺激によって。その結果、こちらが戸惑うほど遺体の手足がぴくぴく動くこともある。

まぶたは閉じている場合もあるが、それ以上に半分開いていることが多いのは、まぶたの筋肉が弛緩して、閉じていられないからだ。光に対する反応は失われているが、文化によっては――主にアジア圏だが、西側諸国においても――とある俗説が存在する。それは、目には最後に見た画像が残るから、殺した人間の顔を映し出しているというものだ。1870年代のヨーロッパでは、科学的にあり得ると考えられていた。網膜上の画像を見たり採取したりするプロセスは「オプトグラフィー」と呼ばれ、死刑執行の前後に実験が行われたが、成功しなかった。科学的根拠は皆無なのに、その概念は人々の頭の中に根づいてしまった。それを短編小説で扱った、ラドヤード・キップリングやジュール・ヴェルヌのおかげもあったかもしれない。この考え方は1970年代に、BBCのテレビドラマ『ドクター・フー』でも取り上げられたが、いったん人々の心に根づいてしまうと消し去るのはとても難しい。もう一つのバカげた迷信に、髪の毛は死後も伸び続けるというのがある。実際には、毛包の細胞は残りの皮膚と一緒に死ぬ。皮膚は、故人が白人なら死ぬと青白くなる。血液が循環しなくなり、血圧も失われるからだ。

消化器の食物や液体の流れをコントロールしている筋肉の輪が張りを失うと、身体や臓器の角度によっては、尿が漏れ出すかもしれない。便も漏れる可能性があるが、直腸の構造上、そちらは稀（まれ）である。

もう一つ、漏れやすいのは精液だ。だから、法病理学者が遺体の外に精液が漏れているのを発見したからといって、故人が死の直前にセックスしていたと思い込むのは危険だ。とはいえ、もちろん本当にしていた可能性もある。また、胃の内容物が口の中で見つかっても嘔吐が死因だと決めつけてはいけない。胃の内容物の逆流は、検死・解剖の約25パーセントで見られる。

警察官は、死が厄介なものだとよくわかっている。遺体のさまざまな穴から、生前のご本人なら恥ずかしがるような漏れがよく見られることを、彼らは知っているからだ。実は私は、「人生最後の不安」についていろいろな人と話をし、ずいぶん前に理解した。こうした「みっともない漏れ」を、死の不安に挙げる人が多いことを。だが、まったく心配には及ばない。死者にまつわる仕事を選んだ私たちは、そんなことを気に留めはしないし、遺体には常に敬意を払っている。それに、魂が肉体を離れつつあるときに、そんなことを気に病む人はいないと思う。故人は自分を解き放ち、身体を手放すプロセスに没頭しているのではないだろうか。「恥ずかしい」という思いは俗世間のものであり、死にゆく人たちはそんなものを、おそらく安堵しながら手放すのではないだろうか。

死後の次のプロセスは、冷却だ。このテーマだけで講義することもできたが、大まかな指針だけを伝えた。警察の人たちにわかってほしいのは、遺体の体温から死亡時刻を正確に割り出すテレビドラマがいかに現実離れしているかだ。

その次のプロセスは、「死後硬直」として知られる筋肉の硬直だ。警察官は、これについてはよく知っている。そこで、「血液就下（しゅうか）」の写真を見せた。

死ぬと血液の循環が止まり、血液の成分である細胞やタンパク質は「重力の法則」の影響を受けやすくなる。つまり、赤血球が沈み、遺体の最も低い部分に落ち着く。すると、その部分の皮膚の細い血管は、血液で膨張してくる。それによって最初皮膚はピンク色に見えるが、5～6時間のうちに、青白い皮膚に鮮やかなピンク色が差した、炎症を起こしたような色に変わる。これが、「血液就下」と呼ばれるものの色だ。

このただならぬ状態は、白人の場合、近くの皮膚が蒼白化（そうはくか）して顕著に出やすい。血液就下の周囲の皮膚は、硬いもの――ベッドや床など――で圧迫され、血管が押しつぶされて血液が通らないので、青白いままだ。だから、ベッドに横たわって死亡した白人は、背中の皮膚の大半や、首や太ももや下腿（かたい）〔膝から足首までの部分〕の裏側に、血液就下による痣ができる。そして、臀部（でんぶ）の皮膚は真っ白になり、肩には白い斑点ができる。肌の色が濃い人たちにも血液就下はもちろん起こるが、見た目には白人ほど目立たない。

血液就下は、そのうち消える。ただし消えるのは、死後の最終プロセスによって、血液が散ったときだ。このプロセスが「分解（腐敗）」だ。多くの人は「腐敗」と聞くと、イヤな気分になるだろうが、心に留めておくと役立つだろう。腐敗は、人体のライフサイクルを完了させ、さまざまな物質の貯蔵庫である大地に還してくれる、自然の重要なプロセスなのだ。腐敗という究極の浄化プロセスがなかったら、私たちの世界がどうなってしまうのか想像もつかない。とはいえ、生きている者たちは、臭くて醜い、と感じるのだろう。

遺体の分解には、三つの方法がある。「腐敗」「ミイラ化」「死蝋（しろう）」。最も一般的なのは、断然「腐敗」だ。写真を提示したが、警察官たちは今のところ、あまり動じてはいないようだ。だが、きちんと座り直した様子から、今後の仕事で腐敗を見ないですむことを願っているようにも見える。だが、腐敗している遺体というのは、単に軟組織がゆっくりと液体に変わりつつあるにすぎない。このプロセスのスピードは、もちろん気温に左右される。英国では、遺体は通常、死後3～4日程度で腐敗し始める。それは肉眼ですぐ確認できる。私は遺体の写真を見せ、指示棒を使って警察官たちの視線を下腹部のやや右側の、緑色に変色した小さな部分へ導いた。

「通常、ここなんですよ」と私。「腐敗が、最初に確認できる場所です」

腸には細菌がいっぱいいて、それが消化には欠かせない。だが、死を迎えると、細菌は腸から抜け出して腹腔（ふくくう）に入り、その後、血管に入る。このプロセスは虫垂の近くの、腹部のこの地点から始まる。腹壁が腸にとても近いからだ。腐敗が別の場所で始まることもあるが、理由がある場合だけだ。たとえば、遺体が暖房配管の上に横たわっていたり、遺体の一部に直射日光が当たっていたりするときだ。どこから始まるにしても、皮膚に緑色のしみが見える頃には、細菌は体内で大暴れしている。

　血管は細菌にラクに広がるルートを提供し、血管内のヘモグロビンが分解される。その結果、表面に最も近い血管の、目を見張るほど美しいシダの葉のような模様が、皮膚にくっきりと浮かび上がる。茶色のタトゥーみたいに。これは、腕や太ももにはっきり現れることが多い。

　警察官たちは、「デイビッド・アッテンボローのドキュメンタリーじゃない」と気づき始めたようだ。だが、死のプロセスの例に漏れず、このいくぶん美しい段階は束の間のものだ。次第に皮膚は水ぶくれし、赤や茶色の液体となって模様は失われる。水ぶくれがつぶれると、皮膚がはがれ落ちる。

　こうした細菌活動の老廃物としてガスが発生するので、身体はふくらみ始める。まず生殖器が膨張し、顔、腹部、乳房がそれに続く。それから、血の混じった液体が肺から上がってきて、鼻や口から漏れ、目と舌が突き出てくる。目や舌が飛び出した顔は、びっくりしているかのようだ。

　画面を見ることができた警察官たちは――多くの人は目をそらしていた――同じようにびっくりした顔で、遺体の写真を見つめ返している。腐敗のこの段階にあるふくらんだ遺体は色が濃くなるので、発見者は生前やせていた白人を肥満の黒人だと思い込むだろう。

　ハエも、腐敗に一役買う。ハエがごちそうを楽しんで卵を産みつけると、その卵が食欲旺盛(おうせい)なウジ虫に変わるのだ。動物は――ペットも野生動物も――遺体の分解に大いに貢献する（屋外にはネズミやキツネがいるし、家の中には……つまり、そう、飢えた犬がいる。飼い主の死で家に閉じ込められてしまった犬は、生き延びるために、おそらく飼い主を食べるだろう)。

死後1週間以内に――やはり気候や環境次第だが――体腔が破裂し、組織が液化し始める。1ヵ月以内に、軟組織はすべて液化し、地面に流出する。腐敗は通常、腸、胃、肝臓、血液、心臓から始まる。それから、肺と気道。次が脳で、腎臓と膀胱がそれに続く。そしてようやく筋肉だ。前立腺、子宮、腱、靭帯は比較的腐敗しにくく、分解されて骨からはがれ落ちるのに何ヵ月もかかるだろう。このプロセスの最終段階の写真は、一枚も見せなかった。みんなが「もう十分」という顔をしていたからだ。

この国ではかなり珍しい分解の形に、「ミイラ化」がある。ミイラ化した遺体は、茶色くて乾燥している。皮膚は骨格にぴたりと張りついているから、革のようにしなびて硬く見える。ミイラ化のプロレスは、組織を乾燥させ、腐敗を防いで硬化させる。通常、暑い砂漠のような条件が求められる。エジプトの砂の中に埋められた遺体は、自然とミイラ化することもある。

英国では、やせた人が(やせた人のほうが、冷却・乾燥が速く進む)、たとえば屋根裏や煙突のような乾燥した、すきま風の入る場所で死亡していると起こり得る。今ではミイラ化した遺体の発見は稀だが、少し前にはわりあい頻繁に見つかっていた。

「大英博物館以外で、ミイラ化した遺体を見たことがある人はいますか?」と参加者に尋ねると、何人かが手を挙げた。年配の警察官の一人が言った。「赤ん坊だよ。屋根裏に隠されてたんだ。きのう今日のものじゃない。ずっとずっと昔の、おそらく戦争中のものだと聞いたよ。当時はよくあったらしいから」

「新生児でしたか？」と私。

彼はうなずいた。私も少し前にミイラ化した新生児を見ていたが、状況は同じだった。新生児の遺体は無菌に近いので、腐敗しにくく、ミイラ化しやすいのだ。こうした赤ん坊はたいてい、シングルマザーのもとにひそかに生まれた子どもたちで、それが大きな恥、とされていた時代のものだ。おなかの中で亡くなったのか、出生時に母親が一人でうまく対処できずに死なせてしまったのか、または殺害されたのかはわからないが、多くの場合、埋葬は選択肢になかったらしく、遺体は床下か屋根裏に隠された。婚外出産に対する社会の姿勢が変化するにつれて、こうした発見も減っていったが、1980年代にはまだ時々見られた。年配の女性が亡くなって、若いカップルが家を買い取り、リフォームしようとしたら、長年隠されていた、小さな赤ちゃんのミイラ化した痛ましい遺体が屋根裏部屋で見つかった、というケースだ。

大人の殺人事件が、何年ものちにミイラ化した遺体が発見されたことで、明るみに出たケースもある。なかでも有名なのは、ウェールズの事件だ。絞殺された女性が長年にわたって食器棚の中に隠され、家族は彼女の年金を受け取っていた。完全に乾燥すれば、ミイラ化した遺体は長くもつだろう。だが、いずれその形も乾燥した組織も少しずつ粉状になり、崩れていく。それにミイラは、齧歯（げっし）動物やカブトムシや蛾の幼虫を引き寄せやすい。それでも、間に合うタイミングで回収されれば、残された痣や擦り傷、その他の損傷を通して、かなり正確に死因を明かしてくれる。

分解の三つ目のプロセスは、「死蠟」だ。これは、遺体の飽和脂肪が稀な化学変化を遂げたもので、脂肪が加水分解され、硬くなり、ふくらんで蠟状の化合物に変化したものだ。石鹼にも少し似ている。「死体の蠟」「墓場の蠟」とも呼ばれる。基本的に、遺体や遺体の一部が保存され、蠟人形のように見えるのだ。英国では、死蠟が形成されるプロセスには、約6ヵ月かかる。ただし、死後わずか3週間という事例も耳にしたことがある。この場合はおそらく、太陽の熱やウジ虫の繁殖による暖かさなどに促されてのことだろう。

死蠟には、湿度の高い状態が求められる。初期の段階では、脂肪が加水分解されて脂っぽい半流動体に変わると、腐ったようなすさまじいにおいがする。だが、さらにプロセスが進むと、脂肪はもろく、白っぽくなり、死蠟が完全にできあがる頃には、灰色で硬くなる。

死蠟という現象は長年にわたって記録されてきたが、文字通り、何世紀も保たれる。エッツィ——新石器時代のハンターで、「アイスマン」として知られる——の遺体は、北イタリアの山地ドロミーティのボルツァーノで展示されているが、この遺体はおそらく、少なくとも一部はこのプロセスで保存された。18世紀に、パリの「イノセント墓地」を発掘すると死蠟が大量に出て、パリの石鹼や蠟燭のメーカーがすかさず利用したと言われている。1970年代には、オーストラリアで有名な事件も起きている。深い淡水湖を探索中に設備の故障で水死したダイバーたちの遺体が、約1年後に発見されたが、このプロセスによって、遺体の中身までとは言わないが、形は完璧に保存されていたのだ。

時には、死蠟が死因を明らかにすることもある。弾痕のような傷を完全に再現して見せたり、臓器の脂肪を保存していたりするからだ。一般的に、女性や栄養状態のよい人、肥満の人のほうが死蠟化しやすいが、条件が整っていなくてはならない。通常、遺体が空気から遮断された状態で水中に浸されているか、湿気の多い墓地に埋葬されていなくてはならない。とくに、棺（ひつぎ）がない場合や、故人が合成繊維ではなく天然繊維を身に着けている場合に死蠟化しやすい。死蠟の形成は、季節や墓の深さ、棺の材料、土壌やその土地の虫の活動にも影響される。

分解の三つのプロセス――腐敗、ミイラ化、死蠟――は、互いに相容れないわけではない。ただ三つのプロセスすべてが同じ遺体の別の箇所で見られても、理屈の上ではおかしくない。ただし、それぞれがまったく異なる条件を必要とする以上、極めて珍しいはずだ。それでも、二つのプロセスが一緒に認められたケースはある。その場合、必ず「腐敗」が含まれている。

現在では火葬によって、今説明したような自然に朽ちていくプロセスを省くのが一般的だが、この国では昔から、遺体の置き場と言えば墓地である。土葬は腐敗を遅らせる傾向がある。実際、地上の遺体は、地中に埋められた遺体の少なくとも4倍速く腐敗すると言われる。土の中では、軟組織が完全に消えるのに、おそらく2年かかる。腱や靱帯、髪の毛や爪は、その後もしばらく確認できるだろう。5年ほど経てば、骨があらわになり、関節が外れるが、まだ軟骨の断片が残っていることが多く、5年後に掘り出された遺体の骨を高速ノコギリで切ったら、まだ骨髄に残るタンパク質が焦げて一筋の煙が上がり、有機物が燃えるにおいがするだろう。最近亡くなった人の骨と同じように。

人間の骨は、人体の中で最後に土に還る部分だから、分解されるのにかなり長い時間がかかる。世界の乾燥地では、200万年以上前のヒト科の動物の骨が見つかっている。ただ、沼地で空気を遮って保存された場合は別として、湿度の高い英国の気候では、骨はうまく保存されない。だからいずれ、骨もすべて分解される。水分の多い湿った土壌には、カルシウムをはじめとしたミネラルが漏れ出すので、分解が速く進む。骨が穴だらけになると、分解のプロセスは細菌や菌類や、植物によってさらに加速する。植物は、ひびや割れ目に根っこを伸ばし、骨を砕くからだ。もちろん、齧歯動物も貢献してくれる。

仕事の中で、法病理学者は警察から、「骨を調べてほしい」と依頼されることがある。参加者に「発見された骨を、法病理学者に提出したことがある人はいますか？」と尋ねると、二人が手を挙げた。骨は一本だけ見つかる場合が多いが、時には何本かまとめて見つかることもある。ほぼ間違いなく動物の骨だが、そうではないこともある。法病理学者はみんな、「古い骨」とラベルを貼ったファイルを持っていて、発見された骨の身元を割り出そうと、あらゆる手を尽くしている。骨盤や頭蓋骨のような骨は、一見して男か女かがわかる。ほかの骨――とくに歯――は、持ち主がとても若いか、とても高齢の場合は、年齢を教えてくれる。それ以外の場合、骨から年齢を割り出すのは精密科学ではない。

たいていの場合、「古い骨」のファイルは謎のままだ。法病理学者の主な役割は、骨の年代を測定し、ひょっとしたら犯罪絡みかもしれないその死が、過去60〜70年以内のものかどうかを見極めること。その場合は、殺人者がまだ生きている可能性があるからだ。年代の測定は、専門的なスキルだ。遺物に含まれる「炭素14」の存在比から年代を割り出す「放射性炭素年代測定法」は、時間尺度が非常に長い場合にしか使えない。だが、１９４０年代の原子爆弾が「ストロンチウム90」を大気中に放出したので、骨が核爆発前のものか後のものかを割り出すのは、わりあい簡単だ。骨が原子力時代より古いものであれば、警察はほとんど興味を示さない。考古学者なら示すのかもしれないが。

講義が終わると、ほとんどの警察官は、ダッシュでバーへ向かった。ドアの外では、みんなが一斉に、カチカチとライターで火をつける音がしていた。そんな中、一人の刑事が近づいてきた。ミイラ化した赤ん坊の事件に関わった、年配の刑事だ。

「先生、ありがとう」と彼は言った。「ずっとあの赤ん坊に悩まされてきたんだよ。それから、もう一人。発見されたときには、肘かけ椅子に1年ほど座ってた、って遺体があったんだ。時々、二人の夢を見る。でも、科学的に話してくれたから……うん、ちょっと気がラクになったよ。今日みたいな写真を見ても大丈夫だ、ってこともわかったしね」

これは、あの時代の警察官が自分の弱さを認めた、珍しい事例だ。だから、彼の言葉がずっと頭に残った。検死や解剖の間はいっそう努力して話をしようと決めた。頭に浮かぶことをなんでも話すだけでなく、遺体を客観的・科学的に提示すべきなのだ。そうすれば、立ち会った人たちが抱きがちな科学的根拠のない思いも抑えられるだろう。

12 「真実」の難しさ

この講義の直後に、初めて弁護側の仕事をした。

それまでは必ず、警察か検死官に呼ばれて、遺体と向き合っていた。つまり、そのあと被疑者が起訴されて裁判になれば、ほぼ自動的に検察側の鑑定人になる。時には法病理学者の報告書だけで裁判が進むこともあるが、出廷して質問に答えなくてはならない場合もある。言わずもがなだが、誰より鋭い質問を繰り出すのは、被告側の弁護士だ。

弁護団もよく法病理学者に電話をかけるが、おそらく二度目の検死・解剖の依頼をしてくる。その犯罪で何人もの人間が告発されているときは、いくつもの弁護団から三度目、四度目、いや、それ以上の検死・解剖が求められることもある。そうした珍しいケースでは、弁護側の法病理学者全員が連続して検死・解剖を行うこともあるが、たいていは一緒に、照明の周りに集まる蛾のように遺体を取り囲み、お互いの仕事を観察し合う。そのあと一緒にパブに行けば、法病理学会議さながらだ。それぞれの法病理学者が、検察側、もしくは、ある被告人のために報告書を書き、それぞれの報告書が証拠として採用され、それぞれの法病理学者が鑑定人と呼ばれることになる。

あなたは思うかもしれない。病理学は精密科学だから、同じ遺体についての報告書はどれもそっくり同じだろう、と。ところが、そうではない。まったく同じように記録された傷や損傷の解釈が、違っていたりするのだ。解釈は、さまざまな事柄の影響を受けるものだが、とくにその事件にまつわる情報に左右される。情報が多ければ多いほど、間違った結論を導きにくくなる。

では、ある晩のオンコール当番の法病理学者として、警察から犯行現場に呼び出されたとしよう。そのあとは手元にあるすべての証拠に基づいて、客観的で科学的な報告書を書くことになる。そしてそれが、検察庁が殺人を犯したとされる人物を起訴するか否かを決めるのに使われる。その後はおそらく、検察のために法廷で証言することになるだろう。

ところが、警察から電話が入ったときに私が当番でなければ、同僚の誰かが現場へ行くことになる。それでも数週間後に、私も同じ事件を担当している可能性がある。被告人の弁護士から電話をもらって、弁護側の法病理学者を務めているかもしれないからだ。

少なくとも、被告人の弁護団は、最初の法病理学者の調査結果と報告書の裏を取るよう求めてくるが、弁護団によっては、それ以上を望んでいたりする。法病理学者に、最初の報告書のミスを発見してもらいたいのだ。そこまで望まれることはめったにないが、それでも、依頼人の容疑を晴らすのに役立つ情報を期待される。少なくとも、調査結果や事実に対する別の説明や解釈はできないか、広範にわたっての見直しを期待される。

弁護側の報告書を書くのも、法病理学者の仕事の一つだが、被告側の弁護士が新入りの名前を覚えるのには少し時間がかかるので、法病理学者になってしばらくの間、私には弁護側の仕事が入ってこなかった。残念だとは思わなかった。別の法病理学者がすでに調べた遺体の検死・解剖をするのがどれほど大変なことか、知っていたからだ。そう、技術的に難しいのだ。遺体が冷凍されていても、冷蔵保存のままでも、どうしても劣化する。さらに痣が出てくることも、傷の大きさが変わることもある。時には、臓器がない場合もある。別の専門家の意見を求めて臓器が提供ずみの場合もあるし、組織は通常、分析のためによそへ送られている。それでも、のちの法病理学者が必要とする情報はすべて、確保されているべきだ。同業者のメモの中でも、犯行現場の写真の中でも、報告書の中でも、組織サンプルの中でも構わないから。

ベテラン法病理学者の世界で成功をもくろむ新参者にとって、弁護側の検死・解剖が大変なのにはもう一つ、さらに個人的な理由がある。それは、見解を異にすることへの恐れだ。裁判制度は見解の違いがあるから成り立っているのだが、同業者の人間関係にそのシステムはなんら役に立たない。とくに自分が新人で、法病理学の大御所と対峙するときは。

初めて弁護側の仕事を受ける前には、おそるおそる検察側の法病理学者が誰なのかチェックした。心底思ったのは、高名な大先輩の仕事を見直したり、意見を異にしたりしたくない、ということ。検察側の法病理学者が同世代の人だと知って、ホッと胸をなで下ろした。

そういうわけで、遺体安置所に向かい、17歳の少年が父親に負わせた、と自供している傷を調べた。傷は27個あり、すべて顔面と頭部に集中している。頭蓋骨が割れて、脳が広範囲にわたって損傷していた。少年の弁護団は、「依頼人は精神を病んでいる」と検察側を説得したがっているが、らちがあかず、現在、殺人事件の裁判が中央刑事裁判所（オールド・ベイリー）で予定されている。

少年の供述は、最初の法病理学者の調査結果と矛盾していた。少年は、「父がベッドで寝ているときに、4回ほど殴っただけだ」と言っている。だが、法病理学者は「20回以上殴ったはずだ」と主張している。

私は二度目の検死・解剖をしたが、検察側の法病理学者の報告書の間違いは、見つけられなかった。父親の傷を正確に描写していたからだ。ただ、傷の質がバラバラなことに、少し疑問がわいた。

若くて熱心な私は、真実を追究すべく、少年が使ったバールのレプリカをつくり始めた。私のバールは、発泡スチロール製ではあったが。被告人の身長を尋ね、現場の写真を使って、少年が父親と向き合ったときとほぼ同じ高さや角度で立った。それから、長い時間をかけてバールで枕を殴った。枕には、父親の頭の代わりを務めてもらった。

じっくり研究した結果、横向きに殴打したことで、凶器が衝撃で回転し、跳ね返ったことを証明できた。私は、次のように書いた。

「多数の創傷は、バールの先端の跳ね返りによって説明がつく。検死・解剖の状況は、『父親を4～5回殴った』という依頼人の主張と完全に一致している」

ところが、シンプソン教授のように導いた結論は、日の目を見なかった。少年の頭部をスキャンしたところ、数年前の自動車事故で脳に重度の損傷を負っていたことが判明したからだ。「限定責任能力（刑事責任能力が十全ではないため、刑が減軽される）状態での故殺（非計画的殺人）」で有罪の申し立てをしたところ、検察側に認められ、少年の裁判はオールド・ベイリーのリストから消えた。

この事件に関しては、検察側の法病理学者の調査結果に反論する勇気は、必要なかったわけだ。だが、弁護側、検察側、どちらで仕事をするにしても、法病理学者にとって、臆病さや出世第一主義以上に切実な問題がある。それは、どちらの法病理学者も、自分の非を認められない――認めるべきではない――ことだ。「ほかの結論もあり得る」と認めるのは構わないが、新しい証拠が出ない限り、法病理学者は自分の見解に自信を持ち、それを貫くべきなのだ。

まだ駆け出しの頃、どちらの側で仕事をしようと、「法病理学者は正しい」と見なされていると知って不安になった。法病理学者の資格を手にしたその日に、私は、おそらくまだ学ぶ必要のある、自信のない研修医から、絶対にミスできない専門医に変わったのだ。どうやら。

だから、あの頼りないクラーク・ケントが無敵のスーパーマンに変身するのにわくわくした経験があるなら、想像してみてほしい。ケント自身がその経験に、どれほど戸惑っていたか。私は間違いなく、自分にかけられた無敵のマントを重荷に感じてきた。

でも、なぜだろう？　たまに間違えるのが人間なのに、今の私はなぜ、常に正しくなくてはいけないのだろう？　答えは次の通り。刑事司法制度の敵対的なあり方には、「おそらく」「たぶん」「場合によっては」が入り込む余地がないからだ。

私は人生の多くの分野で、若い頃に父がくれたアレグザンダー・ポープの詩に従って、「たとえ確信があっても遠慮がちに語る」ことにしていたが、実のところ、私の仕事は「あたかも確信があるかのように、自信たっぷりに語る」ことを求めていた。煮え切らない態度では、被告人が無実なのに有罪になったり、犯人なのに無罪放免になったりしかねない。

確信を最大限に試されるのは、証人席にいるときだ。裁判（とくに、深刻かつ重大なにおいがプンプンするオールド・ベイリー）では、恐ろしい事態に陥りかねない。そのことは、自分がじかに経験するずっと前から知っていた。ある有名な事件が、検察側の法病理学者の小さなミスで評決に至らなかったことが、全国ニュースで報じられていた。私が資格を取る少し前のことだ。その法病理学者の長く輝かしいキャリアは、辱めに近い形で幕を閉じた。彼の小さなミスが裁判に重要な意味を持っていたからでも、おそらく、被告人が本当に無実だったからでもない。押しの強い被告人弁護士が、小さなうっかりミスを暴いて、陪審員が徐々に法病理学者の能力を疑うよう仕向けたからだ。

このニュースには不安をかき立てられたが、上司のイアン・ウェストがパブで私たちのために独自の反対尋問をやって見せたことで、さらに心をかき乱された。彼のパフォーマンスに釘づけになりつつ、ややげんなりしている同僚たちに向かって、イアンは遠回しに誘導していく弁護士と不運な法病理学者の両方を実演したのだ。

法廷で、初めての大きな騒動を経験している最中に、その教訓を思い出した。私は警察からある殺人現場に呼び出され、現場の法病理学者として検察側の証人を務めていた。弁護側は二度目の検死と解剖を、私が習った教授の一人に依頼した。恩師は、別の死因を挙げた。被告人弁護士は若くて未熟な私の顔を一瞥し、貫禄のある教授の顔と見比べた瞬間に、最善の攻撃法を悟った。その後のやりとり（記憶から再現したもので、記録に基づくものではない）は、次の通りだ。

勅選弁護士　シェパード博士、ここではっきりさせておきましょう。陪審員のみなさんにとって、非常に興味深く、非常に重要なことだと思いますからね。法病理学者として実際に仕事に携わった年数を、教えていただけますか？

私　……そうですね、最初に手がけた事件は――

勅選弁護士　「携わった」というのはもちろん研修医の期間が終了してから、という意味ですよ。

私　2年です。

勅選弁護士　2年。なるほど。では、この裁判で証言される、法病理学の教授をご存じですか？

私　はい。

勅選弁護士　本当ですか？　どのように知ったのですか？

私　私の先生でした。

勅選弁護士　ああ。なるほど。教授に教わってたんですね。では、シェパード博士、あなたはご存じですよね。教授は法病理学者として40年間、仕事に携わってこら

私　　　　れました。

勅選弁護士　きっと……それくらいでしょうね。40年のキャリアがあることは、私が保証します。教授は、あなたを教えていた。2年前に。そしてその教授は、あなたが挙げた死因は間違っている、とお考えだ。あなたは本当に、教授に反論できるだけの知識と経験があるとお考えですか？

私　　　　（ゴクリとつばをのむ）十分に調べましたし……見解を変える……つもりはありません。

勅選弁護士　本当にいいんですか？　ご自身が教わった有名な教授よりも正しく判断できていると、100パーセントの確信があるんですか？

私　　　　えっと……当然ながら同業者のご意見は尊重しますが……私の見解は異なっています。教授には……あの……見解をまとめる方法を鍛えていただきました。

勅選弁護士　なのに、心配にならないんですか？　あなたが尊敬してやまないとおっしゃる教授と、ここまで異なる見解をまとめておいでですが？

私　　　　いえ……心配じゃありません。

勅選弁護士　いやあ、シェパード博士、そのおごりには恐れ入りますね。（悲しくてならない様子で頭を振り、陪審団のほうを向いて）陪審員のみなさん、みなさんはもちろん、シェパード博士の知識と経験に、いや、知識と経験のなさについて、ご自分なりの結論を出されることでしょう。

イタタッ！　それでも、教授が余裕しゃくしゃくで証言していたとは思わない。実際、私が正しかったかもしれない、と受け入れざるを得なかったのだから。もちろん、この事件については、裁判官が陪審員への「事件概要の説示」の際に念押ししたように、法病理学以外の証拠も数多くあった。結局、陪審員は被告人を有罪と評決した。

この事件では本当に、圧力のもとで証言している気がした。真実をめぐる見解で、「譲歩しろ」という圧力だ。その後、自分の調査結果と結論を振り返り、事件に対する解釈を貫いたことを誇りに思った。攻撃されても私は、自分の解釈が正しいと確信していた。ただ、その結果、すっかり思い込んでしまった。真実はどんなときも明らかなのだから、どんな圧力を企てられても、真実に難なくしがみついていられる、と。まだまだ、学びが足りなかった。

13 人はいつから「人」になるのか?

わが家の子どもたちはすでに学校に通う年齢になったが、依然として私が子どものために就業後のパブから早めに姿を消すことはよく知られている。時には、イアンが心をわしづかみにするような法廷での独演を披露している最中に、後ろ髪を引かれる思いで帰ることもある。ベビーシッターが帰る時間が迫っていて、ジェンも勉強で忙しいからだ。同僚たちは子どもにまつわる仕事がくると、必ずこう言うようになった。「ディックは子ども好きだから、ディックにやらせてやろう」。わが子の本読みの宿題を手伝うのと、亡くなったよその子の検死と解剖をするのに共通点があるかのように。いや、本当はみんな、なるべく子どもの事件を避けたいのだ。その理由は、ほどなくわかった。生まれたての赤ちゃんほど、人生に大きな喜びをくれるものはないが、法病理学者の仕事人生にこれほど大きな苦しみをもたらすものもないのだ。

事実1：赤ん坊――とくに存在を証明できる人間がいない新生児――は、いとも簡単に殺害できる。

事実2：赤ん坊の死がまったくの自然死でも、誰かに殺されたように見えることがある。

ある日、赤ん坊の事件が入ってきて、みんながさっとこちらを見たので、私はほどなくロンドンの片隅の遺体安置所に行く羽目になった。亡くなったのは生まれたての女の子で、とある景勝地の湖畔に打ち上げられた黒いゴミ袋の中から見つかった。へその緒と胎盤がついたままの状態だった。

検査してわかったのは、赤ん坊は間違いなく月満ちて生まれたこと。十分に発達し、新生児特有の蠟のような胎脂で覆われ、体重は3000グラムを超えて、完全な健康体だったと思われる。死に至るような解剖学的異常や病気は見られない。

警察は「母親は簡単に見つかった」と説明した。彼女は「死産でした」と主張している。警察はその言葉を疑って、起訴したいと考えていた。実のところ、「嬰児殺（えいじさつ）」ではなく「謀殺〔計画的に行われた殺人〕」で起訴したがっている。そういうわけで私たちは、法律と法病理学が絡む相当難しい状況に置かれていた。オフィスのみんなが事件を私に押しつけて喜んでいたのもわかる。

嬰児殺は「故殺（非計画的殺人）」とされ、計画性のある「謀殺」よりもはるかに罪が軽い。この法律は1922年に、生後35日未満の新生児を殺した母親を起訴するために導入された。当時、赤ん坊殺しは大人を殺害するのと同じ、恐ろしい犯罪だとは思われていなかった。赤ん坊は大人の被害者のように苦しむことも、その死が大人の家族のように悲しまれることもないと信じられていた。動機の一つが、婚外子を産む恥ずかしさにあることも、よく理解されていた。

今日では、こんな考え方には首をかしげるだろうが、1922年の法律のある重要な部分は今日まで残されている。この法律は、「出産による母親の心の混乱」の可能性を認めていたのだ。今で言うところの「産後うつ病」や、さらに深刻な「産褥（さんじょくき）期精神障害」のような状態のことだ。この考え方は、1938年の新たな「嬰児殺法」にも継承された。以来現在まで、生後12ヵ月未満の赤ん坊を殺した母親は、嬰児殺での起訴にとどまる可能性がある。「出産や授乳の影響で心のバランスを崩した」と証明できれば、の話だが。

この法律の改正については、何度も議論されてきた。「英国王立精神科医学会」は最近、「嬰児殺の定義を広げ、子どもの出生が極度のストレスをもたらした可能性も認めるべきだ」と提言した。たとえば、貧困にあえぐ世帯に家族が増えた場合のストレスがそれに当たる。また、「嬰児殺の罪は、父親にも同じように適用されるべきだ」と考える人や、「被害者が1歳未満ではなく2歳未満の場合にまで適用すべきだ」と考える人もいた。あるいは、「授乳が母親の心のバランスに影響を及ぼす、という主張を正当化するだけの医学的根拠がない」と指摘する人もいた。

要するに、こうした提言をすべて再検討した結果、修正は最小限に留まっている。しかし、変わらない法律を尻目に、人々の意識は変化している。たとえば、子どもや赤ん坊にも権利があることを、今では多くの人が認めているだろう。

湖畔で発見された赤ちゃんを調べたとき、最初に自問しなくてはならなかったのは、「謀殺か故殺か」ではない。「この子がそもそも死んだのかどうか」だった。生を享けていない赤ちゃんは、死ぬことができないからだ。むろん殺されることもない。そして法律上は、子宮内の子どもは生を享けていない。中絶反対派は異議を唱えるだろうが、現在の法律ではそうなっている。こうした状況に置かれた法病理学者が抱く根本的な問いは、「人がいつから人になるのか?」ということ。ここが重要な理由は、人には権利があるからだ。相続権や所有権といった法的権利や、人権がある。人を殺せば、謀殺か故殺の罪に問われる。だが、そもそも生を享けていないなら、罪には問われない。

イングランドの法律では、死亡した新生児は死産だったと見なされる。謀殺か故殺が疑われる場合、赤ん坊が独立した存在として認められるほど長く生きたかどうかを証明するのは、検察側の法病理学者の責任だ。

必要なのは、1回の呼吸。もしくは、動き。もしくは、心臓の鼓動を示す、臍帯(さいたい)の拍動だ。それに、赤ん坊は完全に母体の外に出ていなくてはならない。赤ん坊はほとんどの場合、頭から生まれるので、理屈の上では呼吸できるが、身体の残りの部分が母体から出るまでは、まだ生きていない。この場合、独立した存在ではないから、赤ん坊が殺されたことにはならない。

妊娠の最終日あたりに子宮内で死亡した赤ちゃんは、腐敗の初期兆候を示し、目で見てわかる(たとえば、白人の赤ちゃんの肌は、十中八九、桃色がかった茶色になる)。死亡してさらに長く経っている場合は、診断はさらに簡単だ。たとえば、頭蓋骨が崩れて、互いに重なり合っていたりする。だが、おなかの中で死亡して一日に満たない場合や、さらに一般的な、出産中に死亡した場合は、もちろん腐敗していない。

マウス・トゥ・マウスや心臓マッサージといった蘇生術が行われた場合は、小さな身体に影響が残って、事態をさらに混乱させることがある。そして最後の問題は、複雑な心理状況から新生児の遺体が隠される場合がままあることだ。発見されて法病理学者が検死・解剖を行う頃には、死因を明らかにするどころか、赤ん坊が独立した存在だったのかどうかすら、証明できなくなっている。

ゴミ袋の中で見つかったこの小さな女の子は、腐敗しない程度には早く見つかり、蘇生を試みるには遅すぎたので、無傷だった。だから私は今、彼女がこの世で息をしたのかしなかったのか、明らかにする努力をしなくてはならない。

そこで、何世紀も前からある「肺浮揚（ふよう）試験」を行った。信頼性に乏しい試験だと承知しているが、やらずに批判されるのを恐れたからだ。死亡した新生児の肺が水に浮いたら、その子は呼吸したに違いないし、独立した存在だった――という考え方は、俗説だと証明されている。ただし、水に浸けた肺が沈んだら、死産だった可能性がある。赤ん坊がしっかり呼吸しなかったから、肺が広がらなかった、と考えられるからだ。だが、逆が真実である可能性は低い。肺が浮いたからといって、子どもが自発呼吸したに違いない、とは言えないのだ。多くの死産の赤ん坊の肺が水に浮かぶことは、今日ではよく知られている。とくに、生まれる1～2日前に死亡していた場合、初期の腐敗のせいでガスがたまっているからだ。

それから顕微鏡を使って、肺の小さな空気嚢である「肺胞」を調べた。これに価値があるかどうかは不明だが、この子の肺は水に浮かんだ。肉眼で見ても、顕微鏡で見ても、独立した存在だった時期がある、と強く示している。

私が次にすべきことは、与えられた供述書を読んで、自分が調べた赤ん坊の状況とどのように結びつくかを確かめることだ。重要な証言をしたのは、赤ん坊の21歳の母親と同じホテルに住み込みで働いているバーテンダーだ。供述は、次のように始まっている。

「マンディがアシスタント・マネージャーとしてホテルで働きだしたとき、とくに問題は感じなかったけど、彼女は『妊娠してる』と思いました。二人の姉に子どもがいるぼくの目には、確かに妊娠してるように見えました。このことはバーのスタッフの間では周知の事実でしたが、マンディはいつも否定していました」

スタッフは全員ホテルの一角に住んでいて、バーテンダーの部屋は裏側の非常階段の近くだった。ある朝、ドアの外で赤ん坊の泣き声がして、バーテンダーはかなり早い時間に目が覚めた。窓から外をのぞくと……。

「……マンディの後ろ姿が見えました。たぶん50メートルほど離れてたかな。門を出て、森に向かってました。間違いなくマンディでした。どんな服を着ていたかはわからないし、何かを抱えてたかどうかもわかりません。どこへ行くんだろう、と思いました。そのことが気になり始めて、何か悩んでるのかも、と思ったから、着替えて外へ出て追いかけることにしました。

この業界の人たちが時々すごく腹を立てて、話を聞いてもらいたがってるのを知ってますから。着替えるのに、2〜3分かかりました。非常階段を下りて門を出て森へ行きました。湖のほうへ歩いていくと、マンディが湖の方向から戻ってくるのが見えました。『こんなところで何してるの？』って、彼女が言いました。ぼくが見たところ、大丈夫そうでした。服もちゃんと着ていたけど、何を着ていたのかは思い出せません。『何もかもに、誰も彼もに腹が立ってる』というようなことを言ってましたね。具体的には話しませんでしたけど。湖の前の椅子に一緒に座って、ぼくの彼女の話やバンド仲間の話やなんかをしました。湖から霧が立ち上ってることについても話しました。とくにおかしいとは感じませんでしたね。マンディはいつも通りでした。ただ一つ不自然だったのは、『夜に生理が始まって、血の塊が出てるの』と言ったことです。

深くは聞かなかったけど、ぼくにそんなことを言うなんて変だな、と思いました。45分ほど話してたはずですが、怪しいとはまったく思わなかった。泣き声を聞いた赤ちゃんのことは、もう頭にありませんでした。

二人でホテルに戻ると、マンディはタバコをもらいにぼくの部屋に来て、出ていきました。おかしなところには、まったく気づかなかった。そのあとまたベッドに入って、寝ました」

その日、ホテルのスタッフは「マンディ、やせたみたいだよね」と言い合った。そして翌日の午後、騒ぎが起こった。バーテンダーの供述は、次の通りだ。

「バーで働いていると、女性が『電話を貸して』と入ってきました。犬を連れていました。そのちょっとあとに、今度はスタッフのロジャーが入ってきて、言ったんです。『湖のそばに、警察が集まってる。赤ん坊が発見されたらしいよ』と。

それを聞いたら、本当に気分が悪くなりました。前日の朝に赤ん坊の泣き声を聞いたことや、湖のそばでマンディを見たことを思い出して、突然『そういうことか』と気づいたからです。どうしたらいいのかわからなくて、ロジャーに言いました。『誰がやったか知ってる』と。『マンディかい?』とロジャーが言うので、『そうだ』と答えました」

これは赤ん坊が生きていたという、目撃者によるかなり説得力のある証言だ。しかも、母親がホテルのトイレで出産し(その証拠はすぐ見つかった)、そのあと着替えて、泣いている赤ん坊を抱えてホテルを出て捨てたとすれば、かなりの時間生きていたことになる。そして、肺が示す「出産後も生きていた」という病理学的証拠とも一致する。

それでも、彼女が赤ん坊を殺した、と断言できるだろうか? できるとしたら、どうして?

これは、誰もが心をかき乱されるような事件だった。何しろ出産し、(死産だったにしても)娘を捨ててすぐ仕事に戻り、何食わぬ顔で過ごしていたのだから。今日なら、「気の毒な母親」と見るむきもあるだろうが、30年前は、事件に関わった多くの人が、「母性に欠ける計算高い赤ん坊殺し」だと考えた。彼女は反省の色を見せず、「死産だった」と言い放ち、悲しんでいる様子もなかった。警察と検察庁は頑なに、「謀殺(計画的殺人)の罪に問うべきだ」と譲らなかった。

私はあらゆる証拠から、赤ん坊が生きていたことには、かなり自信を持っていた。だが、それなら、なぜ死亡したのだろう？ 何の証拠も見つからなかった。子どもの身体には、暴力のあとも外傷も、明らかな窒息のしるしもない。検査室で胃を詳しく分析したところ、湖の水を取り込んでいたけれど、溺死を示すほどの量ではなかった。水は悪意によってではなく、受動的に取り込まれた可能性があった。

私は死因を、「1a：世話不足」とした。

検察庁は、謀殺容疑で話を進めていたから、私の調査結果にうろたえた。検察は、私に証言してほしかったのだ。母親がもっと積極的な行動を取って、子どもの人生を終わらせた、と。

一方、私の報告書は被告人の弁護士を喜ばせた。弁護士は検察庁に、書面でこう伝えてきた。「私どもの依頼人の側には、明らかに、乳児を死に至らしめたとされる行動がないことにご留意いただき、謀殺容疑の取り下げを検討されるようお勧めします……検察側の法病理学者は、死は出生の直後に、私どもの依頼人の不作為によって生じた、と述べています。よって明らかに、謀殺容疑は適切ではありません……（それどころか）故殺容疑（すなわち嬰児殺）も成立しないでしょう。乳児の死が『不作為による重大な過失』の結果だと、証明することはできないからです……単なる世話不足では（この容疑を証明するのには）不十分です。依頼人は警察に、乳児を寝かせ、揺さぶったが、死亡していると思った、と供述しています」

確かに、謀殺容疑については、検察庁が「故意の不作為」を証明しなくてはならない。つまり、出生時にへその緒を切る、温かくする、授乳する、といった適切な世話を故意に怠った、と。おびえた、経験不足の10代の少女の場合は、こうした世話を故意にしなかったと証明するのは非常に難しいだろう。実を言うと、マンディはティーンエイジャーではないし、経験不足でもなかった、とのちに判明するのだが、少なくともしばらくの間、検察は哀れな状況だった。

「私は大変懸念しています」。検察から私に届いた手紙は、こんなふうに始まっていた。

「あなたの報告書の不明瞭さに関しては……私は医療の訓練を受けてはいませんが、医学辞典を持っており、私の頭に浮かんだいくつかの問題点をお伝えします……」

検事は、赤ん坊の死について、六つの問題点を詳しく伝えてきた。

医学辞典は、当時の医師たちの悩みのタネだった。今はインターネットがそれに当たる。時々思うのだ。医学辞典を買うか、ググる方法を学べばすむのなら、なんでわざわざ16年間もトレーニングに費やすだろう。それでも、医学辞典が、法律家が私の仕事に近づくすべを与えるなら、調べてもらっても構わない。私は喜んで調査結果を詳しく話すし、まあないだろうが、事件について議論するいい機会になるかもしれない。

検察庁から届いた書面の質問に応えて、私はさらにコメントを書き、検事が指摘した問題の一つ一つに詳しく答えていった。胎便など、彼女が懸念していることの大半は、新生児に普通に見られるもので、この子が窒息死させられた証拠にはならない、と。そして、「世話不足が死をもたらした」という自分の見解を貫いた。母親はもしかしたら積極的に子どもを殺害したのかもしれないが、私たち――いや、私――には証明できなかった。

検察庁は、少しも納得しなかった。事件をめぐる検事との会議で、私は大変な圧力をかけられた。この子の法病理学者としてあり得ないほど、検察側の言い分に歩み寄るように、と。

だが、私は受け入れず、その後、さらにこんな文書を送って彼らが提起した問題点に答えた。「気道をふさぐことで窒息を引き起こすのに要する時間を正確に示すことはできませんが、新生児の場合は、最短で15~30秒以内でしょう。口や鼻に圧力がかけられたと確認できる損傷はありませんでしたが、窒息の場合、必ずしもそうした損傷が残るわけではありません。損傷がないので、窒息が生じたという結論を導くことはできませんが、損傷がないから窒息が生じなかった、とも言い切れません。私は、生存時間は15分未満とお伝えしてきました。生存時間が1~2分程度だと考えにくい理由は、ひとえに、肺の変化が十分に確立されているからです。たった一度の呼吸で、私が肺に認めたほどの変化が生じる可能性は低い、もしくは、極めて低いと思います。子どもが出生後に泣くのは、確かに一般的な現象ですが、医学におけるあらゆる事象と同じで、絶対的なものではなく、個人差があります。ただし、泣くという行為は肺の拡張を確実に助けるものです。

この乳児の検査を通して、母親の健康状態について具体的にコメントすることはできません。しかし、これが稀に見るほど困難な、もしくは心的外傷を負うような分娩だった可能性を示す特徴は、子どもには見られません。

『世話不足』の定義をするのは、非常に難しいことです。私の考えでは、出生直後の子どもへの最低限の世話は、乳児の身体が冷えないように何かでくるむことです。その他の世話には、専門的な訓練というより、過去の経験が必要かもしれません。子どもをタオルでくるむという最低限の世話をすれば、明らかに、少なくとも『低体温症』のリスクは減らせるでしょう。低体温症が、この子の死を15分以内に引き起こした可能性はあります。子どもは体表面積が非常に大きいので熱を失いやすく、しかも体表面は出産の際の体液で濡れているはずなので、ますます体温を失いやすくなります。子どもが置かれている環境が冷たければ冷たいほど、体温は大きく失われます。

この子の死について、考えられる多くの理由——低体温症、溺死、窒息など——の病理学的特徴は、大人に期待できるほど子どもには現れない可能性があります。私にはそのどれも、排除することも、確認することもできません」

落胆した検察は、渋々譲歩してより罪の軽い「嬰児殺」でなお推し進めた。しかも、古くからあるがめったに問われない「出産の隠蔽」容疑も加えられた。

母親であるマンディは、オールド・ベイリーで裁判にかけられた。新聞報道によると、検察官は陪審員に次のように話している。

「彼女は妊娠したときに、決めたんですよ。妊娠を隠して、赤ん坊が生まれたらその存在を隠そうと。そしてその計画を、当然の結果に至るまで全うしました。子どもを放置して、死ぬに任せた、いや、死なせた上に、遺体を黒いゴミ袋に入れて、袋の口をしばって捨てたんですよ。遺体が発見されると、非難している人たちに加わって、出産後も嘘(うそ)をつき続けました」

その後、法廷で語られたのは、マンディが当初、「レイプされて妊娠した」と主張していたのに、のちに供述を変えたこと。さらに、実は彼女には過去にも出産経験があった。2年前に母親の家のトイレで出産し、子どもを養子に出していた。その後間もなく二度目の望まぬ妊娠をして、中絶もしていた。

陪審員はマンディを、「嬰児殺」で有罪にした。裁判官は大声で言った。「あなたが、あなただけがその赤ちゃんに責任を負っていたのに、見捨てたんですよ……」。ただし、こうつけ加えた。「当時のあなたが、自分の行動に完全に責任を負える状態でなかったことは、明らかです」

マンディは、2年間の保護観察処分を言い渡され、1年間の精神科治療を受けるよう命じられた。検察チームには、失望感が広がった。謀殺で有罪になれば、相当厳しい判決が下されたはずだ、と誰もが知っているからだ。

私自身は、何の後悔もなかった。もし圧力に屈して良心に背く証拠を提示したせいで、マンディが謀殺罪に問われていたら、きっと耐えられなかっただろう。

14 女性の絞殺犯

それから間もなく、私は真実についてさらに学ぶことになった。ただし今回は、かなり状況が違う。この事件に関しては、検察チームと私の見解は完全に一致しており、法廷に立つ頃には、「真実を明らかにした」と、全員が自信を持っていた。

またしても、日曜の朝にトゥルルルッ……と電話が鳴った。後ろめたいことだが、ジェンは子どもを見るために勉強を中断しなくてはならない。そして、失った時間を取り戻すために徹夜で勉強する羽目になる。ジェンは自問したに違いない。この家ではなんで生きてる人間より、死人がずっとずっと大事にされるのよ？　と。

今にして思えば、そう思って当然だった。子どもたちも大きくなって、自分のことが少しはできるようになったものの、父親と母親の要求はぶつかり合い、たびたび対立し合っていた。それでも、夫婦の役割分担は私の中では明快だった。一家の大黒柱として、私の仕事が優先されるべきだ、と。今になって初めて、ジェンの立場で考えられる。どんなにイライラし、どんなに腹が立ったことだろう。何しろジェンは趣味で勉強していたわけじゃない。勉強し、いずれ医者になって、世帯収入に貢献するつもりでいたのだ。私はそれをまるでわかっていなかった。仕事漬けなうえに慌ただしい家庭生活を回すのに精いっぱいで、ジェンの不満をくみ取れなかった。いや、くみ取ろうとしなかった。

あのよく晴れた日曜の朝、ロンドン中心部へ向かう私は、後ろめたさよりわくわくを感じていた。子どもたちのことは大好きで、二人の世話をして過ごす日曜日は、楽しくて、キツくて、疲れはしても充実していた。それでも――今では「どうかしていた」と思うし、信じられないのだが――その喜びも、興味深い検死と解剖がくれる知的な喜びにはかなわなかった。そう、仕事を始めてもう何年も経つのに、いまだに新しい仕事が入るたびに、わくわくが抑えられないのだ。少年の頃にキース・シンプソン教授の本が私の目に振りかけたキラキラの星屑(ほしくず)は、まだ輝いている。「ウェストミンスター遺体安置所」に近づくと、みんなの心は沈むだろうが、私は、私の到着を待っている状況を、物語を、遺体のパズルを思うと、胸が高鳴った。日曜の朝だから、予想はついていたにもかかわらず、だ。おそらく、またしても土曜の夜のパブでの喧嘩の結末に対処することになる。

「ウェストミンスター遺体安置所」は、ロンドン中心部のホースフェリー・ロードの「検死裁判所」の裏に隠れているが、いずれもこのエリアの有名な建物ではない。実際、「テート美術館」を目指す観光客は、角にある古くて美しい赤煉瓦の裁判所にほとんど目を留めないし、その裏にある遺体安置所にはまったく気づかない。死にまつわる多くの施設の例に漏れず、「避けられない運命を思い出させないでほしい」という人々の願いを聞き入れて、控えめに存在している。

実は、遺体安置所は最近建て替えられたばかりで、英国で最も近代的な建物なのだ。一般入口はガラス張りで、照明は明るく、オフィスは新しくてきれいで、嘆き悲しむ遺族のためのエリアは上品なパステルカラーだ。それでも、ガラスやこの新しさをもってしても、週末にここに到着すると、やはり世界が一変する。家庭生活を離れ、タブーを超えて、ほの暗い世界へ。いくらスタッフが陽気で部屋が暖かくても、ここでは死が生の一部なのだ。

遺体安置所のにおい――死の香り――に鼻孔をくすぐられつつ、待ってくれていた小さな集団に挨拶をする。遺体安置所のスタッフ、犯罪現場捜査官、若い巡査、二人の刑事がいる。警察の撮影スタッフも来ていた。私が当番の日によく当番に当たるらしく、彼とも顔なじみになりつつある。

ヤカンを火にかけ、みんなで小さなスタッフ用のティールームに入った。日曜日だから、部屋は空っぽだ。刑事部のフォックス警部が、最初に口を開いた。

「さて、故人は若い男だ。土曜の夜だから、酒をたらふく飲んで、ちょっと大麻も……」

要するに、よくある日曜の朝の仕事だ。心が沈んだ。それなら子どもたちと家にいたほうがよかった。

「ちょっとしたもめごとで……」

このフレーズを聞いたのも、初めてではない。凶器はナイフか、ボトルか、拳か？

「……彼女と喧嘩して……」

それなら、彼女がナイフで刺したのだろう。ほぼ間違いない。警部がためらいがちに言った。

「彼女が、男を絞め殺した」

私は虚を突かれ、刑事を見つめた。思いもしない結末だったからだ。女性の絞殺犯は極めて稀で、めったにいないと言っていい。その後、何万件もの検死と解剖を経験した今振り返っても、私のファイルに女性の絞殺犯は、ほかにはいない。

「そう供述してるんですか？」と私は聞いた。

「夜中に警察署の外に現れたんだ。血まみれで、引っかき傷がついてるわ、シャツは破れてるわ、目は泣き腫らしてるわの状態で。われわれが救急車を呼んだんだ。本人は『彼氏と喧嘩になって、彼氏を傷つけたと思うんです』と言っていた」

「どれくらい前に？」

「数分前だったようだ。われわれが現場へ駆けつけたんだが脈はなくて、できることは全部やって、救急車に乗せて手を尽くしたんだがダメだった。『亡くなったよ』と伝えたら、彼女は……ああ、ひどいもんだった」

警部は、取り乱しているように見えた。ロンドン警視庁にずいぶん長くいるはずなのに、なぜこの事件にこんなに動揺するのだろう。

「何時間も彼女を取り調べたんだが、供述は一貫してる。自己防衛だよ。そして……うん……若くてかわいらしい子なんだ」

もう一人の刑事も賛同した。「ええ。テリーザ・レーゼンビーという子です。かわいい顔してるんですよ。泣いてばかりいますよね」

警部がうなずいた。「すごくいい子のようだ。とても信じられないよ。彼女がまさか……でも、殺されそうになったから身を守らざるを得なかったんだ」

私は知っている。生きている人間が相手の心に訴えかけるべくシグナルを送ることを。そして、そんなシグナルに、自分が個人的に、どれほどたやすく反応してしまうかも。彼女の後悔の念は、明らかに刑事たちの心を揺さぶり、恐ろしい犯罪を自供したにもかかわらず、なぜか同情を寄せられている。そのとき、ふとホッとしている自分に気づいた。死者はそんなふうに、こちらの感情にうまくアピールすることはできない。死者にできるのは、ありのままの真実を伝えることだけだ。

遺体安置所の助手がマグカップを手渡してくれたから、紅茶を一気に飲んでロッカーへ向かい、手術着とエプロンを身に着け、遺体安置所のゴム長靴を履いた。公共のエリアから、忙しくて機能的な仕事のエリアに近づくと、カラン、ガチャッというストレッチャーの音がだんだん大きくなり、においも強くなった。周りの男性たちに、ちらりと目を向ける。犯罪現場捜査官にとって、こんなことは日常茶飯事だ。刑事たちにとっても、見たことのあるものばかりだから、平然としている。あるいは、少なくとも〝そう〟見られたがっている。でも、たくさんの冷蔵庫と、そのそばにずらりと並ぶストレッチャーの前を通るとき、若い巡査が緊張しているのがわかった。彼はスタッフが紅茶と一緒に出したビスケットに手をつけず、今は青白くうつろな顔をしている。そして、足洗い場を通って検死室に入る直前に、こう口走った。「検死・解剖は初めてなんです」

この時期には、立ち会う人たちへの対応もこなれてきていた。初めての検死・解剖で、警官の苦しみを和らげられなかったことがずっと忘れられなかったのだ。あのときはたぶん、私の緊張まで伝染し、さらにつらい思いをさせてしまった。以来、くつろいだ様子に見えるよう、かなり努力している。マイケル・ロスの検死・解剖も、心に残っている。あのときは警視正が、相当若手の部下の前で、自分を抑えられなくなってしまった。あのとき以来、心に決めている。私の検死・解剖で、心に傷を負って遺体安置所をあとにする人を出してはならない、と。唯一の武器は、コミュニケーションだ。

「遺体を見るときはね」と、巡査に話しかける。「私たちは、この人も『人』だったんだ、ってことを決して忘れないんです。悲しみに暮れる家族がいることも、亡くなった人にもご家族にも敬意を払うべきだ、ってこともね。今日も、何が起こったのか正確に知ろうと努めることで、その人たち全員の力になろうとしてるんですよ。私たちは証拠を求めていて、亡くなった人の言い分を伝えるお手伝いがしたいんです。嘆き悲しんでいる人たちのために、私たちが自分の感情を脇に置いて、きちんと仕事をすることが大事なんです。だから、今日調べるご遺体は、言葉は一言も発しませんが、私たちの証人であり、先生なんですよ」

巡査は、むすっとしたままうなずいた。私はなるべく優しく、安心させるような口調で言った。「心配はいりません。私がわかるように説明しますから。何をしてるのかを説明すれば、想像しているほど悪いものじゃありませんから」

如才のない刑事部の巡査部長が言った。「そのうち慣れるって」。警部は、マッチョでいこうと決めている。「いいか、冷蔵庫の中の人たちは、もうここにはいない。お留守なんだ。だから、しっかりしろ」

明るく照らされた部屋へ入ると、遺体が裸で横たわっていた。金属の台の上でビニールシートにくるまれている。

私がシートを外すと、「身元は確認ずみです」と、犯罪現場捜査官が言った。

「名前は？」

捜査官も名前を知っているが、若い巡査に答えるよう促した。巡査は喜んで遺体から目をそらすと、せわしなく記録をパラパラとめくった。「えっと、アンソニー・ピアソンです。年齢は、えっと、22歳」

アンソニー・ピアソンは、ブロンドのもじゃもじゃの髪で、彫りの深い顔立ちをしていた。目は閉じている。死者は、普通は表情のない安らかな顔をしている。なぜそんなことを言うのかって？　必ずしも怒って死んだからではないだろうし、いつもそんな顔をしていたのか、たまたま運が悪かったのかはわからないが、彼の顔にはかすかな怒りがにじんでいた。

当時の私は彼を「軽度の肥満」だと思っていたが、あれから世間の物差しがずいぶん変わったから、今なら単に「ずんぐりしている」と表現するだろう。両腕の大きなタトゥーと痣、それに両手首の古い傷痕が、トラブルの多い人生を思わせる。それよりずっと新しい切り傷が、前腕を横切る幾筋もの血潮が、それを裏づけている。胸に残る除細動器の痕は、警察官の説明通り、蘇生を試みたことを物語っている。

だが、何より目を引いたのは、首だった。首の下に敷かれた病院のシーツには、血が大量にしみ込んでいる。シーツに太くギザギザに描かれた線状の血痕は、彼の口の端から血が滴り落ちて乾いたものだ。

死者のパパラッチこと、警察の撮影スタッフにうなずくと、彼は大きなカメラを掲げて、二つの大きな閃光装置(フラッシュガン)の角度を調整した。屋外での映画のプレミアなどで、よく見かけるあれだ。

パシャ、パシャッ！

「オッケー。全身を撮りましたよ、先生」

「じゃあ、首のアップをお願いします」と私。

私は、すでにメモを取り始めている。索痕(さっこん)〔ひもなどの索状(さくじょう)物(ぶつ)で絞めた痕〕は重要な証拠で、当然ながら、そこからどんな素材が使われたのかがわかる。索状物がワイヤー、電気ケーブル、細いひもやコードの場合、索痕はくっきりと深く、輪郭が端まで明確に見える。だが、この索痕はかなり不規則で、でこぼこですらあった。彼女は何か柔らかいものを使ったに違いない。布？　もしかしたらスカーフ？

撮影スタッフの次のショットに備えて、私はさっとアンソニーの喉に定規を当てた。そうすれば、報告書の写真でサイズを確認できる。パシャ、パシャッ！

私は、こんなメモを取った。

「挫傷(ざしょう)と擦過傷を伴う不規則な索痕が、首の前部に——右下顎角(かがくかく)〔右下顎のエラの部分〕から左下顎角の2センチ外側にかけて——見られる。喉仏(のどぼとけ)と同じ高さだ。最も痣が深いのは、喉仏の左右だ……」

ほかにも傷痕がないか、首の傷の周りを入念にチェックした。過去の絞殺事件で、索痕の周りに擦り傷や痣ができている事例を何度か見たことがあるのだ。その場合は、被害者が索状物を外そうとしたのかもしれないし、索痕の下にいくつも痣ができているなら、加害者が索状物を手に取る前に、手で絞め殺そうとしたしるしだ。だが今回は、そういったものは見られない。

「彼氏のネクタイを使った、と言ってました」と、巡査部長が言った。警部は、首を横に振っている。そして、さっきの言葉をまた繰り返した。「ほっそりした普通の女の子なんだよ」

「ちっちゃなかわいい子ですよね」と、巡査部長もうなずいた。「人は命の危険にさらされたら、なんとか力を振り絞れるものなんでしょう」

私は両手首の傷痕も、左腕の裏の複数の引っかき傷も、除細動器の痕も詳しく記録し、大きさを測り、位置を明確に記した。「タトゥーと両手首もお願いします」と撮影スタッフに告げる。

カメラマンは、イキイキと描かれたタトゥーをアップで撮影した。アニメキャラクターの「トップキャット」だ。右上腕には「LOVE(ラブ)」の文字が、その下にはさらに大きく「HATE(ヘイト)」の文字が見える。

家族がすでにアンソニーを確認したから、タトゥーで身元確認をする必要はないが、とりあえずいつものように撮影した。当時はＤＮＡ鑑定がまだ使われていなかったから、多くの遺体はタトゥーで確認された。とくに、腐敗が始まって、ほかの手段を使えないときは。

索痕は重要な証拠だが、アンソニーが窒息死したと確認できるほかの症状も調べた。一つ目の明らかなしるしは、顔の皮膚の赤みだ。これは、細くてたやすく圧迫できる首の静脈の閉塞によって起こる。脳に血液を送る動脈は、より幅が広く圧力にも強いので、その状況でも頭部に血液を送れる。だが、窒息状態の間は静脈が閉塞してしまうので、血液は心臓に戻れないのだ。だが、一番重要なしるしは――窒息の原因が、食べ物を喉に詰まらせた、酸素を遮断された、首を絞められたなど、どんなものでも――目の中や周りに現れる。窒息状態になった多くの、いや、ほとんどの人は、結膜（まぶたの内側）に多数の小さな溢血点（いっけつてん）ができるのだ。これは、「点状出血」とも呼ばれる。激しい咳やくしゃみをしたときにも、稀によく似た症状が現れる。酸素を遮断された場合には現れないケースもあるが、絞殺の場合はほぼ全員に見られる。そう、アンソニーのように。撮影スタッフにも見えるように、鉗子を使って両目を開かせた。パシャ、パシャッ！

アンソニーの身長を測り（１８０センチ）、背中の写真が撮れるようひっくり返した。すると、若い巡査がハッと息をのんだ。一瞬、申し訳なくなった。巡査のことも、彼に検死と解剖を乗り越えてもらうつもりでいたことも、すっかり忘れていたからだ。とはいえ、まだメスは一切入れていない。顔を上げると、巡査がおびえた表情でアンソニーを見つめていた。

「うわあ、彼女、痣だらけになるほど殴ったんだ！」

私は、首を横に振った。「いや、違う。この色は、死の正常なプロセスの一つです」

巡査は、よくわからない、といった顔で私をじっと見ている。

「『血液就下』と呼ばれる現象なんです。『死斑』と呼ぶ人もいます。確かに痣のように見えるし、初めて見たらびっくりするでしょうが、ごく正常なことなんですよ」

私は、血液就下の仕組みを少し詳しく説明した。「死後、重力に引っ張られて赤血球が沈むことで、鮮やかな紫色っぽい部分ができるんですよ」。そしてそれが、法医学的にどれほど役に立つことなのかも指摘した。「重力の法則」の影響で、皮膚の着色は常に身体の最も低い場所に現れるから、死後に遺体がどんな姿勢で横たわっていたかがわかるのだ。途中で姿勢が変えられた場合も、影のように重なった模様が、状況を教えてくれる。ただし、血液就下が誤解を招くこともある。毛布に鼻を押しつけてうつ伏せで死亡している人は、赤みがかった顔になり、鼻と口の周りが蒼白化する。正常な血液就下だが、これを見ると、窒息が起こったと思い込んでしまいがちだし、このわなにうっかりはまった法病理学者をたくさん知っている。

さて、アンソニーは今うつ伏せなので、彼の首、髪の生え際の下あたりを、つぶさに観察できる。ここには索痕がない。まったく。撮影スタッフを呼んで記録してもらってから、またアンソニーをひっくり返した。こちらには、喉元を横切る索痕が見られる。そう、喉にだけ。

私がまだ切開をしないから、巡査は期待していたかもしれない。「今日は奇跡的に、なしですむかもしれない」と。巡査は血液就下にそれなりに関心を示し、リラックスしていた。いや、しかけていた。それなのに私が、愛用している大きくて重い「ＰＭ40」を手に取ってしまった。

突然に自然死した遺体の検死・解剖を担当していた駆け出しの頃は、ＰＭ40の小型版である外科用メスしかなかった。でも、私が法病理学に移った頃に、さらに大きな替え刃のついた、解剖用に特別設計されたＰＭ40が主流になり、今やすべての病理学者の相棒となって久しい。

柄が手のひらにするりと滑り込むと、慣れ親しんだ重みが安心をくれる。突然おしゃべりが止み、部屋にピリッと緊張感が走るのがわかった。巡査が、まるで人生最後の呼吸であるかのように、深く息をのむ音がしばらく聞こえていた。一方、私はと言えば、ＰＭ40を手に取ると心がさっと晴れやかになった。指揮棒をつかんだ指揮者のように。オーケストラは今、演奏を始めようとしている。

いつものように、最初の切り込みを入れる。胸の真ん中を、スーッとまっすぐに。

「アンソニーが絞殺されたことは見てわかりますし、自供も取れていますが、別の死因がないかチェックしなくちゃならないんです。もしかしたら、自然死かもしれません。たとえば心臓病とか、彼を衰弱させるような持病があったかもしれない。それを明らかにするために、すべての臓器を調べなくちゃいけません。でもまずは、当然ながら、索痕の下の、首の内側の傷を調べなくちゃいけない」

巡査は無反応だ。私は、ずっと話をしながら仕事を続けた。

「首を絞められたことによる体内の損傷は、それほど大きくないでしょう。アンソニーはまだ22歳です。この年頃なら、喉頭（こうとう）の中や甲状腺の周りの軟骨がまだ柔軟なんです。さらに年を重ねると、軟骨はだんだん石炭化してもろくなり、絞められている間に折れやすくなります」

巡査は、うなずくように頭を傾けた。もしかして、吐かないようにと頑張っているのだろうか？

「絞殺はもう何世代にもわたって、病理学者の関心を引いています。死に至るメカニズムを完全に理解できる人間がいないからです」。私はさらに言った。「かつては、被害者は窒息死だ、と考えられていました。今日でも、一般の人たちは思ってますよね。首を絞めると、空気が供給されなくなると。でも、必ずしも窒息だけが死因じゃない、と判明しているんです。被害者の中には、首を圧迫されてすぐに亡くなる人もいますから。それどころか、窒息の徴候を示さずに、ほぼ即死する人もわずかながらいるんです。それに、窒息の徴候を示している人たちだって、たいてい、酸素不足だけが死因なら、死ぬのが速すぎるんですよ」

ありがたいことに、巡査の関心がほんのしばらくの間、嫌悪感を上回った。「じゃあ、どうして死ぬんですか？」と弱々しく聞く。

「ええと、わかってるのは、頸静脈——首のここ——への圧迫が、頭の中の静脈圧を持ちこたえられないほど上昇させる、ということです。これで真っ青な顔になる被害者もいます。頸動脈——ここ——を圧迫すると、被害者はすぐに意識を失う。脳への血液の供給が断たれるからです。でもそれより、首を絞めると首の神経も圧迫されるので、副交感神経系に影響を及ぼす可能性があるんですよ。ここは、私たちが無意識に行っている消化のような身体のプロセスを司（つかさど）っています。副交感神経系の主要な神経に『迷走神経』があるんですが、首を圧迫されてすぐに死ぬのは、複雑なメカニズムによって、圧迫が迷走神経に『心臓の鼓動を止めろ』と指示するからなんですよ。これは、反射反応です」

「では、そのせいで、アンソニーは死んだんですか?」と、アンソニーの首の内側をのぞき込みながら、巡査が聞いた。

「彼の頭と首は鬱血(うっけつ)していて、目には点状出血があります。これは窒息による仮死状態、もしくは、明らかに即死じゃなかったことを示しています」。私は、遺体に身を乗り出した。「キース・シンプソン教授というとても有名な法病理学者がいてね、ある兵士の事例を記録しているんです。その兵士はダンスパーティーで、軽く、愛情を込めて、パートナーの首を急にきゅっとひねったんですよ。そうしたら、彼女は倒れて亡くなってしまった。兵士は、彼女の副交感神経系をいじってしまったんです。それ以来、絞殺事件の被告人は、『殺すつもりはなかった、被害者の喉をつかんだだけだ』と主張しようとします。被害者の迷走神経反射が、なんだかよくわからないけど死を引き起こしてしまったんだ、と」

「だが、テリーザ・レーゼンビーは、ネクタイを使ったんだ」と、刑事の一人が指摘した。私には、渋々言ったように聞こえた。この押しの強い男たちを、テリーザはどうやってここまでうまく味方に引き込んだのだろう?

「この傷を見ると、ネクタイを使って、かなり長い間絞めていたようですね」と、私は確認しながら言った。「だから、彼女がさっきの弁明をするつもりなら、かなり危ない橋です」

「彼女の弁明は、『彼に殺されかけた』だよ」と、刑事が言った。

「かわいそうに」と、もう一人の刑事も加勢した。

巡査は、この会話に加わってはいないが、まだ部屋の中にいる。なんとかここまでもちこたえているのは、おしゃべりで和んでいるおかげだと思いたい。巡査が外へ駆けだしたのは、脳を取り出せるようにと遺体安置所の助手が来て、頭蓋骨を切り開いたときだけ。特殊なノコギリを使うこの騒々しい処置の間は、二人のベテラン刑事でさえ目を背けていた。こんなことは日常茶飯事の犯罪現場捜査官は、ノコギリの轟音にもめげず私としゃべっていたが、心の奥の素の部分が気づいてないはずはない。この焼けた骨のにおいに。

検死と解剖が終われば、警察官たちは署に戻って同僚に報告して、任務完了だ。

「そのあと、何が必要だと思う？　1杯のビールだよ。いや、3杯かな。先生もダック&ボールでご一緒しませんか？」

巡査がビールで息を吹き返す瞬間にぜひとも立ち会いたいと思ったが、もちろんジェンのために辞退しなくちゃいけない。そういうわけで、私はおいとましたが、道中ずっと「何かがおかしい」と感じていた。なんだかしっくり来ないのだ。靴を左右逆さまに履いているような、シャツを裏表に着ているような……。私はこの事件に引っかかりを感じている。彼を殺したと自供している彼女の何かに。彼女について、警察が言った何かに。だが、つかめそうになるたびにアザミの綿毛みたいに、ふわっと消えてしまう。きっと明日、検死報告書をまとめる頃には、すべてがもっとはっきりしているだろう。それにもう、そんなことを考えている暇はない。自宅の玄関が見えてきたから。そう、錯覚の扉が。

私は錯覚していた。「人間が人間にどれほど残虐になれるのか」の証拠を突きつけられても、淡々と心の距離を保っていられる、と。人間の狂気、愚かしさ、悲しみ、絶望、弱さを体現したような遺体を見せつけられても、科学的好奇心以外の何も感じず、同僚たちのように男らしくいられる、と。人間とはどういうものかをあらわにする遺体安置所のドラマに心を動かされることも、複雑な善悪の判断に悩まされることもなく、職場では無敵でいられる、と。そして、今日もまたクラーク・ケントばりに、玄関のドアを開ければ、温かくて、愛情深くて、家族の感情のサポートを怠らない家庭的な夫に、父親に戻れる、と。それは、仕事用の仮面の下にいるはずの自分――だから、深呼吸しよう。テリーザ・レーゼンビーがアンソニー・ピアソンに何をしたのか、どんなふうにやったのか、考えるのはよそう。とにかく、やめる。鍵を開け、ドアノブを回し、家に入る。微笑もう。陽気に。質問しよう。料理をしよう。微笑もう。読み聞かせをしよう。そしてまた微笑もう。夕食を取りながら、「どんな一日だった？」「今夜は何を勉強しなくちゃいけないんだい？」と、ジェンに話しかけよう。アンソニー・ピアソンのことは考えるな。口の端から細く滴っていた血のことも、赤く不規則な線を描く索痕のことも。そうすれば、うまくいく。

翌日病院で、書類かばんから検死・解剖のメモを取り出した。一瞬ぷんと漂ったのは、折れた枝や冬の森のにおい。遺体安置所のにおいだ。パムにタイプしてもらおうと、手書きで報告書を書いた。結論は、「アンソニー・ピアソンに持病はなく、死因は『絞殺』」。私は、次のように記述した。

「首の痣の位置から、加害者が、圧迫している間、故人の背後にいたこと、また索状物が首の後ろで交差しなかったことがうかがえる」

　この事件の何に引っかかりを感じているのかまだわからなかったが、報告書を提出するとコロッと忘れてしまった。そのうち検察庁から「テリーザ・レーゼンビーの裁判で証言しろ」と連絡が来るはずだから、そのときにファイルを取り出して、改めて考えればいいと思った。目下のところ、猫の手も借りたいくらい忙しかった。

15 遺族に「真実」を

この頃の私は、自分の気分をうまくかじ取りできることを誇らしく思っていた。殺人現場から家へと、何のほころびもなくスムーズに移行できている。それに、検死・解剖に立ち会いながら嫌悪感を抱く人たちを上手になだめ、情報を共有できる自分も、誇らしく感じていた。実のところ、今や感情の手綱を握ることにかけては「五つ星の達人」を自負している。だがそれも、故人の家族に会うまでの話だ。

ショックと恐怖と深い悲しみを抱えている家族。「先生、彼は苦しんだの？」などと答えられない問いへの答えを求め、私を見つめる家族。真実が知りたいけれど、真実を心底恐れている家族。家族の感情は、バカでかい不安定なスポンジの塊みたいに部屋中にあふれ、酸素を残らず吸い取ってしまう。本人たちはただ硬い椅子にぎこちなく座り、ティッシュを回し合い、口をぽかんと開けて目をうるませ、首を左右に振っている。私が何か言うのを待っている。時に怒りを爆発させたり、ヒステリーを起こしたり、わっと泣き出したりする家族には、正直なところ恐怖を感じた。

これは私が、対処法を学ばなくてはならない事柄だったが、最初の教訓を得たのは、皮肉なことに、ある事件がこう教えてくれたときだ――世の中には、遺族より最悪なものがある。それは遺族がいないことだ、と。

ある冬の日。呼び出されて高齢の女性の家に向かうと、彼女は裸のままテーブルの下で身体を丸めるように横たわっていた。警察は犯罪現場として扱っていたし、確かに誰かが金目の物を探したあとのように見える。食器棚もタンスも開けっ放しで、中身はあたり一面にぶちまけられている。軽めの家具の中には横倒しにされているものもあった。

「寒いですね！」と、私は警官に言った。前日あたりから暖かくなってはいるが、古い大きな家はまだ底冷えがした。

「湿気てますね」と警官も言う。「そのせいで、なお寒い」

「暖房はつけてなかったんですか？」と私。

警官は首を横に振った。「セントラルヒーティングはありませんね」

刑事が会話を漏れ聞いて、言った。「おそらく火を灯そうとしたところに、誰かが侵入して、つけられなかったに違いないよ」

私たちは、天井の高い部屋をぐるりと見回した。暖炉はきれいに掃除され、火をつけようとした形跡はない。部屋の隅には古びた二灯管の電気ストーブがあるが、コンセントが抜けたままだ。

改めて、倒れた棚とその中身をじっと見つめる。本、薬、小物類、カード。それらが床一面に散らばって、小さな椅子は横倒しにされ、以前はきれいに積み上がっていたはずの新聞も、ラグマットの上にぐしゃぐしゃに広がっている。身構えるように丸まった、女性の遺体に目を向けた。気の毒なほどやせている。本当に、気の毒な光景だった。

「健康状態はどうだったんでしょう?」と私。

「まだ何もわからないよ、先生」

「どなたか、ご近所と話をしましたか?」

「ああ。みんな、彼女をあまりよく知らないようだ。人づき合いを避けてたらしい。お隣さんは、『ちょっとおかしくなりかけてるのかな、と思ってました』と言ってたよ」

警官もうなずいた。「清掃作業員によると、明らかに、状況がわからなくなってきてたようですね」

おかしくなりかけてる。状況がわからない。忘れっぽい。曜日がわからない。ずいぶん遠回しな表現だ。キッチンでは、パンが硬くなっている。未開封のイワシの缶詰。缶切り。瓶詰のマーマレード。パン切りナイフ。マーマレードのフタのおかしな傷は、誰かがパン切りナイフでスライスし、缶切りで開けようとしたあとだ。手紙は、おおむね何かの案内状か役所からの書類に見えるが、冷蔵庫に保管されている。遠回しな表現はもう要らない。「認知症だ」と私はつぶやいた。

「侵入者を、長く行方知れずだった息子か誰かと勘違いしたんだろう」と、刑事が言った。

「おそらく玄関に出て、勢いよく抱きしめたんだな。玄関には、押し入ったりもみ合ったりした形跡が一切ないから」

「誰が発見したんですか？」と私は聞いた。

「清掃作業員だ」

「そう、今朝家に入れなくて、通報してきたんですよ。『おばあさんは頭がおかしいから、私が来たことがわからないのよ』と言って。徘徊でもしてるのか、と思ったようです」

「掃除の人は、どれくらいの頻度で来てたんですか？」

「週に一度ですが、ここ2週間は休暇を取ってたそうです」

犯罪現場捜査官が、キッチンのドアの向こうから、ひょいと顔を突き出した。

「先生、遺体を動かしたければ、俺たちは構いませんよ」

「あまり収穫はなしか？」と、刑事が捜査官に聞いた。

「ないね。本人の指紋ばかりで、侵入者の指紋が見つからない。手袋をしてたに違いないな」

私は、刑事のほうを向いた。「私の見解ですが、侵入者はいませんね」

刑事が、目をぱちくりさせながら私を見た。

「寒さ以外には」

いつの間にか、4人の警察官が部屋にいた。誰も口をきかない。

「低体温症で亡くなったはずです。認知能力を失って、もしかしたら、身体能力も失って、暖炉に火をつけるどころか、電気ストーブもつけられなかったんじゃないでしょうか」

刑事は、首を強く横に振り始めた。「いや、冗談だろ。そこまで寒くないって！」

低体温症で死ぬには、凍えるように寒い屋外で山腹にいなくてはならない、というのは俗説だ。実は、高齢で弱っていれば（いや、若くても弱っていれば）、気温が10度もある室内にいても死亡することがある。肌寒い風が吹く屋外や、室内でも強いすきま風が吹いていれば、もっと気温が高くても亡くなる場合がある。

身体の中核体温が32度を下回ると、心拍数と血圧が下がって、意識が低下する。体温が26度を下回ると、ほぼ確実に死に至る。ただし、体温がいったん18度に落ちてから――凍傷で患部を切断したものの――回復したとされる有名な事例もある（法医学の世界で驚くのは、「例外中の例外」と言える事例に、意外とよく遭遇することだ。その後には必ず、それを「ありふれた事例」に見せようとする被告人弁護士が現れる）。

低体温症は、意外なことに、死因としてはまるで珍しくない。被害者は、海などの冷たい水に落ちたのかもしれないし、公園で眠ってしまった酔っ払いや、育児放棄（ネグレクト）されていた幼い子どもの場合もあるだろう。だが、被害者の大半はお年寄りだ。おそらく「暖房を入れる余裕がない」と考えていたり――本当に余裕がなかったり――体力や認知力の問題で、暖房をつけられなかったのかもしれない。時には、低体温症は、うつ病や無気力症の悲惨な最終段階にすぎないこともある。食べること、暖かくすること、身の回りを整えることに、無関心になってしまうのだ。

この事件の殺人捜査班は、家に侵入者がいなかったことを頑として信じなかった。「部屋の状態を見てくれよ、先生！　何を盗ったかは神のみぞ知るだが、とにかく犯人は家中をあさってる！」

「それに、なんで服を着てないんです？　変なことされた、なんて証拠が出てこなけりゃいいけど……」

私は言った。「自分で脱いだんだと思います」

「寒いでしょうが！」

「先生、何言ってるんだよ！」

「じゃあ、いろんなものを投げ散らかしたのも、本人だって言うんですか？」

それでも、私は現場を見て、「隠れて死ぬ症候群（ハイド・アンド・ダイ・シンドローム）」の典型例だと思った。この高齢の女性は、低体温症で死亡する人たちが抱く、常識では考えられないある衝動に屈したと考えてまず間違いないだろう。彼らは、自分で服を脱ぐのだ。生き延びた人たちが説明している。「体温が下がるにつれて、すごく暑く感じて、服を脱ぐことが正しい行動だと本気で思ってしまったんです」と。これは、低体温症でよくある反応なのだ。それよりは稀だが、もう一つ知られている現象がある。それは、身を隠すこと。部屋の隅やテーブルの下に。その際に、家具をひっくり返したり、低いたんすや本棚の中身をぶちまけたりして、その下に潜り込む人も多い。

捜査班は「ハイド・アンド・ダイ・シンドローム」については、懐疑的だった。刑事は「検死と解剖をすれば、殺人の証拠が見つかるさ」と主張していたし、私自身も立証は難しいかもしれない、と覚悟していた。遺体を見て、低体温症と診断するのが難しい場合もあるのだ。寒さで死亡した遺体と、死後に冷えた遺体は、見た目がそっくりだったりする。ただし肌が白い人の場合は、膝や肘関節あたりの皮膚がピンク色がかった茶色に変色するなど、明らかな徴候が出ることもある。何より決定的な診断所見は、胃の内壁に多数の小さな黒っぽい潰瘍が見られること。

今回は、この二つの明らかなしるしが見られたので、私は胸をなで下ろした。死因は間違いなく低体温症だ。自分の見解を確認できたのはうれしかったが、この事実には、妙に心をかき乱された。一人で暮らし、一人で亡くなったおばあさんは、私の祖母やおばやその友人たちをほうふつとさせた。彼女たちはみんな、イングランド北部で独り暮らしをしていた。子どもの頃にそこで休暇を過ごすと、高齢の独身女性たちの世界は、友情、家族、コミュニティ、サポートといった確かな仕組みの中にしっかり組み込まれているように見えた。独り暮らしが難しくなると、施設に入って介護を受け、相変わらずコミュニティの一員として暮らしていた。

ところが、この女性はそうした仕組みがないままに、独り暮らしをしていた。つまり、ネグレクトで亡くなったようなものだ。自分自身によるネグレクトと言えそうだが、やはり――友人や家族やコミュニティから――気にかけてもらえなかったことが、こんな事態を招いたのだ。ライティングデスクの上の写真からは、誰かの母親か、おば、もしくは祖母だったことがうかがえる。その誰かは今、どこにいるのだ？　彼女を心配ではなかったらしい、この家族はどこに？　今は彼女が亡くなったことを、気にかけているのだろうか？

遺族の感情に対処するのは骨が折れると感じていたが、このとき初めて思った。遺族に会いたい、と。この女性の子どもたちに、母親がどのように亡くなったのか、正確に説明したかった。でも彼らは、私に連絡を取ろうとしなかった。死因審問にも、姿を見せなかった。故人についてさらに情報を集めたあとで、検死官は私が提示した死因――突発的な認知症による低体温症――を受け入れ、「事故死」と結論づけた。出廷してこの評決を聞いたのは、私と若手の警官と検死官だけだった。なんて悲しく寂しい人生の終わりだろうか。

次に遺族に会う機会が訪れたときも、やはり怖いと感じたが、私は自分に言い聞かせた。遺族の感情に対処するのは、顧みられなかった痛ましい孤独を思うよりずっとマシじゃないかと。だからといって、恐れが完全に消えたわけではない。遺族のことを考えると吐き気に近いものを感じて、「体調が悪くて出席できない」と言うことすら考えた。だが、どこにも逃げ場はないとわかっている。遺族の喪失の痛みと向き合わなくてはならないのだ。この頃には、さすがに自覚していた。遺族と向き合うのがつらいのは、長年抑えつけてきた自分の痛みが共鳴して疼(うず)いている、と認めなくてはならないからだ。

これは、とてもつらい事件だった。家族が胸をえぐられるような思いでいるのは、ある朝、姉が15歳の妹の寝室に行くと、夜のうちに亡くなっていたことがわかったからだ。とくに思い当たる理由もない。アラーナはバレエに熱中する、かわいらしい顔をした素敵な女の子だった。両親もきょうだいも大いに戸惑い、ショックを受け、打ちのめされている。だから、主治医か、おそらくは検死官が、私に会って話をする段取りをしたのだろう。

遺体安置所の「お別れの部屋」で、家族に会った。この部屋は、遺族に配慮して優しい色で整えられている。照明は控えめで、ガチャンというストレッチャーの音も、スタッフの不適切な口笛も聞こえないつくりになっている。私はダッと部屋へ駆け込んだ。熱心な若き法病理学者は、たった今講義を終えたばかりで、間もなくまたここを出て別の検死・解剖を行い、その後は子どもたちが待つ家に帰る予定だ。だが、ドアを開けて思った。これをさっさと終わらせることなど、とてもできない。

目の前には、ショック状態の一家が座っている。故人の母親、父親、兄、姉。そこにある大きな悲しみが、私の人生をぴたりと止めた。世の中の時計が、一つ残らず止まったようだ。親切に対応したい、と心から思った。何か言おうと口を開いたが、すぐにまた閉じた。家族の耐え難い苦しみが、消せない染料のように私にもじわじわしみ込み始めたのがわかる。苦悩がわっと私をのみ込んだ。一体どんな思いやりを示せばいいのだろう？　何を言ってあげればいい？　女の子の兄が、嗚咽を漏らし始めた。姉は両手で頭を抱え、父親の頬にも涙が伝っている。突然、私も一緒に泣きたくなった。私は絶対に、絶対に泣かない人間だ。確か最後に泣いたのは……いや、おそらく母が死んだときも泣かなかった。10代の頃も、大人になってからも、泣いた記憶がない。仕事人生で際限なく出会う残虐行為や悲しみのオンパレードにも、一度も涙したことがない。妻に聞いてみたらわかる。私は泣かないのだ。それなのに今、泣きたくなっている。まるで自分の涙を解き放つには、誰かの涙を見なくちゃいけなかったみたいに。

しかし、もちろん、プロとして泣くわけにはいかない。家族は、私がなんとかお悔やみの言葉をつぶやくまで、辛抱強く待っていた。それからまた、息苦しくなるような沈黙が続いた。

そしてとうとう、誰かが口を開いた。私が開くべきだったのに、口火を切ったのは亡くなった子の母親だった。ショックが顔ににじんでいるが、冷静さを保っている。

「大丈夫ですか、先生？」。悲しみに満ちた、優しくて温かい声だ。それは彼女が、哀れむような思いで私を見ているからだ。

「大丈夫です」と、震える声で答える。

「あの……アラーナの死を、私たちのために解明していただけませんか？」と、母親は言った。

もちろんだ！　私はそのためにここにいる。母親のおかげで気がついた。家族は私に、一緒に悲しんでほしいわけじゃない。いなくなった愛娘のために涙してほしいわけでも。

気持ちを切り替えなくては。私はここで、プロの顔に戻った。私には、家族にはない知識がある。彼女の身体がどのように働き、あの晩、何が起こったのかを知っている。本人に聞いたからだ。遺体は話をしてくれる。検査は、故人のライフスタイルについて多くのことを語る。おそらく人柄についても伝えてくれるが、話の大半は死についてだ。殺人事件の場合、私が注意深く耳を傾ける限り、故人が語ってくれることは、犯人を裁く助けになる。アラーナの死については、彼女から学んだことで、家族をなぐさめられるだろう。

遺族との面談はこれが初めてではなかったが、私はこのとき、当たり前のことをようやく理解した。法病理学者の面談を求める家族が、求めていることは一つだけ——真実だけだ。

アラーナにはてんかんの持病があり、適切な薬を処方されていた。私は説明した。「予想していた通り、毒物検査では血中からほかの薬もアルコールも検出されませんでした」。もう一つ重要なことは、アラーナが症状に合う薬を適切な量のんでいた、と確認されたこと。過剰摂取も、飲み忘れもなかった。発作の間に寝具で窒息したわけでもない。検死で確認できたのは、遺体には誰かと争ったり、なんらかの暴行を示すようなしるしは一切なかったこと。解剖でわかったのは、先天性の心臓疾患をはじめとした明らかな死因が見当たらないこと。また、アラーナが夜間の発作中や発作後に死亡した証拠もなかった。

「だったらなんで？　なんでですか？」と、父親がむせび泣いた。

私は家族に、アラーナの病歴を尋ねた。記録はもちろん読んでいたが、漏れていることがないか確認したかった。家族が話し終えたときにわかったのは、ほかの説明がまったくない以上、死因は「てんかん」に違いないこと。

今日では、「てんかん患者の突然死（ＳＵＤＥＰ）」の存在が知られている。これは、てんかん患者に何の前触れもなく起こる死で、通常は夜間に発生し、必ずしも発作後に起こるとは限らない。ＳＵＤＥＰがどのように、なぜ起こるのかは、今も正確にはわからないが、当時は今以上に裏づけに乏しい事例証拠が多かった。

だから、家族に事例証拠は伝えたものの、アラーナの死の正確なメカニズムを詳しく説明することはできなかった。もしかしたら脳内の神経回路の異常、ニューロンの放電、もしくはニューロンの混乱が心臓を止めてしまったのかもしれない。ＳＵＤＥＰは謎に満ちている。家族は私の話を受け入れてくれたが、彼らにはほかにも、聞いておかなくてはならないことがあった。

家族は私に、こう言ってもらいたいはずだ。「ご家族のせいじゃありませんよ。お嬢さんは、症状に合う適切な薬を、適切な量、のんでいたんですから」。これは真実だから、そう伝えた。

それから、こうも言ってもらいたいはずだ。「夜間に、彼女の叫び声をご家族が聞き漏らしたから亡くなったわけではありません」。これも真実だから、そう伝えた。さらに、こうつけ加えた。「そもそもアラーナが叫んだ可能性は、極めて低いです。しかし、仮に彼女が叫んで、仮にどなたかが聞いて、仮にどなたかが駆けつけても、やはり、できることはなかったんです」。

これは、多くの遺族にとって、とても重要な言葉だ。通常、遺族が経験する「悲嘆の段階」の一つに、罪悪感がある。あなたにできることはなかったという言葉は魔法のように罪悪感を消してはくれないが、少し早く消し去ってくれる。私はそう願っている。

だから、そう伝えた。私が理解する限りの真実を。遺族を救うために用意された言葉で、ありのままに。シンプルで美しい真実を。その真実は、死が引き起こしたむき出しの激しい感情に、ゆがめられてはいない。私が遺族の感情に巻き込まれても、真実をややこしくするばかりで誰の助けにもならないから、二度と感情に飲み込まれないと心に決めた。

身構えるように身体をゆがめていたアラーナの姉が、リラックスしたのがわかった。兄もすすり泣きをやめ、父親も涙をぬぐった。ほんの束の間にすぎないかもしれないが、それでも真実が、なんらかの形で家族の支えになった気がした。

この面談は、遺族と向き合う姿勢を変えてくれたし、遺族に対応する怖さをいくぶん消してくれた。この日から私は、遺族を苦痛から救い出そうとするのをやめて、なるべく親切に、真実だけを伝えることにした――真実が常にシンプルで一つしかないとは限らない、と受け入れた上で。真実はバラバラに壊れているかもしれないし、私がそのすべてを見ることはできないのかもしれない。それに、見る角度を変えれば、違ったものになるのかもしれない。つまり、「真実を知りたい」と言いながら、それが予想や期待にそぐわなければ、「信じない」と拒む家族もいるということ。

ただし、この家族はそうではなかった。でも、ほかの疑問を抱えていた。私はそうした疑問を、以来、多くの遺族から何度も投げかけられることになる。

兄が低い声で、ほとんどささやくように言った。「死ぬって、どんな感じなのかな?」

答えは、「わからない」である。それでも、こう伝えることならできる。「どんなに暴力的な状況で死が訪れたとしても、死は最終的に究極の解放であり、究極のリラックス体験なんです」。つまり、科学的根拠はないが、私自身の直感と救急救命科や病棟で亡くなる人たちを見てきた経験だけに基づいて導いた結論はこうだ――死にたいと言う人間は現実にはほとんどいないが、死が訪れたとき、死そのものはおそらく実は心地のよいものなのだ。

私がそう伝えると、妹の遺体を発見した姉が出し抜けに言った。「すごく安らかな顔してたもの!　いい夢でも見てるみたいに!」

この言葉は、実によく耳にする。「とても安らかな顔をしてました!」。実は私は、安らかな故人の表情が、必ずしも安らかな死を意味するとは考えていない。故人の穏やかな表情はひとえに、死後に顔の筋肉が完全に弛緩するせいだと思う。安らかな表情は遺族をなぐさめてくれるから、この真実をわざわざ広めはしないが、もし聞かれたら、「正直に話す」というポリシーを貫くだろう。でも、亡くなった子のお姉さんは感想を述べたのであって、質問したのではない。学生時代に父がくれたアレグザンダー・ポープの言葉が、胸によみがえった。


あなたの助言が真実であるだけでは足りない。

ありのままの真実は、優しい嘘よりも害をもたらすからだ。


死は心地よい解放をくれるかもしれないが、その直前に起こることは、当然ながら、ひどく不快なことかもしれない。今度は女の子の父親が、かすれた声でよくある質問をした。「アラーナは苦しみましたか、先生？　あまり長く苦しんでなければいいんですが！」

法病理学者はこの問いを、何度も投げかけられたことがある。そして、答える際には、事実は相当あいまいなものになりがちだ。家族をなぐさめるというニーズが、岩石のように硬い真実とぶつかり合うからだ。

多くの人は、暴力的な状況で亡くなった人の家族には、「すぐに意識を失って、安らかに亡くなりましたよ」と伝えることを選んでいる。たとえ、そうだという確信がなくても。実際には、苦痛の度合いや、死に至るまで身体がどれくらいもったかを判定するのはとても難しい。傷や病気を調べると、痛みの程度を推し量ることはできるし、ある状況で死亡までどれくらい時間がかかったのかを提示することもできる。だが、遺体そのものから、死に至るスピードを明確に示すものは、ほぼ見つからないだろう。

肺に大量の水分——肺水腫——が見つかれば、ゆっくり死を迎えたしるしだ、という俗説がある。だが、こうした水腫はほとんどの人にとって、ごく一般的な死のプロセスの一部だ。心臓がうまく鼓動しなくなるにつれて、正常な生理機能として、水分は血管を出て肺にたまる。だから、頭を切り落とされた人は、肺に水腫が生じない。あっという間に死を迎えたからだ。けれど、「逆もまた真なり」とは言えない。肺に水分がたまっているからといって、苦しみながらゆっくり亡くなったとは限らないのだ。

それでは、この家族——あらゆる家族——から、死の苦しみとスピードについて尋ねられたときは、どう答えればいいのだろう？　私は、検死室の中で磨きをかけた「直感」に従うと決めている。このスキルを使って、つらい感情を和らげる知識を提供するのだ。

私は言った。「ほとんどの人は、死を誤解しています。みんな、一瞬の出来事だと思っているんです。みなさんはお思いでしょう。ある瞬間、お嬢さんは生きていた。そして次の瞬間には……亡くなってしまったと。しかし、死はそういうものじゃありません。人間がパッと電気みたいに一瞬にして完全に消えてしまうのは、核爆発で蒸発した場合だけです。それ以外のあらゆる状況において、死はプロセスなんですよ」

死はプロセスだ。このフレーズを、これまでに何度使ったことだろう。このプロセスの間に、身体の各臓器が内部の細胞代謝に従って、それぞれのペースで停止していく。それが次のプロセスを発動させ、最終的に腐敗をはじめとした身体の自然な処分につながっていく。聖書の言葉通り、「塵は塵に」還っていくのだ。

私たちの多くがベッドの脇から目にする死のシンプルなプロセスは、ほんの数秒間しか続かないだろう。もしかしたら何十秒か、何分かは続くかもしれない。が、厳密に言えば、身体は細胞単位で死んでいくので、死のプロセスは何時間も続く。皮膚や骨のような細胞は、なんと丸一日だって生きていられる。こうした細胞は酸素がなくても、いよいよ蓄えが尽きるときまで代謝を続けるからだ。実際、身体が死亡認定されたあとに、こうした細胞を取り出して、研究所で数日間培養することもできる。数時間なら、心臓がでたらめに鼓動することもあるし、消化が続くこともある。白血球は、最大12時間、独自に動ける。筋肉だってピクピク動くかもしれない。でも、生きているわけではない。息を吐くことがあるかもしれないが、それは呼吸ではない。

さまざまな定義が死を明確に定めようとしているが、どの定義もなかなか苦しい。道徳的、科学的に。人が二度とコミュニケーションできない、周囲と意識的なやりとりができない状態になったとき、もう意識が戻らず、世界や自分の存在がわからなくなったとき――それが死だ。もちろん、今のは熟睡している人や、全身麻酔をかけられている人にも当てはまるかもしれないが、その状態は元に戻せる。また、昏睡状態や長期にわたって植物状態にある人にも当てはまるかもしれないが、そうした患者は心拍があるし、少なくとも脳幹は活動している。それは、死ではない。

心拍も呼吸もなく、心電図がツーッと平らな線を示したら、現実には死を意味する。時折、「ベッド脇に座っていたから、家族が亡くなった正確な時刻を知っています」と言う人がいるが、それはほぼ確実に間違っている。彼らが言っているのは、呼吸と心拍が止まった時刻のこと。いわゆる「身体死」を目の当たりにしたのだ。「細胞死」には、さらに時間がかかる。

家族は、泣かずに私の説明を聞いていた。しんとしているのは、私が伝えた知識を、自分たちのつらい体験に落とし込もうとしているからだ。

「アラーナさんが亡くなるまでにどれくらい時間がかかったかはわかりませんが、事例証拠によると、てんかんによる原因不明の突然死はあっという間です。どの程度苦しんだのかはわかりませんが、そもそも苦しんだという証拠が、遺体には見当たりません」

「目も覚まさなかった可能性はありますか？　自分が死ぬなんて知らずに逝った可能性も？」

と、父親が期待を込めて聞いた。

大きくうなずきたい衝動に駆られたが、それは信頼に足る態度とは言えない。

「アラーナさんが経験したことは、正確にはわからないんです。私に言えるのは、苦しんだ証拠はない、ということだけ。また、繰り返しになりますが、死はプロセスで、そのプロセスの間に命は少しずつ終わりに向かっていきます。それは心地のよいプロセスだと、私は信じています」

家族は穏やかで前向きなリラックスした表情で、帰る支度をしたように見えた。ところがそのとき、驚いたことに、父親がこう言った。「本当にお話を伺えてよかったです。ですが……

考えるとどうしても我慢できません。あなたが娘を、バラバラに切り刻んだなんて」

その言葉に、それまで穏やかに気丈にふるまっていた母親が、わっと泣きだした。

「最後に一目会いたかったんですよ。なのに、会えません！　あなたが切り刻んだから！」と父親が言うと、息子は言葉を詰まらせ、娘は顔をくしゃくしゃにゆがめた。父親もまた泣きだした。そのときまで一度も考えたことはなかった。自分が世間の人たちには、愛する人を切り刻むハロウィン・カラーの死神に見えるだなんて。誤った思い込みに遭遇したのも初めてだった。それは、私たち法病理学者が「美しい遺体をずたずたの肉片に変えてしまう」という誤解だ。それ以降は、たびたび遭遇する羽目になるのだが。

多くの人たちが――残念なことに、警察官や、時には（よくわかっているはずの）検死局の職員までもが――遺族に誤ったアドバイスをしている。検死・解剖後の遺体に会いたい、と言う家族に、「見ないほうがいい」と伝えてしまうのだ。「法病理学者がしたこと」を理由に。「検死・解剖」という考えを受け入れられない人や、プロではあっても遺体安置所を訪れたことも、検死・解剖後の遺体を見たこともない人が、これほど微妙な時期に遺族に自分の感情を押しつけるべきではない。きっと支えになりたいと思ってそう伝えているのだろう。だがその対応が、最後のお別れがしたいと願う、お別れをする必要がある人たちに、先々まで残る深い傷を負わせてしまいかねない。

そんな俗説のせいで、悲しいことに、家族の検死・解剖に同意を求められた多くの人が断わってしまうのだ。もちろん、選択の余地があるとは限らない。自然死でも事故死でも、死が突然のものなら、通常は検死と解剖の手続きが取られるし、殺人の疑いがあれば、検死官が必ず検死・解剖を要求するだろう。社会は知る必要があり、社会の大義は家族の希望よりも優先される。家族が——それも結構な頻度で——殺人者の場合があることも踏まえて。

一般の人たちの検死と解剖に対する恐怖を、私がしっかりと理解したのは、とある大災害のあとに遺族の供述を読んだときだ。この女性は、自分が知らないうちに、息子に検死・解剖が行われたことを知った。そして、「息子は災害の犠牲者だから、死因はすでに明らかなのに」と思ったのだ。

「遺体の外観を損ない、遺体と家族の感情的・宗教的ニーズへの配慮に欠ける、不必要な侵襲的処置を行ったことは、間違いだったと思います。私にとって彼は今も息子ですから、彼の遺体を必要もなく切り刻んだことは、許し難い侵害でした」

死を受け入れるのが難しい、いや、至難の業であることは、本当によくわかる。昨日は考え、感じ、イキイキ動いていた息子が、今日は動かないと納得するのは難しいだろう。昨日なら私がナイフを入れたら苦痛を感じたはずの息子が、今日は何も感じられないなんて。そして、きっと何より難しいのは、ナイフを入れる行為を「侵害」ではなく「敬意」や「愛」のこもった行為だ、と考えることだろう。

次に挙げるのは、先ほどの母親を含む、憤慨している遺族グループの代理人を務める勅選弁護士の言葉だ。

「亡くなった人たちが受ける扱いは、私たちの社会の文明度を表しています。多くのことが密室で行われるのには、それなりの理由があります。それゆえに、この仕事を任されている人たちと、その監督当局には特別な責任があります。亡くなった人たちの遺体が、最大限の配慮と敬意を持って扱われるようにしなくてはなりません。それを遺族と故人は期待する権利があるし、それは社会全体が求めていることです」

彼に賛同できない人など、いるのだろうか？　彼が代表しているのが、数ある不幸の中でも、愛する人が検死・解剖を受けたことに憤っている遺族でなければ。

私に言わせれば、彼の言葉は、なぜ検死・解剖が極めて重要なのかを正しく指摘している。私は検死・解剖のたびに、故人に対して徹底的に、十分にきめ細かく、文明社会が期待する「最大限の配慮と敬意」を払い、さらには同胞に対する「愛」も注いでいる。正確な死因を究明するのが私の仕事だが、マントを羽織った謎の肉屋扱いされるのには相当落ち込む。私とじかに話した人や、法廷で私の証言を聞いた遺族は理解してくれていると信じたい。私は配慮をし、同胞への愛を込めて、仕事に臨んでいる。

私は優しく穏やかに、泣きじゃくっている遺族に理解してもらおうとした。アラーナの遺体は乱暴に切り刻まれたのではなく、敬意を持って調査されたのだ。それは家族のためであり、アラーナ本人のためであり、社会のためでもあると。世の中は肩をすくめて、「まあ、仕方がないね。また15歳の女の子が消えちゃった」などとは言わない。それどころか「真実を知りたい」と強く求めている。

私は家族にははっきりと言った。「ご遺体は――すべての遺体と同じように――検死と解剖のあと、同僚たちによって、誠実に美しく修復されています」と。遺体安置所の技術者たちは、当然ながら、その技術を誇りにしている。遺族は、アラーナに会うのを恐れるべきではない。むしろ、会わなくてはいけない。最愛の人の遺体と対面するのは、お別れを伝え、死をしっかり受け入れて、愛する人の人生をたたえる手段なのだ。

その場ですぐ、家族がアラーナに会えるよう段取りをした。家族は私が帰るとき、静かに感謝してくれた。彼らが歩む嘆きの道が、どれほど長く険しいものか、私は知っている。もしかしたら最初の数歩を少しラクにしてあげられたのかもしれない。それぞれ理由は違うだろうが、あの場にいた全員が、あの面談のことをきっと忘れていないはずだ。

もちろん、自分が検死・解剖した何万人もの人たち全員の死を、個人的に悲しむことはできない。私の場合、悲しみは、遺体を切開するときに抱く感情ではない。公的な場である慎み深い検死法廷であれ、遺体安置所やオフィスといった非公式の場所であれ、喪失に苦しむ誰かを見て、抱く感情だ。今では、自分の反応を抑えなくてはならないことを、私もよく理解している。アラーナの家族との面談をきっかけに考えるようになった。法病理学者と遺族との接触を、もっと頻繁に用意すべきだ。確かな情報は、事実を明らかにしてくれるだけでなく、支えと安心、そして遺族がいずれ前に進むための健全なよりどころをくれる。

私自身は、遺族の痛みに配慮し、理解しつつも、それを自分の中に取り込まないよう努めながら、仕事人生を送ってきた。分析好きの読者なら、そろそろ結びつけている頃かもしれない。私が駆け出しの頃、遺族に会うのをためらっていたことと、早くに母を亡くしたことを。そして、次第に意欲的に他者の悲しみと関わり始めたことに、こう言うかもしれない。「なるほど！　自分自身の喪失の途方もない悲しみを受け入れることは難しい。だから他人を通して、なんとか対処できる程度の悲しみを何度も何度も味わっている。そして面談が終わるたびにそこから逃げるわけだ」

認める。その見解には、たぶん一理ある。

16 きしみ始めた結婚生活

仕事には同胞への敬意と愛を込めて取り組んでいるが、基本的には科学者のように距離を置いて淡々と臨んでいる。仕事を始めて数年が経った頃には、そんな仕事用の仮面を玄関で脱ぐのも上手になったと自負していたから、「家庭生活でもそのままよ」とジェンにほのめかされ、少しがっかりした。愛情深くて陽気な夫のつもりなのに、不機嫌で常に仕事に取りつかれているワーカホリックだというのだ。

私が？　そんなはずはない。確かに、オーブンが温まるのを待つ間に、サンデー・ロースト〔英国の伝統的な昼食。お肉にポテトなどを添えたもの〕をさまざまなナイフでさまざまな角度からブスブス突き刺しているところは見られたけど。だから何だ？　私は、傷からナイフのサイズや形を推測できる自信がある。そして、大きな牛肉の塊ほど人間の肉によく似たものはない。なのに、牛肉をオーブンに入れる待ち時間にちょっとした実験をしないなんてバカだと思うのだ。違うだろうか？

「じゃあパパは、私たちのランチを人間に見立てたってこと？」。アナはそう言って、ナイフとフォークを置いた。「殺されたたち人間ってこと?」

「バカなこと言うなよ。人間のわけないじゃないか」と、ビーフを頬張りながら言う。

「ぼくのお肉に、刺し傷がいっぱいついてる」とクリスも言いだした。「ほら見て!」

男同士だから、味方してくれると思ったのに。ローストビーフ越しににらんでみたが、時すでに遅し。全員がもうナイフとフォークを下ろしている。

私たちの毎日は、バカみたいに忙しかった。私はほぼ毎晩、仕事を終えるとベビーシッターとバトンタッチできる時間に帰宅して、夕食をつくる努力をしていた。ジェンは今、研修医として働いている。スケジュール帳の中身を合わせる余裕もすでにない。毎週大慌てで二人して予定をこなすのみだ。

そんなある日、家族で出かけている間に家が火事になった。全焼ではなかったものの、引っ越さなくてはならない程度には焼けた。火事の原因は、電気系統の不具合か、私の過去の証言に腹を立てた誰かの犯行か(警察はそれを疑っていた)、私の不始末か、だった。原因はわからずじまいだったが、ジェンは三番目が怪しいとにらんでいた。

友人の家に泊めてもらったり、賃貸物件を借りたりしながら、建設業者にイライラし、焼け落ちて骨組みだけになった家を売って別の家を買うか、建て直してまた戻ってくるかで悶々と悩んだ。骨組みだけは無事だが、中は真っ黒に煤け、ほぼ失われてしまった家を、「結婚生活を象徴している」とは思いたくなかった。だが、さすがの私も、仮住まいを転々とする大変さとプレッシャーが、結婚生活のプラスになるとは思えなかった。

そんなわけで、休暇が始まったときには心底ホッとした。子どもも犬も車に詰め込んで、高速道路をゆっくりと北上した。マン島では、気前のいい義理の両親が食べ物と愛情とパーティーとビーチタオルと子どもたちのティータイム、さらにはハイボールまで用意して待ってくれている。オースティンとマギーは、ますます陽気に軽やかに引退生活を楽しんでいた。オースティンは植民地時代を思わせる古風な雰囲気を漂わせ、マギーは華やかなドレスで衣装ダンスをいっぱいにしている。二人には、家に入りきらないほど大勢の友達がいるが、おそらく島にはなんとか収まる数なのだろう。

ジェンと私は、休暇中は停戦協定を結んでいた。おまけにジェンの優しい両親が、私たちの気が晴れるよう骨折ってくれたおかげで、ぴりぴりムードもどこかへ消えた。キッチンで一度だけ、ナイフを牛肉に突き刺している姿をマギーに見られたけれど、彼女は怒るどころか興味津々だった。そうして、すっかりリフレッシュしてハッピーになって、ロンドンに戻った。小麦色に焼けてクスクス笑う子どもたちを後部座席に乗せ、ビーチサンダルの間に貝殻が詰まったバケツをはさみ、砂だらけのしっぽを振る犬たちも一緒に。出発したときの、口をぎゅっとつぐんだ二人とはまるで別人の面持ちだった。

しかし、二日ほどでまた元の状態に戻った。しかも、多忙を極める子持ちの医者に戻る前に、もうぴりぴりしていた。喧嘩したわけではない。でも、二人とも腹の虫が収まらず、押し黙っていた。私も、何が原因だったかは忘れたが、イライラしたり、黙り込んだりした埋め合わせをしようとしたのだろう。ジェンに新しいワンピースを買って、オペラのチケットをはためかせたことがある。そう、『トスカ』のチケットだ。どうしても観たい作品だった。きっと楽しめると思ったのは、ある同僚が「最高に法医学的なオペラだ」と話していたからだ。

こんな夜のお出かけは、当時の私たちにはとても贅沢なものだったから、二人とも本当に楽しみにしていた。ただ一つ不安があるとすれば、私がオンコール当番で、シフトを誰にも代わってもらえなかったこと。

ベビーシッターが到着し、ジェンと寝室で身支度をしていると、案の定、電話が鳴った。ジェンが受話器を取る私を、じっと見つめる。

「パムよ」。タフで手際のよい、でたらめな法病理学者たちのまとめ役の、あのパムだ。要件は一つしかない。ジェンが私を見て、きゅっと目を細めた。

「さてと」とパムが言う。ジェンが私を見て、会話を始めるとき、いつもそう言うのだ。「呼び出しがあったの。ショッキングな事件よ。家族みんながベッドで射殺された。おそらくきのうの夜だけど、今日の午後に発見されたの。父親は一命を取り留めたわ。一人だけ。重傷を負って、今は入院している」

今すぐ行くべき事件じゃないだろうか。そう私の顔に書いてあったのだろう。ジェンがそれを見てぷいっと背を向けた。素敵な新しいワンピースはまだハンガーにかかっていたが、ジェンは袖を通す代わりに悲しげにクローゼットを開けて、中にしまった。

「どこですか？」と、パムに尋ねる。

「場所は伝えるけど、今夜は行かなくていいのよ」

大きく息を吸い込んだ。私はいつだって直ちに駆けつけている。・・・・・

「ジェンのためにドレスを選んで、チケットも買ったんだから、キャンセルしちゃダメよ」

パムはいつだってすべてお見通しだ。「でも――」

「今殺人現場に駆けつけたら、二度と口をきいてもらえないわよ！　現場は待ってくれるから」

これでドキドキしない法病理学者はどこにもいない。犯罪現場に駆けつけるのは、警察が急いでいる、遺族がやきもきしている、というのもあるが、冷却や硬直といった遺体の初期のプロセスから死亡時刻の正確な指標が得られたら、自分が本領を発揮できるからだ。

「パム、やっぱり行かなくちゃ。だって――」

「さっき言ったでしょ。今夜は行かなくていいって。死亡時刻のことが気になるなら、心配は無用。警察がすでに把握してるから。父親が遺書を残してるし、ご近所も銃声を聞いて、午前1時頃だと言ってるの。とにかく、事件発生は昨晩で、今日の午後に警察は捜査している。三人の遺体も物証も揃ってるから、明日まであなたが行く必要はない」

「だけど――」

「死人はどこへも行きやしないわ。父親も入院してるし、急ぐ必要はないの」

いや、いつだって、急ぐ必要はある！

「明日の朝、8時に現場へ。段取りはできてるから」

「でも――」

「ディック。私に逆らったりしないわよね？」

もちろんだ。パムに逆らう者などいない。

だから私たちはオペラへ行き、ジェンもあのワンピースを着て、素敵な夜を過ごした。ただし、どういうわけか、ベッドで射殺された家族も一緒にオペラに来ていた。考えないようにしようと思ったのに、いつの間にか考えていた。どの遺体から始めようか？　父親の怪我はどの程度なんだろう？　家族を全員殺して、自殺するつもりだった？　でも、土壇場でおじけづいたのだろうか？　あるいは撃ち損なった？　いや、覆面をつけた頭のおかしい侵入者が、父親に家族を殺させて、遺書を書かせたのかもしれない。でも、そうだとしたら、なぜ父親は助かったのだろう？

私は現場に行かなかったが、ジェンにはバレバレだった。行く気満々だったところをパムに止められたのだ、と。そのせいか、外出中のジェンは素っ気なかった。家に帰り、ベビーシッターが出ていくまで待って、それから喧嘩になった。いや、ジェンが喧嘩を始めた。妻の怒りにさらされて、私はとにかく静かにしていた。猛禽が飛び立つまで生垣にうずくまっている小さな哺乳類のように。とにもかくにも私は、楽しい夜のお出かけを見事に台無しにしたのだ。

「我慢できないのよ」とジェンは言った。「そうやって黙り込んで、不機嫌な態度を取って。私は怒ってるの！　なんで心を開いてくれないの？　何でなぐさめてくれないのよ？」

うーん、だって……。

「だから死体と働いてるの？　ディック……？」

いや、ちょっと待ってくれ。

「あなたが距離を置いてても、死人は平気だから？」

お見事っ！

雲行きが怪しくなるとさっと殻に閉じこもる私を、ジェンは「お母さんを早く亡くしたせい」だと言うが、自分では父の爆発のせいではないかと疑っている。何から何まで父に頼っていて、父もおおむね安全で愛情に満ちた世界をつくってくれてはいたが、その世界は時折、父の爆発のたびにぐらぐら揺れた。その長期的な影響がこれだ。私は自分の火山のフタをめったに緩められない。

もちろん私だって、腹を立てることも、悲しむことも、がっかりすることもある。だが、それを表に出すのではなく、ダンマリを決め込んでしまうのだ。人と言い争うことは稀だし、大声を出したことなど一度もない。いや、一度だけあった。たぶんこの時期か、この少し前くらいに。それから何年も経って、娘が自分の結婚式で言っていた。「生まれてこのかた、父がカッとなった思い出は一つしかありません」（キーワードは、新しいスーツ、子どもたち、お風呂、水鉄砲）。恥ずかしいとは思わなかった。むしろ結構うれしかった。私だって、キレることくらいできるのだ。

ロマンティックなオペラの夜が期待外れに終わったせいで、「殺人現場に駆けつけたほうがマシだ」という考えが浮かんだが、ジェンの顔を一目見て「離婚の理由になりかねない」と、ぐっとこらえた。それでも、翌朝の土曜日は6時30分に起きて、殺された家族の家に向かう準備を整えた。ジェンは、目を覚まさなかった。いや、そう見えただけだったかもしれない。

パムの指示通り、朝8時に到着した。長い長い一日になりそうだ。警察はまだ大勢いたが、意外なことに、記者の姿はほとんどなかった。おそらく、すでに来て、去っていったのだろう。殺人――とくに、複数が殺された事件――が、おぞましすぎて報道されない、なんてことはない。経験から言えば、記者にとっては事件がひどければひどいほどいいのだ。今日でも相変わらず、「切り裂きジャック」の醜悪な殺人が大きく取り上げられている。性的殺人に関してだけは、詳しく報じられないケースもあるが、おそらく遺族に対する配慮というより、当局が情報の公開を差し控えたせいだろう。警察官たちはなおも忙しく働き、人々はおしゃべりをしていたが、殺害された家族の家に入ると、私がよく知る死の沈黙が保たれていた。家の中は、どこにでもある家庭のパロディのようで背筋が寒くなった。家族が今にも起きてきそうな、いつもの土曜の朝だ……。

家は、整理整頓が行き届いていた。殺人現場にありがちな乱れはどこにもない。ビールやウォッカの空瓶も、絨毯の汚れも、ぼろぼろのキッチンも、血まみれのバスルームもない。きちんと料理をつくり、しっかり食べ、自分自身やお互いを大切にし合う家族だったのだ。

10代の娘の寝室はきれいでかわいらしく、完成させた宿題が学生カバンのそばにしまってあった。服もきれいにたたんである。彼女は光沢のあるパジャマを着て、ベッドに寝ていた。15センチ
1発の銃弾が頭部を貫通している。隣の部屋では、彼女の兄が仰向けに横たわっていた。15セ

ンチほど離れた場所から、額の中心を撃ち抜かれて。どうやら就寝中に撃たれたらしく、争ったり騒いだりした形跡はまったくない。

母親は黒髪の美人で、夫婦のベッドの右側に横たわっている。祈りを捧げているように右頬の下あたりで両手を組んでいた。安らかな表情だ。弾は左の額を突き抜け、顔には血が滴って乾いたあとがある。

「間違いない。父親の犯行だ」と、犯罪現場捜査官が言った。

「父親の怪我の程度は？」と私は聞いた。

捜査官はほぼ夜通しここにいたから、顔色が悪く、服装も乱れている。

「ああ、命に別状はなさそうだ」

私は首をかしげた。父親は死にたかったのだろうか？　それとも怪我をしたかっただけ？　その前の3発については確信を持って撃ったはずだ。自分も頭を撃ったのだろうか？　だとしたら、死にたかったのか、死にたくなかったのか、判定が難しい。奇妙だ。

撮影スタッフに「どんな写真を撮りました？」と尋ね、さらに必要なショットをお願いした。母親と二人の子どもたちを最後にもう一度見てから、検死局の職員がこの痛ましい三人を遺体安置所に運ぶことに同意した。

遺体が運び出されると、もう指紋は採取されないので、私は現場を歩き回って、状況をさらに詳しく見ることができた。当時は「ＤＮＡ鑑定」という言葉を聞いたこともなく、法科学も今日ほど進んでいなかった。だから犯罪現場で、今なら無頓着どころじゃすまないような行動を取ってしまうこともあった。つまり、常に遺体以外のものには触らないよう極力気をつけてはいたが、採取された指紋が法病理学者のものだと判明したときには、犯罪現場捜査官にウィスキーを1本おごる羽目になるのだった。

家族の検死・解剖は、単純明快だった。つまるところ三人の健康な人たちが、全員頭を1発ずつ撃ち抜かれた。しかし、忘れられない事件になった。整理整頓された静かな部屋と、そこに似つかわしくない遺体。あの家が、あの闇が自分の家までついてきて、玄関のドアを閉めても消せなかった。もう夕方に近い時間で、子どもたちが騒々しく家の中を走り回っていた。二人が頬を染めて大笑いしながらイキイキ動き回る姿が、底抜けに幸せな気分にしてくれた。

そのまままっすぐデスクに向かい、本に身をかがめるジェンを抱きしめると、「仕事で頭がいっぱいだった。冷たくて淡々としていて悪かったよ」と謝った。今わかるのは、さっき遺体を調べた家族の、冷たくて無関心な姿ほど最悪なものはないこと。だから、ジェンの耳元で約束した。「愛情いっぱいで、オープンで、感情を素直に表す夫になれるように努力する」

のちに明らかになったのは、家族を撃った父親が、自分の頭は撃っていなかったこと。彼の傷は命に関わるものではなかった。父親は退院と同時に精神科病棟に送られた。その後、別件で会った警官が教えてくれた。父親の弁護団は、難なくみんなを説得できたという。「精神に異常を来(きた)しているから、『限定責任能力状態での故殺(非計画的殺人)』で起訴すべきだ」と。

「故殺」は通常、計画的殺人を意味する「謀殺」より刑が軽いので、当然、弁護団に好まれる。それに、「限定責任能力」は当時たびたび認められていた。その後、２０１０年の法改正で「限定責任能力」の定義は狭められ、今では広く認められている疾患がなければ適用されない。だが、改正前は長年にわたって弁護団にとって正当な主張だったから、悪用されることも珍しくなかったのではないだろうか。ただしこの事件に関して私は、いや、おそらくほかの人もみんな「父親がおかしくなった」としか思えなかった。自分の家族を撃つなんて、完璧にどうかしている。

この事件はここで終わりだ、と私は思い込んでいた。が、法医学の世界では、患者は二度と息をしないが、事件が息を吹き返すことはよくある。数ヵ月後、父親の裁判で証言を求められることになったが、驚いたことに彼は「故殺」ではなく家族への「謀殺罪」に問われていた。警官がそっと教えてくれた。父親は精神科病院で、入院中の女性と交際を始めた。そこで新しい恋人に打ち明けたのだ。「頭がおかしいふりをしてるだけなんだ。実は、家族との生活にイライラしていた。家族を撃ったのは、あいつらに飽きたからだ」と。

それこそが精神疾患の明らかな証拠だ、と思うかもしれない。だが、恋人の情報提供で直ちに綿密な面談が開始され、父親は正気だと判定された。罪状も「謀殺」に変わった。父親は有罪判決を受け、終身刑を言い渡された。一見調和の取れたあの家のど真ん中で起こった家庭崩壊の恐ろしい光景は、狂気の沙汰ではなく、冷酷に、意図的に計画された「殺人」だったのだ。

彼の裁判は、当時の決心を思い出させてくれる。もっと思いやりのある夫になると決めたのだ。誰かが——少なくともうちの子どもたちが——私を「冷たい父親だ」と責めることはないだろう。毎朝身支度を手伝い、仕事から戻るやいなや、本の読み聞かせ、料理、宿題、ゲーム、寝かしつけ、と大忙しだったから。それでも、「夫」としては明らかにしくじっていた。

ジェンは、感情を素直に表す、愛情あふれる夫を求めていた。私は、妻の長いトレーニングを通して、家事や育児の大半を担うことで、愛情を示しているつもりだった。だが、刑務所に送られた父親を見ていて気づいたのだ。彼だって家族を大切にしているように見えたかもしれない。一方では、ひそかに殺人計画を立てていたにせよ。きちんと家庭生活を送りながら心は別の場所をさまよってる、という状況は十分にあり得る。私も同じことをしていたのではないだろうか？　いい父親を演じながら、仕事で頭をいっぱいにしていなかっただろうか？　だから、ジェンに文句を言われているのでは？　ジェンは、もっとしっかり目を向けて、愛情を込めて関わってほしいと言っているのではないか？

じっくりいろいろなことを考えたが、結局何もしなかった。忙しい日々が、愛情ある関わりを難しくしていた。いつだってどちらか一人が仕事に出かけようとしている。そして、二人とも家にいるときは、目を向けなくちゃならない用事が山のようにあった。子どもたち、学校の宿題や勉強、うまくいかない仕事、家の修理……。

こんな日常に、どうやって愛を滑り込ませればいいのだろう？　スケジュール帳に書いておくべきだろうか。「17時：スタッフ会議。19時：愛」などと？　その場合、何をすればいいのだろう？　花を買って帰る？　食卓にキャンドルを灯す？　ほかの男性陣に聞いてみたかった。みんな、思いやりやユーモアや、この愛ってやつを一体どうやって結婚生活に注入しているのだろう？　でも、そんな会話は、職場では受け入れてもらえそうにない。そう、無理だった。話すのは殺人事件のことばかりで、愛についてではない。そういうわけで私は、相変わらず家庭でヘマをし続けていた。

17 生者は嘘をつく

検察庁はついに、アンソニー・ピアソン事件について、私に連絡してきた。彼の恋人だった細腕の美少女、テリーザ・レーゼンビーは「謀殺（計画的殺人）」容疑で起訴され、間もなく裁判が行われる。

公判前の会議（これは憧れのキース・シンプソン教授が、キャリアの全般にわたって享受していたものだが、私のキャリアの途中でなくなってしまった）に備えて、事件のメモや写真を見て記憶をよみがえらせておいた。検察官も、警察のテリーザの事情聴取の写しなど、追加資料を送ってくれた。読んでいるうちに思い出したのは、事情聴取した刑事たちが、成人男性の絞殺体とその若い女性とを結びつけるのに苦労していたこと。それから、彼女を擁護するような発言をしていたこと。その理由は、ほどなく明らかになっていく。

事情聴取で、テリーザは説明していた。アンソニーと知り合って5年になること。彼との間に4歳の娘がいて、その子は自分の両親と暮らしていること。テリーザは、夜はアンソニーと一緒にアパートで過ごし、日中は近くに住む両親と暮らす、二重生活をしていた。

アンソニーが死亡したとき、テリーザの両親と娘は旅行中で留守だった。彼女はその日のことを詳細に語っているが、私に言えるのは、平凡な一日がとんでもない終わり方をした、ということだけだ。始まりと終わりを並べてみると、まるで現実離れしている。テリーザはその日、友達のバースデーカードを買って、留守中の家族のためにテレビ番組を録画し、祖母の家に出かけて具合の悪い祖父の容態を尋ねた。仲間と計画中のテネリフェ島での休暇の足しにしたくて少しお金を貸してもらおうとしたが、失敗した。ここまでは、とくにおかしな点はない。

その後、アンソニーとパブで会った。アンソニーはたらふく酒を飲んでいて、早めに着いたテリーザに妙に腹を立てた。彼女が旅行に行くのが気に入らなくて（「ふしだらな女だ！」とののしり）、さらに酒や大麻を買うための金をせびった。

テリーザはアンソニーのために、カウンターの向こうにいる上司（彼女は時折、ここで働いている）からお金を借りた。酒と大麻と怒りが絡む、厄介な夜の始まりだ。テリーザ自身は、ラガービールを1／2杯飲んだだけで、大麻もやらなかった。本人の説明を聞けば、イカれた気難しい男をなだめる恋人、といったところだ。ピザをテイクアウトして家に着く頃には、彼女の供述によると、アンソニーは手のつけられない状態になっていた。

「居間でピザを渡すと、彼が『大麻をなくした』と言うので、『何言ってんの？』と言いました。私が彼のポケットをチェックしだすと、私を壁に押しつけて……ガラスの灰皿を二つ、壁に投げつけました……だから私、言ったんです。『いつも何か壊さずにいられないのね』と。

そうしたら、『ああ、その通りだ』と言いました。

それで、彼がひどく興奮して、マントルピースの上にあったビデオを投げ落として、いろんな物を投げ散らかし始めて、叫んで、レコードプレイヤーを壊し始めたから、やめさせようとつかまえたの（泣く）。そうしたら頭を殴られて、転んで手を切りました（切れた右手のひらを見せる）。そこら中にガラスが散らばっていたから。それに、私が居間のドアのそばに倒れているから、彼はドアを開けられなかったんです。私の頭が邪魔で。そうしたら、私の頭をドアにバンバンぶつけ続けました。

そのあと彼がトイレに行って、私を呼ぶから中に入ったら、カミソリの刃でわざと自分の腕を切りました……私はタオルを手に取って、『バカなことはやめて』と言いました。タオルを取って、彼の腕に巻きつけました。確か右腕だったと思います。彼はまず、タオルを払い落としたと思います。それから、電気のひもを引っ張って……。

私が寝室に入ると、彼はさらに物を、私の小物やなんかを投げていました。それから、キッチンへ行きました。私のガラスのテーブルがあるので、『壊さないで、お願い』と言ったんですが、彼は塩やコショウが入った容器を持って寝室へ行き、窓から投げ捨てました。それから鏡を手に取ったから、私が窓を閉めて彼をつかまえたら、二人ともベッドに仰向けに倒れました（すすり泣く）。私は、彼をつかまえてたんです。

彼が私の腕に切りつけました。何が起こったかわからなかったけど、私は腕を動かしました（右の前腕の複数の切り傷を見せる）。腕を動かすと、みぞおちに肘鉄をされました。彼をまた片手でつかまえると、腕に切りつけられたり噛まれたりしました（右前腕の複数の切り傷と打撲傷を見せる）。私は、ベッドサイドにあったネクタイを手に取って（すすり泣く）、左側のベッドサイド・キャビネットの上にあったんですが、それで首を絞めました。彼を傷つけるつもりじゃなくて、ただ私を殴るのをやめてほしくて、よくわからないけど、それ以上殴られたくなくて。『あっちへ行ってよ』『放してよ』と叫んでいました。放して！　放して！　と。それから、彼がぶたなくなったから、家を飛び出して、ここへ来たんです」

Q：トニー〔アンソニーの愛称〕の首を絞めていたとき、あなたはベッドで彼にのしかかっていたのかな？　それとも、彼があなたの身体に乗っかっていた？　あるいは、横に並んでる状態だったのかな？　どれだい？

A：横に並んでる、に近い状態でした。私はベッドの左側にいたの。仰向けになって。彼は私より下のほうにいて、私の片足の上に乗っかってました。身動きできなくはなかったです。みぞおちを何度か殴られたから、ネクタイを彼の首に巻いて……（むせび泣く）。

Q：それから……？

A：ネクタイを交差させて、殴るのをやめさせたくて、強く引っ張りました。どれくらいの間だったかはわからないけど、彼が殴るのをやめたので、家から駆け出してここへ来たの。

Q：彼を殺すつもりだったの？
A：（むせび泣く）いいえ、殺したくありませんでした。
Q：彼を殺してしまった、と思った？
A：傷つけたことはわかっていました。彼がずっと息を吸おうとしてたから。顔色が紫っぽくなって。口が、舌が、舌が出てきて……私、彼を見たから。怪我をさせてることはわかりました。とにかく私は、家を出なくちゃいけなかった。トニーを助けてもらうために、ここへ来なくちゃいけなかったの。すぐ男性に、警察の人に伝えました。

テリーザはさらに、過去にトニーから暴力を受けていたと供述した。それでも、泣きじゃくりながら、「トニーを愛してるし、彼には私が必要だと感じてました」と口にした。どうやら彼女はとても若い母親で――トニーとの間に、二人ともまだ10代のうちに子どもをもうけたに違いない――「彼には私が必要だ」という思い込みから、虐待関係に陥っていたように見える。

彼女の供述には、心を動かされた。やり返したのはこれが初めてで、トニーからとてつもない身の危険にさらされて仕方なく……と主張している。時折、加害者が明らかに被害者に見える事件もある。それに、テリーザは苦しんでいて、後悔もしている。それでも検察当局は、私の証拠を根拠にするつもりだ。証拠に偏りがあってはいけない。そういうわけで、私は単純明快な「真実」に従うと心に決めていた。そして、何かと人を欺きがちな「感情」にその単純さを曇らされてはならない、と。

この事件に関する会議が、中央刑事裁判所（オールド・ベイリー）の真上にある検察庁の部屋で開かれた。ここの法廷は荘厳な雰囲気で、木製の羽目板で覆われている。英国中の法廷を見回しても、オールド・ベイリーの第一裁判所ほど、参加者に正義感と歴史と重要性を感じさせる場所はない。

ところが、真上のオフィスには、荘厳さの欠片（かけら）もない。

家具がぼろぼろの、窓の建てつけの悪い部屋で待っていると、いきなり検察側の弁護士たち〔英国では、事件ごとに任命された弁護士が検事の役目を果たす〕が飛び込んできた。階下の法廷での裁判を終えてまっすぐ上ってきたらしく、ガウンをまとったままだ。ウィッグをテーブルにポンと投げると、正式な手続きが始まる前に、私の名を呼んで挨拶をしてくれた。ほどなく二人の刑事も到着した。検死・解剖を共にすると絆ができるもので、私たちは友人のように温かい握手を交わした。

みんなで大きな傷だらけのテーブルを囲んで座り、陶器のマグカップで紅茶を飲んだ（法廷弁護士は、使い捨てのプラスチック・カップなど使わない）。目の前には、さまざまなファイルや写真が広げてある。ロンドン警視庁の写真はすべて、硬い茶色のカバーがついた黒いプラスチックの輪っかでまとめた小さなフォルダーに入っている。

みんながテリーザ・レーゼンビーの主張について議論している間、私は黙っていた。罪状は「謀殺」だが、テリーザの弁護士はきっと「限定責任能力状態での故殺（非計画的殺人）」で有罪の申し立てをしてくるだろう、と誰もが思っている。そちらのほうが刑はずっと軽い。そして刑事たちは、それが通ることを熱望している。二人とも明らかにテリーザを気に入っていて、「正当防衛だった」と信じているのだ。実際、謀殺罪に問われているというのに、警察は彼女の保釈に異議すら唱えなかった。

「シェパード博士、警察の事情聴取は読まれましたか？」と、検事（検察側の弁護士）が聞いた。

「ええ」

「それと、テリーザがネクタイを手に取る前に、彼が何をしたか、写真を見ました？」と刑事が聞く。

「いいえ。そういった写真は受け取ってません」

さまざまな写真をくまなく調べた上で、検事がフォルダーを作成していた。私がいつも見る警察の写真フォルダーには、殺害現場と検死・解剖の写真が収められている。このフォルダーは、それとは別物だった。中を開くと、若くて美しい女性がこちらを見ている。元気に生きている女性の写真だ。「つまり、これがテリーザなんですね」と私は言った。

彼女の若さと健やかさが、写真を明るく照らしている。爽やかな顔をして、長い赤毛を感じよく後ろで束ねている。何ヵ月も前に刑事が話していた通り、確かにかわいらしい顔立ちだ。いつもの殺人事件の容疑者とは、およそ縁のない世界の住人に見える。

みんなが紅茶を飲みながらおしゃべりしている間に、私は一枚一枚、じっくり写真をチェックした。そして、ついに顔を上げた。「私が思うに……」そこで言葉を止めた。本当にそうだろうか？　先入観に惑わされ、ミスが悲惨な結果をもたらすことを忘れてはいけない。

刑事たちがまじまじと私を見た。次の言葉を待っている。

検事たちは、きゅっと眉をひそめた。沈黙が長すぎたようだ。

「それで？」と、検事に促された。ためらっているること自体が、言わんとしている中身の信憑性を疑わせる、と言いたげな口調で。

そのとき思い出したのは、検死・解剖の日に疑念がわいて、もやもやが消えなかったこと。あのときすでに、事実と供述の間に齟齬を感じていたのだ。そして今、「真実」と「テリーザが話す真実」との間に、もう一つ大きな食い違いを見つけてしまった。

そう、間違いない。

「私が思うに、テリーザの傷はすべて、自分でつけたものです」

検事が口をあんぐりと開けて、私を見た。「ええっ？」

「彼女がすべて、自分でやったことです」

若いほうの弁護士が、写真に手を伸ばした。

「こういった腕の切り傷。これらを自分でやったとおっしゃるんですか？」

「その通りです。アンソニー・ピアソンがガラスやカミソリやその他の物で彼女を襲ったから、正当防衛で殺害した――とは思えません」

みんなが、さっと顔を見合わせた。

「そう裁判でおっしゃるつもりですか？」

「はい。もちろん、もっと時間をかけて、事件を調べたいとは思いますが」

「なぜだ……？」。刑事部警部は動じるタイプではないが、沈んだ表情で言った。「トニー・ピアソンが彼女に切りつけたんじゃないと、なぜそんなに自信を持って言えるんだ？」

実は、写真の傷はどれも「自傷」の典型的な特徴を示していた。襲われた人間は、身をかわしたり、よじったり、動いたり、なんらかの行動を取る。それは抑えようがない。身動きが取れない場合（テリーザは、動けたと話している）や、ドラッグやアルコールで身体の自由がきかない場合（テリーザは、明らかにそうではなかった）を除いて、誰かに皮膚の同じ場所を、同じ方向に、何度も何度も切られることはない。

ほかにも証拠はあった。傷は、自傷に最もありがちな場所にしかついていない（そこが「ありがち」なのは、自分の手が届きやすいからだ）。その上、ほどほどの力しか込められていない。頭に血が上って誰かを襲うとき、力いっぱい切りつけるのは難しくないが、自分を思いきり傷つけるのはとても難しい。そんなすべてを説明した。「これらはどう見ても、防御創ではありません」

検察側の二人の弁護士はまた顔を見合わせ、刑事たちに目を向けた。改めて気づいたのは、警察は謀殺罪で起訴しながらも、明らかにテリーザに好意を持っていること。刑事の一人は、彼女の写真が入ったフォルダーを手に取って言った。

「この子の顔を見てくださいよ。トニー・ピアソンが傷つけたに違いありません」

私は、首を横に振った。「いいえ。これは、爪でつけた傷です」

そう言って片手を自分の顔に当て、引っかくふりをした。同じ場所に、同じ方向に。

「私の記憶が確かなら、被害者の爪は噛んで短くなっていました。とてもこんな傷はつけられません」

私は、検死・解剖のフォルダーに手を伸ばした。検死・解剖のときに取ったメモも添付してあるから、動かすと、あのにおいがかすかに漂った。折れたニワトコの枝みたいにピリッと鼻を突く、遺体安置所のにおいだ。大急ぎでフォルダーをパラパラめくるうちに、アンソニーの指がはっきり写った写真を見つけた。

「ほら、明らかに爪を嚙んでましたよね。これでは引っかき傷はつけられません」

ファイルを渡すと、刑事たちがじっくりと見て、検事に渡した。検事は眼鏡をかけてまじまじ見つめると、若手弁護士の前に置いた。彼は辛うじて一瞥すると、慌ててファイルを閉じた。

私は、テリーザの写真を手に取った。

「一方……」と言いながら、テリーザの爪が見える1枚を取り出した。「普通の長さにカットされていますが、間違いなく、自分の顔を引っかくことはできたでしょう」

みんなが写真を回し見ている。そして、押し黙った。

「では、テリーザの腕の嚙み痕はどうなんです？」と、検事が説明を求めた。

「自分で二の腕を嚙むことはできたでしょう」

私は、巧みにとは言えないが、自分の腕を嚙んで見せた。それからまた、写真フォルダーを開いた。「それと、よく見てください。嚙み痕のサイズから、口が小さかったことがわかります。男にしては小さすぎる。もちろん彼女の口のサイズを測ることで確認できますが、法歯学者にテリーザを調べてもらう必要があるでしょう。嚙み痕はかなり個人差がありますから」

また沈黙に包まれた。

「確か、おっしゃってましたよね」と、私は警部を見て言った。「テリーザが警察署の外に現れたとき、最初は救急車を呼んだ。でもそのあと――」

「われわれが怪我を調べて、キャンセルしたんだ」と警部は認めた。

「ひどい怪我じゃない、と判断したからですよね」と、私は念押しした。

検事が聞いた。「今日は、それを伝えようと思って、ここにいらしたんですか？」

「私は写真を見てはいませんでしたが、確かに、テリーザの供述は真実じゃない、とお伝えするつもりでした。事情聴取の記録を読んだときに、わかったんです」

検察はわくわくした表情を見せたが、警察は疲れた顔をしている。だまされていたんだろうか？　といぶかしむように。

私は自信を持っていた。少なくともこの証拠をめぐっては、ガイズ病院の同僚とも議論し、全員の見解が一致したのも自信の根拠になっている。索痕からわかるのだ。テリーザは本人の供述通りに、彼の首にネクタイを巻いて、交差させ、きつく引っ張ったりはしていない。ネクタイは、首に巻かれていないし、交差してもいない。首の前面を横切っただけなのだ。

私は言った。「最初は、彼女が後ろからネクタイの両端を引っ張って、絞殺したに違いない、と思いました。でも彼女は、彼が絞め殺されるときの顔を、それは正確に説明してるんですよ」

「テリーザは、彼の目の前にいた、と言っていたよ」

「少なくともそれは、本当だと思います。しかし、彼女が言うような形で絞めた場合、意識のある成人男性なら、たやすく止められたでしょう」

みんながその先を待っている。刑事は戸惑った顔で、こうつぶやいた。

「じゃあ、どうやって……？」

「トニー・ピアソンは泥酔していた。酒気帯び基準の三倍近くまで。それに、大麻も吸っていたから、アルコールの影響がさらに強く出ていたでしょう。一番ありそうなシナリオは、彼が何もできない状態でベッドに横たわっていた、というものです。彼女はただネクタイを首の前面に当てて、押しつけたんだと思います。彼は酔っ払っていて抵抗できなかった。彼がうつ伏せに寝ていて、その首の下にネクタイを通して、その両端を後ろから引っ張った、と考えることもできますが、その場合は、死ぬときの表情をあれほど正確に描写できなかったでしょう」

検事が身を乗り出した。

「アパートで喧嘩はなかった、とおっしゃるんですか？　事件を正当化するために、彼女がすべてでっち上げたと？　つまりその……」

「アパートで、いさかいはあったと思いますよ。とにかく、ご近所が物音を聞いてますから。でも、彼女が説明しているような大きなものではなかった。彼女が暴力を受けていた証拠も、彼女の行為が正当防衛だった証拠もありません。それどころか、彼が無意識か、ほぼ意識がないときに絞殺したに違いないと思います。その後、自分で自分に傷をつけたんですよ」

全員が、全員を見回している。

「今回は、故殺を受け入れるわけにはいきませんね」と、検事が言った。「これは謀殺だ。だから、正当防衛で逃がすわけにもいきません」

私たちは互いに握手をして、それぞれの場所へ向かった。裁判は数週間後に予定されており、次に会うのは法廷になりそうだ。


駆け出しの頃は、出廷すると緊張のあまり、質問してくる弁護士を見つめ返すのがやっとだった。勇気を出しても、裁判官に目を向けるくらいが関の山だった。

そんなある日、イアン・ウェストが、証人席にいる私を見にやってきた。そして終了後に、パブでこう言った。「さて、君の言うことを信じ、君の証言を理解する必要があるのは誰だ？」

イアンはいつも通り、私が答える前に自分で答えを言った。

「弁護士じゃないぞ。絶対だ。弁護士は君が何を言うつもりかを知っている。それに、自分が君に何を言わせようとしているのかもわかってる。裁判官はどうかって？　君の仕事は裁判官を納得させることでもない。陪審員だよ」

イアンは、大きな頭を振ってうなずいた。

「陪審員だ、ディック」と、スコットランド訛りのしゃがれた声で言う。「陪審員。陪審員を忘れるな」

もちろん、イアンの言う通りだ。法廷では、イアンはまさに水を得た魚だった。彼にとっては12人の善良な市民も、傍聴席も記者席も観客で、観客の前で演じ損なったことなど一度もないのだ。私は俳優じゃないから、感情豊かで愛情あふれる夫になれないように、法廷ドラマもうまく演じられない。

それでも、イアンから学ぼうと、オールド・ベイリーで彼の動きを研究した。イアンは弁護士の質問に耳を傾けると、一瞬考え込んでから陪審員を振り返り、しばらく黙って深く息を吸い、証人席の縁に両手を置いて大げさなジェスチャーを繰り出しながら質問に答えるのだ。まるで陪審員に尋ねられたみたいに。イアンの目は絶えず陪審員に向けられ、自信たっぷりに言葉を伝えていく。陪審員はきっと、自宅のリビングで「ロイヤル・シェイクスピア・カンパニー」のお芝居を見ている気分だったはずだ。

イアンのパフォーマンスには遠く及ばなかったが、レーゼンビーの裁判が開かれる頃には、極力陪審員に目を向けられるようにはなった。私が出廷するのは、評決を下すためではなく科学的証拠を提示するためだから、昔も今も被告人のほうは見ないようにしている。だが、初期の頃は、好奇心を抑えられないこともあった。自分が最終結果を目にした凶悪犯罪で告発された人物を見たい、という衝動を抑えきれないのだ。そして、たいてい呆気にとられる。ほとんどの殺人者は、ごく普通の人に見えた。みんな温厚そうで、電車で隣に座っても、きっと気づかないだろう。あなたが落とした切符を親切に拾い上げてくれるまで。

レーゼンビーの刑事裁判の証人席に入るとき、私はちらっと被告人を盗み見た。

そこには、若い女性がいた。殺害直後に撮られた写真と同じように、かわいらしくて爽やかな顔をした、利発そうな子だ。赤い髪を、きちんとかわいくポニーテールにまとめている。私が証言すると、彼女の目は涙でキラキラうるんだ。弁護士がそっとティッシュを手渡すと、頬を押さえてうなだれた。陪審員たちが、哀れむように彼女を見つめているのがわかる。こんなに小柄でか弱い女性が、英国史上稀に見る女性絞殺犯になれるものだろうか？　冷酷非道な殺人を犯し、冷静沈着に自分の身体中に偽りの傷をつけ、涙ながらに警察署に出頭するなんて、できるものだろうか。到底あり得ない気がした。自分で出した結論を疑いそうになる。

それでも反対尋問の間、私は自分の主張を守った。あとで知ったのだが、私の調査結果と見解を調べ直すよう指示された弁護側の法病理学者も、報告書に異議を唱えなかった。彼も確認したのだ。テリーザの傷の少なくとも一部、もしくは大半が、自分でつけたものだと。

検察は私の証言をもとに、「テリーザは、恋人が意識を失っているか、動けず抵抗できない状態のときに絞殺した」という主張を貫いた。すべての証拠が、「テリーザは、泥酔状態のアンソニーから身を守る必要はなかった」と示していた。

それでも、誰にとっても信じ難いことだった。こんなにかわいらしい、罪を悔やんでいる女性が、命の危険もないのにこれほどのことをするなんて。陪審員にとっても、信じ難かったのだろう。彼らは、「正当防衛だった」というテリーザの主張を受け入れて、無罪評決を下した。

テリーザの弁護団は、「検察は、合理的疑いの余地なく被告人の有罪を証明できてはいない」という主張で、陪審団を納得させた。「合理的疑いの余地なく」は、飛び越えるには高いハードルだが、自分が被告人席に座っていたら、きちんと課してもらいたいハードルではある。

それでも、テリーザが無罪になったのには愕然(がくぜん)とした。アンソニー・ピアソンが私を通して語っている言葉に、陪審員が耳を傾けていないのは明々白々だった。証拠を無視した彼らの評決は、「虐待の被害者」とされる女性への同情票にすぎないと感じた。

その晩、ジェンは目を大きく見開いていた。夫が事件について長々と、心のままに語っていたからだ。私が殺人者だと信じて疑わない女性が自由の身になってしまった。私は、彼女の若さと美しさが無罪放免の理由じゃないかと疑っていて、「そんなのおかしい」と考えている。「若くてかわいい女の子が被害者だ、ってパターンを覆してるところが興味深いよね」とジェンが指摘した。いつもは淡々としている夫が、感情をあらわにする様子に戸惑っている。私自身も、普段は避けているはずの感情に、怒りのゾーンにうっかり踏み込んで、気まずさを感じ始めていた。

「ちょっと気持ちを落ち着かせたほうがいいんだろうね」と私は言った。「裁判がおかしな方向に進むたびに、こうやって腹を立ててもいられない」

そして、もちろん落ち着かせた。レーゼンビーの事件はおそらく、私が裁判の結果に感情移入した最後の事件だった。私の仕事は科学的事実を確認することだ。そして、その真実を陪審員に伝えること。彼らには、それを好きなように処理する権利がある。彼らは事件にまつわるすべての陳述を聞き、詳細を耳にしているのだから。私はめったにそこまでしない。今の私は、ひとたび事実を提供したら、それ以上関わりたいとは思っていない。

つまり、もう事件に感情を揺さぶられることはないのだ。被告人を盗み見ることも、裁判結果について警察官を質問攻めにすることもない。ある事件で証言しても、評決を知らされないことも多い。新聞報道を見落としたら、警察官や事件に関わっていそうな同僚に尋ねるしかないのだ。レーゼンビーの裁判以降は、もう尋ねるのはよそうと決めた。評決に関心を持つのはやめて、自分の証拠だけに心を注ぐのだ。「犯人が投獄される姿を見たい」などと十字軍のような情熱を覚えるべきではないし、陪審員に「私の調査結果を正当化してほしい」と望むべきでもない。法廷でのパフォーマンスに全身全霊を注ぎ、陪審員の不本意な評決に落ち込むのは、イアン・ウェストに任せよう。今後は、遺体安置所で学んだ「心の距離を取るコツ」に磨きをかけていくつもりだ。

そうジェンに話すと、妻は悲しそうな顔をした。

「さらに距離を取るの？　それって、すべてに対するあなたの答えでしょ」

「評決を気にかけてちゃいけないと思うんだ。これについては、間違ってない自信がある」と私は言った。

ジェンは肩をすくめた。「あなたがあんなに情熱を込めて事件の話をするのを見るのは、面白かったわ。たぶん、もっと頻繁にやるべきよ」

私はぶるっと身震いした。情熱。そんなものは、まったくもって感じたくない。ましてや、もっと頻繁にだなんて。そんなものがあるから、人はさまざまなトラブルに巻き込まれるのだ。

18 大規模災害における法医学者の仕事

1980年代後半の英国は、多くの人命が奪われるさまざまな災害に見舞われたが、「事故」と呼ぶのにふさわしい災害はわずかしかなかった。ほとんどの災害が大きなシステムの破綻をあらわにしていた。あるいは、おそらく、戦後の「自立」の価値観が「自己と国家の利害の対立」へと変貌していく時期だったのだろう。確かに、人口が増えるに従って人々の姿勢は変わり、私たちが頼るシステムも、規模の大きさや事態の複雑さに対処しなくてはならない時期を迎えていた。

1987年3月、車両と旅客を運ぶフェリー「ヘラルド・オブ・フリー・エンタープライズ」号が、ベルギーのゼーブルッヘ港を出た直後に、船首ドアの閉め忘れが原因で転覆した。193人の乗客と乗員が死亡した。

1987年8月、マイケル・ライアンがハンガーフォードで連続殺人事件を起こし、31人を銃撃したあとに自殺した。

1987年11月、キングス・クロス駅のピカデリー線のエスカレーターに火のついたマッチが投げ捨てられ、火災が発生し、31人が死亡し、100人が負傷した。

1988年7月、北海の石油掘削・集積施設「パイパー・アルファ」で爆発が起こり、167人が死亡した。

1988年12月12日、クラパム・ジャンクション駅を出たあたりで、信号故障が原因で3台の電車が衝突した。乗客35人が死亡し、400人以上が負傷。うち69人が重傷だった。

その月の後半、スコットランドの町、ロッカビー上空でパンアメリカン航空のジャンボジェット機に仕かけられた爆弾が爆発し、搭乗中の259人全員と地上にいた11人が死亡した。

それから3週間も経たない1989年1月8日、ブリティッシュ・ミッドランド航空のボーイング737型機のエンジンが破損し、パイロットのミスも重なって、イースト・ミッドランズ空港の滑走路の手前にある「M1高速道路」の土手に不時着した。126人の乗客乗員のうち、47人が死亡し、74人が重傷を負った。

1989年4月、シェフィールドのヒルズボロ・スタジアムで、プロサッカークラブ「リヴァプール」の96人のファンが圧死し、700人以上が負傷した。2016年になって、ようやく二度目の死因審問で、「犠牲者は、重大な過失により不法に殺害された」という結論が下された。警察、救急車サービス、スタジアムの安全基準、といったすべてが批判を浴びた。

1989年8月、ロンドンのテムズ川でクルーズ船と浚渫船（しゅんせつせん）〔水底の土砂を掘り取る船〕が衝突し、51人が死亡した。大半が30歳未満の若者だった。

どの災害も、国を震撼させた。どの災害も、さまざまな感情が落ち着き、相互に絡み合ういくつもの原因が解き明かされ、分析されたのちに、最終的には大きな改善につながった。古いシステムは見直され、健康・安全の文化が花開き、雇用主は訓練の大切さや、リスクと責任に対する企業や国の取り組みの大切さを認識し始めた。こうした分野がにわかに重要性を増し、安全確保はもはや経営者がつけ足しで行うことではなく、必須事項になった。

私はこうした事件の多くに、緊急段階や調査段階で関わった。法病理学は、こうした事件から集団災害への対処法を大いに学んだ。もちろん私も。重大な転機となったこの時代に多くの教訓を得たおかげで、私たちは2000年代の恐ろしいテロに効果的に対処できたのだ。

私にとっては、そうした最初の事件が、ハンガーフォードだった。ただし、1980年代後半は主に交通災害の時代だったから、その中で最初に担当したのは、クラパムの鉄道衝突事故だった。イングランド南海岸から来た高速旅客列車が通勤客を満杯に乗せて、クラパム・ジャンクション付近の青信号を通過し、月曜の朝8時10分にカーブを曲がった。すると、同じ線路上にベイジングストーク駅から来た鈍行電車が停車していた。

避けようのない衝突が起こった。信号が赤でなくてはならなかったのに、青だったからだ。ワイヤーが1本、緩んでいたからだ。電気技術者がその状態を放置していたからだ。彼が13週間にわたって一日しか休んでいなかったからだ。しかも、上司はみんな彼がきちんとやっていると思っていて――のちの捜査で、実は16年間にわたって危険な状態だったことが判明したが――彼の仕事を誰一人、監督も点検もしていなかったからだ。理由は彼が信頼されていたからだ。それに、そもそも点検の文化がなかったからだ。

しかし、事故の根本原因は、鉄道会社が大急ぎで信号機のワイヤーを交換したことにある。なぜワイヤーの交換を？　１９３６年から使われていたからだ。つまり、ワイヤー交換は鉄道の「安全性を高めるために」行われたことだった。私たちは、ある自然の法則の中で暮らしている。それは、私が担当する仕事の大半を引き起こしているように見える。そう、「予期せぬ結果の法則」だ。

この衝突で、高速列車は右に倒れ、反対方面に向かう隣の線路上の3台目の電車にぶつかった。幸い、ハスルミアに戻るこの列車は空っぽだった。運転手は、前方で起こっていることに気づいたが、停車する時間はなかった。高速列車の後ろから来た4台目の電車はスピードを出してはいたが、ほかの列車の衝突を受けて電流が自動停止して減速し、カーブのあたりを惰行していた。運転手はなんとか非常ブレーキをかけて、辛うじて衝突を避けた。

死亡した35人は全員、高速列車の前方の2車両に乗っていた。二つの車両は片側が大破し、衝突部分のあたりは完全に崩壊していた。現場を最初に担当した上席の消防隊員は――衝突が厄介なことに、木々に覆われた深い切り通し〔山などを切り開いて通した線路〕で発生したので――現場を見下ろし、直ちにさらに8台の消防車、8台の救急車、外科用具、閉じ込められた乗客を引っ張り出すための切断・吊り上げ機を手配した。

巷（ちまた）の防災計画にはたいてい被災者のことしか書かれておらず、一見しただけで不十分だとわかる。交通や駐車場などささいな問題だと思うかもしれないが、それらに急いで対処しなければ、レスキュー車は速やかに現場に出入りできない。現場をアクセスのよい状態にし（この事故の場合は、木々や柵が取り除かれた）、病院も警戒態勢を取って、重傷者の搬送を連係して行わなくてはならない。医療チームも到着しなくてはならない。歩行可能な負傷者のための「負傷者センター」を設置し、「負傷者収容所」に加えて「仮設遺体安置所」も用意しなくてはならない。乗客全員の所在確認を行い、心配している家族になんらかの形で情報を伝えなくてはならない（１９８８年には、携帯電話がなかった）。担架を運ぶ人や、医師に医薬品を届けるスタッフも必要だし、活動全体をまとめる前線管理者も必要だ。前線管理者は、救助隊同士がコミュニケーションできるよう無線回線を確立する必要がある。

これだけの大仕事を迅速に進めなくてはならないが、迅速に動けるのは、計画し、練習をした場合だけだ。偶然にも、１９８８年12月12日は、最寄り病院であるトゥーティングの聖ジョージ病院に新設された「救急救命科」の初日だった。そのため、最初の「非常警報（災害通報）」を受けたスタッフは説得される羽目になった。「この鉄道事故は本物で、別の病院の仲間からのいたずら電話ではありません」と。

クラパムの救助活動に携わった総人数は、けた外れだった。ロンドン中から集まった人たちが向かった先は、「ロンドン消防隊」「ロンドン救急車サービス」「ロンドン警視庁」「英国鉄道警察」「英国緊急治療協会（ＢＡＳＩＣＳ：特別な訓練を受けた医師たち。大半が総合医で、災害時には職場を離れて駆けつけられるよう待機している）」「英国国鉄」「ワンズワース・ロンドン自治区（幸い独自の緊急時の計画を用意していた、当時の国内では稀な自治体の一つ。計画は早速活用され、134人の貴重な人材が提供された)」、そしてもちろんキリスト教系の慈善団体「救世軍」だ。救世軍は緊急支援車両(キャンティーンカー)で到着し、飲み物や食べ物といった救援物資を届けるだけでなく、救助者やスタッフや家族に安心感を届けてくれた。

救急サービスの第一の役割は、間違いなく、生存者を保護すること。最速で閉じ込められている人たちを救出し、負傷者を安全な場所に避難させることだ。それが終わってはじめて死者に対応する。

ロンドン消防隊は、最初に現場に到着し、列車への電力が断たれていることを確認した上で、ショックを受けてはいるが歩ける負傷者を降車させた。彼らは近くのエマニュエル・スクールとラウンドハウス・パブに設けられた「負傷者センター」まで案内された。また、スペンサー公園にも「負傷者収容所」が設けられていた。

67台の救急車が、負傷者を病院へ運んだ。現場で死亡した33人は、現場に残された身体の一部と共に搬送された。まず仮設遺体安置所に運ばれたが、当然、滞在時間は短かった。検死官が大勢の葬儀屋を手配したので、彼らが遺体と遺体の一部を回収したのだ。そうして、完全な身元確認と検死・解剖のために遺体安置所に運ばれた。どんな集団災害でも、負傷者への対応と並んで大きな問題となるのが、亡くなった人たちをどこへ運ぶのか、である。

午後1時4分には、負傷している最後の生存者が、列車から担架で運び出された。3時40分には、残骸の中から最後の遺体が回収された。残念ながら、法病理学者は一人も現場に派遣されなかったから、発見された場所で遺体を詳細に映した写真は一枚もなかった。それがあれば、身元確認の助けになっただろうし、間違いなく傷の分析にも大いに役立ったはずだ。

遺体の受け入れ先として選ばれた安置所は、最近改築されたばかりの最先端施設、ウェストミンスターだった。ガイズ病院の私たち四人が、遺体安置所に向かった。責任者は、もちろんイアンだ。そこに、私たち（とロンドン警視庁）の秩序を保ってくれる、パムも加わった。最初は何人の死者が運ばれてくるのか予想もつかなかったから、みんなでフローチャートを作成し、遺体が安置所の中をどのように進んでいくのかを明確にした。まず、到着した遺体や遺体の一部に番号をつけ、ラベルを貼り、写真を撮ることから始める。次に、それぞれが、番号がつけられた特注の冷蔵庫に入れられる。

私たち四人は、遺体安置所のスタッフの助けを借りながら、同時に作業をする。そして、誰か一人が自由になると、すぐ次の遺体が、警官の付き添いのもと冷蔵庫から取り出され、また写真を撮られる。これは「証拠保全」に欠かせないプロセスだ。つまり、遺体安置所に「遺体23」として入ってきた遺体は、私たちが「23」として調べた遺体であり、その「遺体23」は最終的に、検死官が納得いくまで身元確認を行ったあと、埋葬のために葬儀屋に委ねられた――と証明できなくてはいけないのだ。

最初は、完全な検死・解剖は行わず、遺体の身元確認につながる情報に重点を置いた。全身の外観、アクセサリー類、着衣、タトゥー、それから、手足が欠損しているなどの大きくて明らかな傷を記録していった。警察は、身元確認書類に書き込む。遺体の指紋を取り、きれいにしていく。遺体を二度目に冷蔵庫から出すのは、完全な検死・解剖を行い、血液サンプルを保存するためだ。

身元確認は、どんな集団災害においても、昔も今も法病理学者にとっての最優先事項だ。このときも、心配し、確かな情報を必死で求めている家族が大勢いた。コールセンターの電話番号が、メディアを通して家族や友人のために公開されたが、当時は「順番待ちシステム」がなかったから、いつかけても話し中だった。それがどれほどの怒りや苛立ちをかき立てたかは、想像に難くない。それでも、この教訓から学んで以降、コールセンターの設計が見直され、体系化された。この事故の死者は35人だったが、事故の翌日には、コールセンターに８０００件の電話が殺到し、病院や遺体安置所にまでさらに多くの電話がかかってきた。

軽傷の場合は、警察が電話で連絡していた。悪い知らせのときは、警官が直接伝えていた。しかるべき配慮をせずに、夫が亡くなってもいないのに「亡くなりました」と言われたり、逆のことをされたりも、珍しくなかった。たとえば、列車には同姓同名の人が四人も乗車していた。しかも驚いたことにそのうち二人は同じ車両に乗っていて、死亡したのは一名だけだった。

当時の身元確認では、指紋と歯形だけが本当に信頼できる手段だった。遺体と一緒に届いたハンドバッグや財布といった携帯品に頼っても、らちが明かなかった。ほぼ例外なく、遺体袋に入っていた人の持ち物ではなかった、と判明するからだ。おまけに警察や消防隊は人体組織をもれなく回収するのに没頭するあまり、彼らが同一人物のものだと思って遺体袋に入れた三つのパーツが、別の三人のものだと判明することも多々ある。このときは約60個の身体のパーツ――頭、脚、顎、内臓――が回収されたので、すべて照合していかなくてはならなかった。

検死局のスタッフと警察が詳細事項をデータベースに入力すると、それが少しずつ、完全な一人の人間となってサイバースペースに姿を現し始める……男性、44歳くらい、身長183センチ、肥満気味、薄毛、右肩に痣、先頭車両に乗車……そうして、ようやく名前を持つ人物に変わる。身元確認に至ると私たちはホッとするが、当然ながらその時点で、家族や友人の一縷の望みは潰えてしまう。

私たちは、翌朝の明け方まで仕事を続け、一回目のチェックを終わらせた。それから疲労によるミスを防ぐため、帰宅して睡眠を取り、また早めに戻って検死・解剖を始めた。事故のあと病院で死亡した数名の遺体が、新たに到着しだした。さらに仕事量は増えるが、彼らは全員、病院で家族が身元確認をしていたので、作業はかなりラクだった。

列車の先頭あたりで死亡した人の大半は重傷を負って亡くなったが、最初の衝突だけでなく、強い力で座席から押し出され、車内の硬い物に身体を激しく打ちつけて死亡していた。なかには外傷性窒息で亡くなった人もいた。座席のテーブルが押し戻されて腹部を圧迫したり、ほかの物が落ちてきたりしたせいだ。私たちの調査結果をイアン・ウェストがまとめた総合報告書から、人々は多くの教訓を学んだ。たとえば、座席を床にしっかり固定すること、硬い平面のデザインを見直して、衝突の際の反発力を和らげること、などである。「シートベルトが必要だ」という声も上がったが、現実的ではないので、これまでのところ列車には設置されていない。この事故を通して、当時、信号装置を管理していた英国国鉄は、日々の安全システムと危機管理システムのどちらにも多くの改善が必要だと学んだ。クラパムの灰の中から復活を遂げた不死鳥（フェニックス）がいたとしたら、こうした改善がそれだった。

そして私個人にも、フェニックスが現れた。

災害のあとの遺体安置所は多忙を極め、誰もが全力で取り組んでいた。私も同じだった。被害者を見て思ったのは、どの人も、ある朝仕事に出かけ、職場に到着できなかったということ。その代わり、押しつぶされ、切断され、家族があとに残された。この悪影響は、何年も何年も続くだろう。そんなふうにいろいろなことを考えたが、感じるわけにはいかなかった。そう、何一つ。感情が高ぶると仕事にならないとわかっていたから、感情の扉は固くしっかりと閉じておかなくてはならない。

ある時点で、ふと顔を上げると、何時間もそばにいる警官の顔から、血の気が引いているのに気がついた。

「ちょっと一休みしますか？　具合がよくなさそうだ」と言うと、警官は言った。「先生、大丈夫だと思います。頑張れる理由があるから」

「パブで一杯やる」とか「彼女に抱きしめてもらう」とかご褒美を語るんだろう、と続きを待った。すると、彼は言った。「飛行機の練習があるんです」

きっと聞き間違えたに違いない。飛行機がどうのこうのと言った気がしたけど……？

「そうですよ、先生。シフトが終わったらすぐ、飛行機の練習があるんです」

彼をじっと見つめた。「飛行機を操縦するの？」と、信じ難い思いで聞く。「私もずっとやってみたいと思ってたんですよ！」と、思わず言った。「でも余裕がなくて」という言葉はのみ込んだ。

そもそもみんな、飛びたいと思ったことはないのだろうか？　でも、お金はどうすればいい？　毎日の生活に、飛行機をどうやって組み込めばいいのだろう？　家、講義、部内会議、検死・解剖、出廷、そのどこに滑り込ませるのかを考えると……やはり、検討する意味はないような気がする。

警官が言った。「いいですか、先生。上空の新鮮な空気はどんなときも、遺体安置所のにおいなんか吹き飛ばしてくれますよ」

さっと自分の周りを——今取りかかっている押しつぶされたたくさんの手足を——見回した。雲の上のほうが素敵なことは誰にだってわかる。

警官は言った。「ロンドン警視庁には飛行クラブがあって、ぼくはそこで飛んでるんです。興味があったら先生も参加できると思いますよ。ぼくらとこんなに親しく働いてるんだから」

数週間後、私はビギンヒル空港にいた。正確に言えば、滑走路2‐1の入口に。もっと正確に言えば、二座席の「セスナ152」の中で、飛行教官の資格を持つ警察官の隣に。

座ってコーヒーを飲んでいる間に、教官が初めての練習についてざっと説明してくれた。そのあと、心臓はばくばくし、指は興奮で震え、むき出しの恐怖にみぞおちがゾクゾクしていたけれど、スロットルを開くと、滑走路2‐1が目の前に広がった。

「50ノット（時速約93キロメートル）に達したら、そっと引くんだ」と教官が言う。「そっと！」

その通りにすると、機首が上がった。一瞬、心臓が止まりそうになる。滑走路をゴロゴロ走る車輪の音が次第に薄れ、消えたかと思うと、突然ビューという風の音とエンジン音しかしなくなった。よし！　飛べた。

そのまま上昇していく。高く、高く。深い青色の地平線が、どんどん下へと降りていく。速度を見ると、75ノット（時速約139キロメートル）。さっと雲を追い越した。毎朝、乗り遅れそうな私を、バスが追い越していくみたいに。広大な、なんにもない空を飛んでいる。ちっぽけな金属の箱に乗って。今のところ、墜落する気配はない。

ずっと息を止めていたことに気づいて、ふーっと息を吐いた。そして吸った。思いきって下をのぞくと、ロンドン全域（グレーター・ロンドン）の家々が後ろに、先は南海岸まで、ブライトンまでずっと見渡せた。前方に広がる、息をのむほど美しい田園風景に目を奪われる。ごちそうのような、美しい装いの女性のような、芸術作品のような……まるで雲のピクニックだ。私はすっかり有頂天になった。本当に空を飛んでいる。悲しいことも、面白くないことも振り切って。魂を失ってぴくりともしない人体でいっぱいの遺体安置所、小さな失敗、ささいな悩み、失望、家での沈黙、このところ相次いでいるもどかしい「死因：不詳」、愚かな虚栄心、苛立たしい競争……。人生をどんよりさせる、どうでもいいつまらないことがきれいさっぱり消え去って、底抜けの幸福感がこみ上げてきた。

ケント上空のどこかを漂う小さな飛行機の操縦に集中しながらも、私は確信していた。空がこんな気分にしてくれるなら、飛ぶのをあきらめてはいけない。絶対に。

19 ナイフの専門家

飛行訓練を5時間受けたあと、飛ぶのをあきらめてしまった。自宅が火事になったせいで厄介な問題やら悩み事やらが山積していたから、底抜けの喜びに浸る時間は、速攻でスケジュールから外された。本来なら家族と過ごすべきわずかな空き時間を、空の上で教官と二人きりで過ごすなんて、ひどく身勝手な気がしたからだ。そういうわけで、昼間は執刀ナイフのPM40に、夜は雑事——料理、検死報告書のまとめ、建設業者への電話——に費やす日々に逆戻り。また地上に戻ったのだ。

とはいえ、人生が退屈だったわけではない。バラエティに富む仕事を、私は心から愛していた。ある週は、散弾銃での自殺、一酸化炭素中毒、溺死、刺殺、薬物の過剰摂取、さまざまな原因による突然の自然死……といった具合だ。どの事件にも毎回興味をそそられた。むろん、故人の周りの人たちの感情と距離を置ければの話だが。

薬物の過剰摂取、とくに腕に注射針が刺さったまま亡くなる事件は、まだ稀だった。関心を持った同僚に説明する必要があるくらいには（今日ではもちろん、こんな事件は巷にあふれている）。故人が静脈注射をする薬物常用者だった場合は、HIVに感染している可能性が高いので、薬物死には入念な安全対策が必要だった。AIDSはまだかなり新しい正体不明の怖い病気で、感染についてもよくわかっていなかったから、恐れが病院の廊下にまでまん延していた。

イアン・ウェストは、銃弾や爆弾による死に関しては、英国一、いや、おそらく世界一の専門家になっていた。IRAの活動と共にキャリアは絶頂を極め、彼の仕事は日常的にメディアで大きく取り上げられていた。私は幅広くさまざまな事件を扱えることをとてもありがたく思っていたが、同僚たちからはそれとなく、「専門知識を培えるような分野を見つけたほうがいい」とアドバイスされていた。でも、どの分野がいいのだろう？

薬物死は増加傾向にあり、シンナー中毒死も増えていたが、たいていの場合、法病理学者よりも毒物学者が必要とされた。

赤ん坊？　いや、ご免こうむる。あれほど道徳的に複雑で、精神的にも消耗する事件に喜んで取り組む法病理学者がいるのだろうか？　という気がした。この分野の重要性も複雑さも、その後数年のうちに爆発的に増していくことになるのだが。

私の知的好奇心は、やはりナイフに向けられていた。人類の歴史と共にいにしえの昔からあるこの殺害方法はなくならない、と私は見ていた。この世に人が、いや、女性がいる限り。ナイフによる殺人の興味深い側面に、女性が好んで使うことが挙げられる。ナイフは国中のすべての台所にあるから、いつ殺人事件が起きてもおかしくはないのだ。それに、ナイフは簡単に使える。訓練も専門知識も、強い力すら要らない。被害者に近づくことさえできれば十分だ。とはいえ、家庭や通りで起こりやすいから興味をそそられたわけではない。切り傷そのものから、殺人事件にまつわる出来事を再現できそうだ、と感じることが増えたのだ。もちろん、わかっている。シンプソン教授以後の法医学の世界では、警察は現場再現を適切な証拠と見なしてはくれないようだし、わざわざ時間を取って耳を傾けようという法律家も減っている。それでも、法病理学者になった動機を捨て去ることはできない。私は、死のパズルを解く手助けがしたかったのだ。ただ、「ナイフの専門家になる」と積極的に決めたつもりはない。むしろ、ナイフが私を見出してくれたように思う。

秋晴れの日曜の朝に呼び出しを食らったとき、始めたばかりの趣味は封印された。その日は悲しいかな早起きをして、晴れ渡った空を見上げ、小さな飛行機で飛び回りたい、と思っていたのだ。焼けた自宅を修理して売り、家族で引っ越しの大混乱を経験し、新しい家はなんとか整った……けれど、よくわかっている。仕事と家庭生活の合間を縫って飛行訓練を続けるなんて、土台無理なのだ。

木々が赤や黄色に色づく、すがすがしい肌寒い朝に、私はある村へ向かった。高齢の男性が、台所で喉をかき切られた姿で発見されたのだ。その住所に近づくと、警察の車が何台も道路脇に止まっているのが見えた。疲れた顔の若い巡査が、うわさ話をする近所の人たちに「後ろに下がってくれませんか」と説得を試みている。

高齢の男性は、古い大きな公営住宅で暮らしていた。黒と赤の堅牢な煉瓦造りの一軒家だ。

私が近づくと、近所の人たちはぴたりと口を閉じ、私が巡査に名乗る声に聞き耳を立てた。巡査が立入禁止テープを持ち上げて私を通すと、また一斉におしゃべりを始める。視界の隅にちらりと、パトカーに座っている人の姿が映った。女性が頭を抱えている。

「検死局の者です。こんなに早く来てくださってありがとうございます」と、ドアのところで、大柄で赤ら顔の男性に声をかけられた。すぐに思った。当時の検死局職員の多くがそうだったように、この人も元警察官なのだろう、と。犯罪現場捜査官たちは証拠物件袋を手に忙しく、刑事部の幹部も二人来ている。そこに警察の撮影スタッフが到着した。

「あれが娘さんです」と、女性が座っているパトカーを指して、検死局職員がつぶやいた。

「電話したけど出ないから、慌てて駆けつけたそうです……」

裏口のそばにある台所で、リビングの入口に足を伸ばした高齢男性の遺体が横たわっている。

「ジョセフ・ガーランドさん。82歳です」と、検死局の職員が耳元でささやいた。

ガーランド氏は、右半身を下にして倒れていた。服はぐっしょり血に染まり、遺体の下のキッチンの床も血まみれだ。マットも、食器棚も、壁も、血だらけだった。ガーランド氏はパジャマの上に、ツイードのジャケットを羽織っている。両手は血まみれで、裸足のままだ。開けっ放しの裏口のそばには、血がべっとりついたゴム長靴が揃えてある。後ろで、先ほどの二人の刑事が話す声が聞こえた。

「つまり、犯人たちがドアをたたいたか、被害者が、庭にいるそいつらを見かけたんだろうな。そして、ジャケットを羽織って、長靴を履いて、外へ出て……ナイフで刺されたが、なんとか家の中へ戻った。そしておそらく電話に手を伸ばそうとした……」

私は、ガーランド氏を振り返った。血痕の広がり方がなんだか妙だ。ジャケットとパジャマは、前面がどっぷり血に染まっている。その血はふくらはぎ上部にまで広がっているが、どういうわけか、そこから下は足の裏以外どこにも血がついていない。ところがゴム長靴は、外側も内側上部の細い縁(へり)の部分も血まみれだった。

明らかにガーランド氏は、傷を負ったとき、あるいは負ったあとに、ゴム長靴を履いていたのだ。そして家に入るときに脱いだのだろう。長靴はドアの傍らの、おそらくは定位置に、きちんと揃えてあった。持ち主にはたぶん、家に入るときは長靴を脱ぐという長年の習慣がしみついていたのだろう。「きっと『キッチンに泥を持ち込まないで』ってうるさく言うカミさんがいたんだよ」と、私は誰に言うともなくつぶやいた。

大勢の警官がくまなく捜索している裏庭をじっと見ると、血痕が温室まで続いている。温室の外には植木鉢が積み重ねてあり、汚れた窓から見える内側には、夏栽培のトマトが見えた。秋が近づいて茶色く枯れている。温室の向こうにはガレージつきの駐車場があり、大量の血だまりが見える。明らかにここで傷を負ったのだろう。そのすぐそばに、赤い車がおかしな角度で止まっている。運転席のドアは半開きで、誰かが大慌てで飛び出したあとのようだ。

「娘さんの車です」と、検死局の職員が説明した。

撮影スタッフが最初の仕事を終えたので、私はまた遺体のところへ戻った。ガーランド氏の遺体を回転させると、首筋の、ジャケットの少し上あたりの大きな切り傷が、ぱっくり口を開けて私を見た。ナイフが筋肉と右の頸静脈を切り裂いて、頸動脈の一部も切断している。喉にはほかにも横向きに多くの傷が走っているが、致命傷になった刺創ほど深いものはなかった。

私は、ガーランド氏の両腕、両脚に触れた。死後硬直が始まっているが、脚はまだ完全に硬直してはいない。ここで体温を測った。

別の警察官が、熱心に無線に耳を傾けている。「不審なワゴン車が……20代前半の二人組の男が、今朝老人に近づいていた。庭仕事はないかと尋ねていた。ワゴン車は白のフォードで、ナンバープレートにはおそらくTとKの文字が含まれている……」

「誰かに、ワゴン車の捜査をさせろ」と年長者の声がした。その人物は、そのあと私に「刑事部警視だ」と名乗った。

私は遺体のそばにしゃがみ込んでいたが、立ち上がって言った。「娘さんに、お父さんが左利きだったかどうか、聞いていただけますか?」

警視は私を一瞥してから、パトカーのほうへ消えた。開けっ放しのドアから娘が「左利きです」と、涙ながらに答える声が聞こえる。彼女には問いの意味がわかったらしい。おそらく警視より早く。声を上げて泣きだしたから。

「これは殺人事件じゃありませんね」。戻ってきた警視に私は言った。現場の周りで忙しく働いていた警察官が全員、ピタッと動きを止めた。

「この傷は、自分でつけたものです。ガーランド氏は、自殺したんだと思います」

警視が首を横に振った。「われわれも最初はそう思ったよ。だが、ナイフをくまなく探しても、どこにも見当たらないんだ」

「必ず見つかります」

警視は、イライラした様子を見せ始めた。「自殺したあとに、凶器を処分することはできない。ここに凶器がないんだから、これは殺人だ」

「ナイフを茂みに放り込んだんじゃないですか」

警視は、部下のチームに身振りで指示した。今は、花壇を懸命に捜索中なのだが。

「庭の捜索はもう二度目なんだ。そんなに大きな庭じゃないが、ナイフは出ていない」

ナイフは庭にある、と私は確信していた。老人は間違いなく自殺したのだ。でも、立ち止まって考えた。本当に自信を持ってそう言えるのか？

警視が、私をにらみつけて言う。「検死・解剖するまでわからないだろ、先生」

人々はいつも、私が遺体を開いてはじめて、隠された秘密を発見できると思っている。まるで金庫破りのように。だが、この事件に関しては遺体を外から入念に調べることで、すでに多くのことがわかっている。

だが、言い争っても無駄だ。いずれにしても検死・解剖をしなくてはいけないのだ。検死局の職員を振り返って言った。「では、遺体安置所に運ぶ段取りをしていただけますか？」

彼はうなずいて、二人の制服を着た警官を呼んだ。

「よし。では、遺体を袋に入れて、ロイヤル・サリーまで運びましょう」

私は、警視を振り返った。私には確信があった。「もちろん、検死・解剖はします。でも、自殺だという確信があります」

「なぜそんなに自信があるんだ」と、警視が不快そうに聞いた。この口調に出会うのは初めてではないが、犯罪現場で遭遇するのは稀だ。現場にあるのはたいてい、静かで温かいチームワークだから。そう、冷笑するような態度は法廷のものだ。弁護側の勅選弁護士が、依頼人に不利な証言をする法病理学者を辱めようとして使う手なのだ。

私はなるべく冷静な声で、こう答えた。

「まず、傷の場所です。ガーランド氏は何度か自分を傷つけていますが、彼が選んだ場所が、極めて典型的な自傷の場所なんです。自分で傷つける場所はほぼ例外なく、首か手首です。彼は首の右側を切りましたが、右利きの場合はまずあり得ない場所です。しかし、ガーランド氏が左利きだったことは確認されましたよね。また、こうした小さめの傷を見てください。すべて平行についています」

警視は、老人の首を渋々ちらっと見た。私は、大きな切り傷の両側にいくつも走る、細くて浅い血の線を指さし、「ためらい傷」だと説明した。「人がなぜこういうことをするのか、正確にはわかりません。おそらく、勇気を振り絞っているんでしょう。痛みに備えているのか、もしかしたら一番いい場所を探しているのかもしれません。とにかく、ためらい傷は自殺の強力な証拠だと言えます」

警視はまだ、疑わしそうな顔をしている。

「こういう傷が、必ず自殺を意味するのかね？」

「私の経験では、たいていそうです」。当時はまだ経験豊富とは言えなかったが、それを明かすつもりはなかった。

「あそこで自分で切りつけたとしたら……」と、警視は駐車場の大量の血だまりを指して言った。「……そして、ここで死んだとしたら、ナイフを捨てる時間は、どれくらいあったんだ？」

考えてから、私は言った。「最大で1分ですね」

大量出血したあとに、ナイフを隠すことはできなかっただろう。投げることはできたかもしれないが、ほぼ間違いなく、単に落としたのではないだろうか。

警視は何としても、殺人事件に日曜日を華やかに彩ってもらいたいらしい。「誰かが刺して、凶器を持って、逃げ去った可能性もあるだろう」

「いや……」

「あり得るさ。誰かが切りつけた可能性があることは、認めるだろ？」

私はためらった。もちろん、可能性はある。どんなことだって不可能とは言えない。だが、私の仕事は証拠を集めて提示することであって、ありとあらゆる珍説に思いをめぐらすことじゃない。

だから言った。「考えにくいですね。でも、可能性はあります」

警視は、勝ち誇ったような顔をした。

「それでも、ナイフはここにあるはずだ、と思ってますよ」と私は言った。「それも、かなり見つけやすい場所に」

ナイフを捜索しているチームがそれを聞いて、ぴたりと動きを止めた。腰に手を当てる者、まっすぐ立つ者、いろいろいるが、みんな私を見つめている。ずっと探しているのに、見つけやすいものを見落としているなんて言われたくないのだ。

私は小さな裏口から外へ出た。血まみれのゴム長靴を越えて、温室と古い粘土の植木鉢を越え、横向きに転がっている古びたブリキの風呂桶(おけ)を越え、血痕をたどって血だまりにたどり着いた。

「ここで大量に出血して、家に戻るとなると、出血のスピードはどんどん増したはずです。だから、ナイフを投げたというより、このあたりのどこかで単に落としたんじゃないかと思うんです」と私は言った。「おそらく娘さんが……？」

「娘さんは、何も触ってないと言ってる」

自殺が発生するときは、家族や友人の頭に「もしや……」という思いがよぎるものだ。おそらくガーランド氏も自殺の兆候があったか、ひどく落ち込んでいたのではないだろうか。私は思い浮かべようとした。中年の娘が赤い車を飛ばして駆けつけた。ドキドキしながら発見してしまうかもしれないものを恐れている。真っ先に目に飛び込んできたのは血だまりだったろう。彼女は急ブレーキをかけて、その傍らに車を止めた。駐車場に斜めに止めたまま、ドアも閉めずに飛び出して家に駆け込み、父親を発見した。

「ナイフがないから、自殺じゃない」と、警視はきっぱりと言った。

「娘さんの車を、バックしてもらえませんか？」

みんなが互いに顔を見合わせた。警視が娘に車のキーをもらいに行き、パトカーから出ると、車を駐車場からゆっくりとバックさせた。

タイヤの下から、血まみれの、骨の柄のついたパン切りナイフが出てきた。

自説が裏づけられてどれほどホッとしたか、警視には想像もつかないだろう。私はきっと自信満々の口ぶりに聞こえただろうし、実際かなり自信はあった。それでも心の奥底で、子どもの頃から知っているのだ。人生とは思いも寄らないことの連続なのだ、と。それを知っているから、ついとらわれてしまう。確信を持つのが仕事なのに、あの日も今も、もっと大きな確信から逃れられずにいる。そう、「どんなときも、別の可能性がある」という思いから。

20 警察による「拘束死」

この頃には、私もうすうす感じ始めていた。刺創痕から殺人事件を再現しようという試みは、法医業務の片隅に最近登場したある技術にお株を奪われるのではないか、と。人々は「ＤＮＡ鑑定」について話し始めている。ＤＮＡは、指紋をはじめとした今のどんな手段より優れた身元確認方法らしいのだ。ある金曜のランチタイムに、オフィスのみんなとパブで侃々諤々(かんかんがくがく)やっていると、議論が午後になだれ込み、秘書や技術者までみんな加わった。ＤＮＡは未来の技術なのだろうか？　それとも、何年たっても実用化されない技術的進歩の一つなのか？

そんな新しい進化に、はたと考えてしまった。刺創痕に入れ込んだところで、すぐ時代遅れになって誰の役にも立たないのではないか、と。事件を再現することへの関心が薄れたわけではないが、たまたまこの時期に、別の専門分野が私を見出してくれたようだ。最初は無視しようとしたが、自分でも無自覚だった無防備なところに、ガツンと蹴りを入れられた。そう、私の中の社会的良心だ。私は、すでに社会のために働いているつもりだった。法病理学者は、遺族や国が故人を理解し、正義を見出すサポートをしている。そうじゃないだろうか？ だから、社会に変化をもたらすために、私個人がもっとダイレクトに果たすべき役割があるのかもしれない、という考えを受け入れるのに、少し時間がかかった。

犯罪現場で警察と密に協力して働くのは、私の仕事の一部だった。警察のプロ意識と仲間意識は、たいていの場合、混乱と血と汚れと悲劇にまみれた殺人事件に関わるのをラクにしてくれた。担当の警察官との関係がよければ、捜査の進展を知らせてもらえることもあって、とてもありがたかった。

だから、警察の別の側面を証言するのは、とてもつらいことだった。私が出会った真面目で堂々とした警察官との共通点が、ほとんど見出せなかったからだ。

ある晩、検死と解剖のために病院の遺体安置所に着くと、与えられた情報が少し大ざっぱだと感じた。なぜかはすぐにわかった。患者は、「刑務所に収監されている間に」亡くなったのだ。着替えて、遺体を調べに検死室に入ったとき、冗談や世間話が一切ないことに気づいた。

故人は、28歳のナイジェリア人だった。検死では、鼻筋と唇の周りに擦り傷が見られた。また、両腕、とくに両手首の周りと腹部に、最近できた痣もあった。

私は言った。「亡くなったとき、ボディベルトを着けてたんですか？」

みんなが、暗い顔でうなずく。

ボディベルトとは太くて重い革ベルトで、両サイドの輪っかに手錠がついている代物だ。ベルトは当然、腹部に巻かれ、両手首は手錠でベルトにつながれる。

故人の体内を調べると、重度のアテローム（動脈の詰まり）が見つかったが、1ヵ所――頸動脈（脳に血液を運ぶ首の基本的な動脈）の内側――だけだった。28歳の人には極めて珍しく、数年後には命を脅かした可能性があるが、明らかに死因ではない。

さらに調べると、若者が「鎌状赤血球形質」を持っていたことがわかった。「鎌状赤血球症」は、英国で急速に増えている遺伝性疾患だ。世界中には数百万人の保因者がいるが、その大半がアフリカ系やカリブ系の人たちだ。この疾患を持つ人は、マラリアで命を落としにくい（大都市ロンドンでは、あまり役に立たないが）。ただし、よい知らせはここまで。この疾患は、ヘモグロビン遺伝子の突然変異によって生じる。ヘモグロビンの重要な役割は、酸素を全身に運ぶことだ。正常なヘモグロビンを持つ健康な人の場合、赤血球はふっくらと丸く、中央にくぼみがあって、ドーナツに似ていなくもない。そして何より重要なのは、柔軟なことだ。しかし、鎌状赤血球の遺伝子変異によって、アミノ酸が別のアミノ酸に変わると、ヘモグロビンに異常が生じる。それ自体はたいていの場合、問題ではないのだが、ヘモグロビン分子が酸素分子と結合しないと、硬直し、異常な形のまま固定してしまう。その場合は、赤血球がバナナか鎌のようなおかしな形に見えるので、この名前がついた。血球は硬直と形状異常のせいで、血管をスムーズに流れていかず、たまって重なり合い、血管をふさいでしまうから、重要な臓器の酸素が欠乏する。

関節や腹部の痛みに貧血が加わることも多いが、これらは血管がふさがることで生じる初期症状にすぎない。患者はかつては短命だとされていたが、この疾患への知識が増え、新たな薬物治療で状況は変わりつつある。そして、間もなく遺伝子治療が可能になれば、さらに改善されるだろう。

完全な重症患者の場合は、同じ欠陥遺伝子を両親双方から受け継いでいる。これは「ホモ接合体」と呼ばれ、患者は欠陥のあるヘモグロビンしか生成できない。しかし、一方の親から欠陥遺伝子を、もう一方の親から正常な遺伝子を受け継いだ人は、「ヘテロ接合体」と呼ばれ、彼らは欠陥のあるヘモグロビンだけでなく、正常なヘモグロビンも生成できる。この人たちは症状が軽い。当然ながら、こうした遺伝性疾患の場合は、完全な「鎌状赤血球症」よりも軽めの症状のほうが広くまん延している。これが「鎌状赤血球形質」と呼ばれるものだ。

鎌状赤血球形質は長い間、（マラリアにかからない限り）患者にとくに影響を及ぼさない、と考えられていた。だがここ数十年で、ある状況においては大きなリスク要因になる、とわかってきた。それは、どんな形にせよ、患者が大きく酸素を奪われる状況のことだ。だから、鎌状赤血球形質の人は、エベレストに登ってはいけない。それどころか、とにかく酸素が欠乏する恐れがある、あらゆる状況を避けるべきなのだ。高い山に登るだけでなく、スキューバダイビングもスカイダイビングも……身体を強く拘束されるのもいけない。言うまでもなく、前者は自分で選べるが、最後の一つは違う。

これは私にとって初めてのケースだったが、間もなく続々と同様の事例に遭遇することになった。黒人の患者が拘束された状態で死亡し、私が顕微鏡をのぞくと、組織の中に鎌状赤血球がわずかに見えるだけ――という展開だ。つまり、彼らは完全な鎌状赤血球症ではなく、鎌状赤血球形質だと思われ、その後の専門家によるヘモグロビン検査で確認された。残念ながら、彼らの多くはたぶん自分がキャリアであることすら知らなかっただろう。

この最初の患者も、酸素不足を示す「低酸素症」の徴候を示していた。彼は無理やり拘束されてはいたが、外傷はいずれも命に関わるものではなかった。だから明らかに、警察の行為は、痣が示す以上に行きすぎたものだったに違いない。私は、そんなすべてを報告書に丁寧に記した。

あとになってはじめて、詳しい話を知らされた。彼はロンドンの刑務所に収監され、詐欺の容疑で裁判を待っていた。彼のどんな行動が、刑務所の医務官たちから「奇妙」だととらえられ、ブリクストン刑務所の病院棟に移す段取りが取られたのか、私にはわからない。ただ、心の病を抱えていたのではないかと思う。医療記録には、とくにそう書かれてはいないが。その行動が、薬物によるものだったとは思わない。尿からコカインが検出されたが、ごく微量だったから。

ブリクストン刑務所の病院棟への移送中に、彼は「イライラし、攻撃的になり、その後、無反応に」なった。この説明は、のちに患者が車で搬送された病院の、救急救命科の医師が取ったメモにあった。警察自身の記録には、ブリクストン刑務所の病院棟に到着したとき、「彼が呼吸していない様子に気づいた」とある。

そういうわけで彼は、ワゴン車の後部座席に押し込まれ、救命救急科に搬送された。車中で心肺蘇生を試みたが、うまくいかなかった。実際、救命救急科の医師のメモには、「指が硬直している！」と書き加えられている。

彼は呼吸しづらく、酸素が供給されにくいしばられ方をしたのではないか、私にはそう思える。もしかしたら、うつ伏せにされたり、誰かの膝で胸を押さえられたりしていたのかもしれない。だが、検死・解剖をすると、最大の死因は重症の肺炎だ、とわかった。

これで、「変死」のカテゴリーから滑り落ちてしまった。彼は自然死――肺炎と鎌状赤血球形質が重なって死亡――したのだ。直ちに適切な治療をすれば、それに、うつ伏せのような呼吸を妨げる姿勢で拘束しなければ、肺炎で死ななかったかもしれない、と私は感じたし、そう発言したのだが。

故人は住所不定だったから、苦しい生活の中で逮捕前に肺炎にかかっていたのかもしれないが、拘留中にかかった可能性もある。死因審問が開かれ、「自然死」という結論が下された。検死官は控えめな表現で、「配慮不足により、病状が悪化した」と言及した。

この事件からまだ30年も経っていないが、当時は概して――すべてのコミュニティがそうだとは言わないが――社会の大半が思っていた。犯罪者は自業自得だし、警察は常に、少なくとも、たいていは正しいことをしている、と。だから、たとえ鎌状赤血球形質や肺炎といった斟酌できる自然死の要素がなくても、囚人の死に声を上げる人はいなかっただろう。そして、残念ながら、時代が時代なだけに、囚人が黒人の場合、人々はとくに無関心だった。

世の中も警察も無関心だったから、人を安全に拘束する方法やタイミングに関する訓練も理解も、ほぼ皆無だった。そんな訓練が、警察官や刑務官の日々の業務に重要だとも、役立つとも思われていなかった。スタッフは、タックルしたり、飛び乗ったり、取っ組み合ったり、相手を抑制するのに必要なことなら何だって許されていた。そして、「抑制する」とは「静かにさせる」ことだ。

警察官も刑務官も「正しいことをしている」と信頼されていたから、国はそうではない可能性に目を向けていなかった。だが私は、その姿勢を共有するわけにはいかなかった。拘留中や拘束状態での死を、繰り返し目にしたからだ。

亡くなった人の多くは、黒人だった。私が関心を持つきっかけになったのは鎌状赤血球だったが、鎌状赤血球だけの問題ではなかった。「何かしなくては」そう感じた。でも、何を？　私はロンドン警視庁と仕事をしていて、犯罪現場でもその後の業務においても、相互に支え合う関係づくりが欠かせない。多くの警察官が好きだったし、尊敬もしていた。仕事上のよい人間関係が大切なものであるだけに、彼らの行為をどう非難すればいいのかわからなかった。それでも、しなくてはいけないことだとわかる。拘束状態での死は「時折」どころではなかったから、この問題に力を注がなくてはならないのだ。ただ、状況を改善するために自分の知識をどう活かすべきなのかは、まだわからなかった。法病理学者は遺体を調べ、死因を理解している。私たちの調査結果が、将来の命を救い、正義のプロセスを救うのに役立つかもしれない。ただし、世界を変えるのは私の仕事ではない。そうじゃないだろうか？

21 刺創は現場を語る

「拘束死」の問題を無視することはできないが、相変わらずナイフによる殺人を、知的・分析的に研究するのにのめり込んでいる。イアン・ウェストは、銃弾と爆弾のエキスパートとして、わりあい単純明快な分野を専門にしている。犯人は誰かを殺したかった、だから撃った、以上。――そんな感じだ。刺創の場合、犯人と被害者は近づいて、じかに触れ合わなくてはならない。刺創には、複雑な動機が絡んでいることが多い。刺創は、明確な殺意より劇場感覚のほうが強い場合もある。とくに自傷の場合は。だが、私を何より魅了しているのは、「すべての傷痕は語る」という持論だった。私は確信していた。ナイフが遺体に刻んだ痕――多数の傷痕が刻まれることも多い――は、殺人をまるで写真のようにそのまま伝えていると。ただし、こちらに傷にまつわる十分な知識があればだが。

刺殺事件のたびに、傷から学べることはすべて、何としても学びたかった。高齢男性がパン切りナイフで自殺した事件のすぐあとに、別の刺殺事件が発生した。ごくありふれた事件だったが、私がサンデー・ローストで重ねた実験が無駄ではなかったと証明してくれた。

あの秋晴れの日から間もなく冬になり、あっという間に初霜が降りた。ある朝、呼び出されたのは、ロンドン北部の運河のほとりで遺体が発見されたからだ。正午に到着すると、ジーンズとジャケット姿の若い男性が、草が生い茂る荒れ果てた場所にうつ伏せに倒れているのが見えた。両腕は身体の下にある。気温はまだ2度しかなくて、死亡時刻を推定するというおなじみの問題の役に立ってくれそうにない。遺体の体温は20度まで下がり、警察の写真を見ると、発見時には遺体に霜が降りていたことがわかる。死後硬直はしているが、完全に固まっているわけではない。

私がこの状況で警察に言えるのは、「死亡推定時刻は、午前0時から6時の間ですね」ということくらい。それとなく苛立ちをにおわせる、おなじみの反応をもらった。

故人の足元の草むらは血まみれで、遺体のそばには血のりのついたキッチンナイフが落ちている。遺体をひっくり返すと、口も、鼻も、手も、胸の前面も、血だらけだった。

若者を遺体安置所に運んで、徹底的な検死・解剖を行った。たった一つの刺創はまず服を突き破り、隣り合う3本の肋骨の軟骨を貫通している。どうやら軟骨が、刃の向きを変えたようだ。ほんの少しだが、小さく刃がそれたことで、ナイフは不幸にもまっすぐ大動脈に向かった。そのまま大動脈を切り裂いて、後ろの気管を切りつけ、傷痕は食道で止まっていた。皮膚表面からの傷の長さは、合計12センチ。切り込みは前から後ろへと水平に、やや右から左へと走っていた。

そばで発見された黒い柄のついたキッチンナイフは、確かにこの刺創にぴったりの大きさと形をしている。着衣も3本の肋骨も切り裂いていることから、それなりの力で切りつけたに違いない。また、故人の顔には複数の小さな擦り傷があり、左腕にもさまざまな擦り傷ができている。

これは、単純明快な刺殺事件に見えた。警察は、事件を被告人の供述とすり合わせようとしている。被告人も被害者も20歳くらいで、一緒に酒を飲み、その後散歩に出かけた。二人は親しい友人だったが、警察の事情聴取で明らかになったように、加害者はひそかに友人に腹を立てていた。

Q：何の話をしていたんだ？
A：とくに何も。
Q：君は、凶器を持っていたのか？
A：いいえ。
Q：彼は？
A：ええ、彼はいつもナイフを持ってました。
Q：以前は、二人ともナイフを携帯していたのかい？
A：ええ。でも、ぼくのは、その日は家にありました。
Q：君は供述しなくても構わない。また、供述は公判で証拠として用いられることを伝えておく。彼が、どのように亡くなったかは知っているのかな?

A：ええ、おそらく。

Q：では、話してくれ。

A：二人で運河まで行くと、彼が「気分が悪い」と言いだしました。だから、僕はそこに立って待ってたんですが、足元を見るとスニーカーのひもがほどけてたから、しゃがんで結び直しました。すると、彼が言ったんです。「俺がおまえの妹とつき合ってるのをどう思う?」って。

Q：メアリーと?

A：はい。

Q：メアリーはいくつだ?

A：13歳です。

Q：君は何と言ったんだ?

A：「妹はまだ13歳だから、あまりいいことだとは思わない」と言いました。顔を上げて彼と向き合って、「なんでそんなこと聞くんだ?」と尋ねようとしたけど、その前に、彼が服の中から何かを取り出したんです。殴られる、と思ってパニックになって、彼を押して、背を向けて逃げました。一度振り返ると彼が後ろ向きによろめいてるのが見えました。ぼくは、そのまま逃げた。彼が傷を負ったのは知りませんでした。知っていたら戻って、助けたと思います。

さらに質問すると、この若者が、友人が13歳のメアリーとセックスしている可能性にかなり動揺していたことがわかった。取り調べは何度も休憩をはさんで行われたが、ある休憩時間に弁護士と打ち合わせをしたあとに、被告人は言った。「もしぼくが思ってるナイフだとしたら、彼のアパートで見ました。いろんなものが入ってる水切りかごから落ちていたから、ぼくが拾って調理台の上に置いといたんです」

弁護士はのちにもう一度、「依頼人と二人きりで少し話をしたい」と要求した。若者は、その打ち合わせから戻ると、死なせてしまったことを認めた。ただし、あくまでも事故だったと主張した。「彼は親友でした。ぼくが傷つけようとするはずがありません。以上です」

被告人の説明は嘘だ、と私は確信していた。私の直感が告げている。相手が持っているナイフを反転させて、こんなふうに相手の胸を貫くことはできない。傷はまっすぐ、水平に刻まれている。それに、低くしゃがんだ姿勢から、胸のこれほど高い位置に切り込むのは無理だ。

それでも、「被告人は有罪と証明されるまでは無実だ」という考え方に基づいて、家で現場を再現してみた。床にしゃがんで、（右手で）靴ひもを結ぶふりをして、顔を上げ、近づいてくる攻撃者の定規（ナイフの代わりだ——これは左手に握っている）を攻撃者（椅子の上の枕）のほうへ向けて、まっすぐ水平に傷をつけるのだ。ちょうど定規をぐっと枕に差し込んだとき、誰かが部屋にいるのに気がついた。

さっと振り返ると、クリスが書斎に入ってきていた。子どもは二人とも、物騒な物に出くわさないよう、「ノックしなさい」と教わっている。私が没頭しすぎて、ノックの音を聞き漏らしたに違いない。クリスがきまり悪そうに見つめている。

「どうした？」と、なんらおかしな点はないかのように、私は言った。

息子は、教科書を抱えて、「何してるの？」と説明を求めるような声で聞いた。クリスは今9歳で、情緒の安定した大らかな子に育っている。幾晩もぶっ通しで泣いて私たちを苦しめた、「赤ちゃん皇帝」の面影はどこにもない。

私はすっくと立ち上がった。正直が、おそらく最善の策だ。

「あのね、今確かめようとしてるんだ。靴ひもを結んでる男が……それがパパなんだけどね、ここで右手でひもを結んでる……その彼に別の男がナイフで襲いかかったら……それもパパなんだけどね、左手が別の男で、定規がナイフなんだ……その場合、最初の男がナイフを逆に向けて相手を刺せるかどうか、調べてるんだよ。ずっとしゃがんだままでね」

クリスは賢そうに、ふむふむと考えている。

そして、「刺せるよ」と言った。「刺せると思う」

「思う、じゃ足りないんだ。最初の男は長いこと刑務所に入れられるかもしれない。だから、確かでなくちゃいけないんだよ」

「最初の男は、二番目の男を殺しちゃったの？」

「うーん……そうなんだ」

「その人を見たの？」

「最初の男？　見てないよ」

「二番目の男」

「うん。遺体安置所で見たよ。その人の傷を調べてるから、ナイフがどんな角度で、どんなふうに刺さったかを知ってるんだ。最初の男が、靴ひもを結ぼうとしてるときに襲われて、ほんとに刺せたのかどうか、確かめようとしてるんだ」

クリスはうなずいた。私の説明を本当に理解しているのかどうかは謎だが、父親がちょっとヘンテコなことをしているのは、受け入れてくれた。

「パパに生物の本を見せにきたんだ。クラスで最高点を取ったんだよ」

ああ、そうか！　息子は理由があってここへ来たのだ。それなのに私ときたら、つい夢中になって、息子の理由も聞かずに仕事の話をしてしまった。一緒に生物の教科書を開いて、Aがずらりと並んでいるのを見ると、親バカ全開で「すごいね！」と声を上げた。クリスはニコニコしながら出ていき、私は実験を続けた。どんなに頑張っても、しゃがんだ人間が、攻撃者が持つナイフをそらすか押すかして、相手の胸を突き刺す方法は思いつかなかった。たとえ、あんなに高い位置で水平に枕を――いや、身体を――刺すのでなくても。私が強く疑っていた通り、これは（二つの意味で）明らかに、立ったまま刺した傷だ。

コンコン、と書斎のドアを小さくノックする音がした。

「パパ、私たちは二人とも、その人がやったと思うよ」と、アナが飛び込んできて言った。

「誰が、何をやったって？」

「えっとね、クリスが靴ひもを結んでる最初の男で、私が二番目の男でね、ナイフで襲ったら——」

「本物のナイフを使ってないよね？」

「使ってない。私のペンを使ったの。とにかく、クリスは簡単にペンをひっくり返して、私を刺したから、最初の男が犯人よ」

「そうだね。ああ、ありがとう」

「やって見せようか？　それとも、パパが最初の男をやって、私が二番目の男をやってもいいよ。私、クリスより上手にやれるから」

アナは確かまだ7歳だったから、殺人事件の再現を手伝わせるなんてとんでもない、と思った。私がナイフを持っているのを見ても、ちょっとしたジョークだと思っている。「遺体」についても、なんとなくよろしくないもの、くらいの認識で、死の意味もまだ十分にわかっていない。遺体を見たことはもちろんないし、写真すら見たことはない。「書斎のドアはノックしなさい」と教えるだけでなく、どんなときも警察の写真はすべて、棚の高いところに慎重に隠している。

「子どもたちと一体何の遊びをしてるの！」と、リビングから現れたジェンが詰め寄った。鬼のような顔をしている。

「遊んでないよ。クリスが入ってきたから、何をしてるか説明しただけ」

ジェンが、あきれたように目を回す。

「私は、仕事は病院に置いてきてますけど」と、尖った声で言う。
クリスもアナもいずれ私の仕事をしっかり理解する日が来るのだろうが、とりあえず今は、誰かに聞かれたら「父は医者です」と答えるように言われている。私が特殊な医者で、警察を助けていることや、名前が新聞に出ていることには気づいているが、法病理学者が何なのかはあまりわかっていない。ただ、二人ともこのくらいの時期に理解し始めた。父親の専門分野は人を「治す」わけではないと。うちの家では、父親が定規を枕に、ナイフを肉の塊に突き刺すのはごく普通のことだが、今のところクリスもアナも気づいていないらしい。よその家の父親は、そんなことはしないと。

今日なら、運河のほとりの刺殺事件の弁護団は、「自制心の喪失による故殺（非計画的殺人）」だった、と主張し、認められたかもしれない。ジミー・サヴィル〔未成年者への性犯罪が死後に発覚した英国の有名司会者〕事件後の陪審団なら、「13歳の妹を性的な危険にさらした友人への『激しい怒り』は、殺人への十分な引き金になる」と判断した可能性がある。実際、家族から裏づけになる証言もたくさん出ていた。妹が友人から性的虐待を受けているかもしれないと兄が相当動揺し、怒りを覚えていたと。弁護で「自制心の喪失」を主張するなら、被告人と同じ年齢と性別で、それなりの忍耐力と自制心を持つ人間でも、同じように自制心を失うと証明しなくてはならない。この若者がそれを証明できる可能性は大いにあっただろう、と私は思う。ただし、「自制心の喪失」を訴えるなら、弁護側は、計画性がなかったことも証明しなくてはならない。この被告人にとってのリスクは、あの晩、運河にナイフを持参したのが被告人自身であったら、計画的な殺人に見えただろうこと。彼は、柄に自分の指紋が付着していた理由は説明したが、散歩に出る前にキッチンからナイフを持ち出したのは被害者だ、と陪審員を説得しなくてはならなかったはずだ。

この殺人事件は、2010年の法改正よりずっと前の、人々の意識がそう高くない時代に起こった。だから、「自制心の喪失」では弁護できなかった。当時は、妹を何としても守りたかったこの若者に希望はなかった。彼は謀殺（計画的殺人）罪に問われ、有罪になった。1980年代には、単純明快な事件だった。

ありふれた殺人事件ではあったが、刺創の正確な角度や痕が重要な証拠を提供してくれた事件だった。刺創は、たいていそうなのだ。傷痕もそうだが、ナイフがいったん体内に入ると、臓器の中でのナイフの動きが、被害者と加害者、それぞれの動きを詳しく説明してくれたりもする。自分の事例集がぶ厚くなるにつれて、私はますます自信を深めていった。刺創は、こちらが聞く耳を持ちさえすれば、すべてを教えてくれる。傷痕、角度、柄による痣……と、総合的な分析をまとめたくて、絶えず台所をあさっては、いろんなナイフでいろんな肉の塊を突き刺してみる。実際、さまざまな形状や柄のナイフをどっさり買い込んでいたから、警察にミドルクラスの白人男性を職務質問する習慣があったら、夜帰り道に、凶器の所持でたびたび逮捕されていただろう。

相変わらず家族にうんざりされながら、今は突き刺す練習用にブタの脇腹肉か牛の腎臓を使っている。それでも、人間の皮膚、筋肉、そして内臓……と切り裂いていく感覚を再現するのは至難の業だ。おそらく、スーパーの肉は新鮮さに欠けるからだろう。実際、ナイフで殺人を犯した人たちはたいてい、その簡単さにあ然とする。刃がいったん服と皮膚を切り裂けば、体内の組織はほとんど抵抗を示さない。心臓や肝臓といった重要な臓器を貫くのにも、大した力は要らないから、非力な犯人でも刺殺はできる。殺人者の多くが「殺すつもりはなかったんです」と言うけれど、実は、「あの程度で死ぬとは思いませんでした」と言っているのだ。だから、刺殺犯の場合、ほかの手段を使った人たちよりは、本音で語っている可能性が高い。ナイフを持てば、たとえ被害者のほうがはるかに力が強くても、加害者が断然優位に立てる。女性がナイフを手に取ることが多いのも、なんら不思議なことではない。

そうして実験を重ねた結果、私は証明できたのだろうか？　刺創を本のように読み解くことで、自分が夢見ていた通り、殺人にまつわる一連の出来事を読み解くことができる、と。いや、証明できてはいない。それでも、ナイフが殺人について多くを語ってくれることはわかったし、凶器が体内に残した傷痕をもとに、そこそこ正確に凶器のスケッチもできるようになった。だから、警察が凶器の候補をずらっと並べたら、ほとんどを除外できるし、そこに正しい凶器があれば、たいてい選び取れる。

22 マーショネス号沈没事故

クラパムの列車事故からちょうど8ヵ月後のこと。日曜の早朝に電話を取ると、また災害が起こった知らせだった。8月のことでイアンは休暇中だったから、ロンドンを含むイングランド南東部の担当法病理学者は私だった。この段階では遺体が何体出るかはわからなかったが、一つだけ確かなのは、とにかく遺体が出ることだ。

今回の大惨事は鉄道ではなくテムズ川で起こった。出発前に追加情報を待ち、まずはワッピングの「水上警察」に向かうことになった。クルーズ船がテムズ川南岸のサザーク近辺で沈没し、船から回収された遺体が警察署にあるという。それが、わかっているすべてだった。

年配の巡査部長が挨拶してくれたが、驚いたことに、今にも泣きだしそうな顔をしている。

「警官になって30年ほどになるけどね、先生。川で25人も亡くなったんだよ。24人が船内で、一人が今朝、橋を八つも越えた、上流のヴォクソール橋のあたりで見つかったんだ。こんなものを見ることになるなんて考えたこともなかったよ。みんな若い子たちさ。20代の若者ばかりだ」

つまり、沈没したのは、テムズ川を上り下りする、誰かが借りたパーティー船に違いない。私も何度も見かけたり、声を聞いたりしたことがある。若者たちが甲板に出ると、服が照明の下でパタパタはためいて、巨大な蛾のように見える。どちらの川岸にいても、笑い声や音楽が聞こえ、窓からはダンスフロアの人影や色とりどりの動きが見えた。

巡査部長はさらに言った。「先生、もう警察医が来て、全員の死亡を確認したよ」。そして、本当に泣きだして、頭を振りながら立ち去った。鼻をかむ音がしたかと思うと、巡査部長はドアを開け、受付に戻ってマスコミに対応した。

「ワッピング水上警察」は、テムズ川のすぐ傍らに建つビクトリア朝建築の警察署だ。その奥の一角が仮設遺体安置所に指定されているのだが、本当にただの部屋なのだ。コンクリートの床は、遺体袋でほぼ覆われている。どの袋も開いており、中には若い成人が横たわっている。みんなパーティー用の装いで、多くは鮮やかな色の服を着ている。衝撃的な光景を見渡して、ふと奇妙なことに気がついた。着衣に乱れがあるのだ。ドレスはずらされているし、ズボンのチャックは開いている……。

私は慌てて、巡査部長のところへ戻った。巡査部長は、ぐっと顔をしかめた。

「警察医が、全員の服を広げたんだ。たぶん遺体の性別を確認したんだろう」

いい気はしないが、今さら私にできることはない。みんなおそらく事態に圧倒されて、警察医が何か、なんでもいいから——脈を取ったり、心拍に耳を傾けたり——役に立つことをしていると感じる必要があったのだろう。私は前にもこんな反応を見たことがある。高度なトレーニングを積んだプロでさえ、やれることは何もないと百も承知しながら、「何かしたい」と思わずにいられないのだ。

そのあと私は、ウェストミンスターへ行った。故人が警察の仮設遺体安置所に長居しないことを知っているからだ。ウェストミンスター遺体安置所が、間もなく到着する大勢の遺体に備えていることを確認しておきたかった。

大変だ。所長のピーター・ビーバンが休暇中だったことを思い出した。副所長が仕切ってはいるが、この男が上司ほど手際よく効率的に働く姿を見たためしがない。集団災害に対処するには、ピーターの穏やかで優れた運営能力こそが必要だった。とはいえ、少なくともスタッフは多数の遺体を受け入れる準備を進め、検死台も必要な設備もすべて整えていた。準備の光景を見たことで、初めて吐き気のような恐怖心がわいた。ほんの一瞬だったが、強烈な感覚だった。

私の監督下にあるもう一人の法病理学者と共に、翌日からあたることになった。明日にはワッピングから遺体が運び込まれ、検査が始まる。

少しずつ、事実が明らかになりだした。あの穏やかな夏の夜、テムズ川にかかるサザーク橋の近くで、巨大な浚渫船（しゅんせつせん）が「マーショネス号」という小さなクルーズ船に衝突したのだ。

浚渫船「ボウベル号」はナイン・エルムズで土砂を捨て、さらに土砂を掘り取るために海に戻ろうとしていた。マーショネス号はある誕生会のために貸し出され、国際色豊かな若者のグループが船上パーティーを開いていた。

最初、ボウベル号は、小さなマーショネス号の右舷〔船首に向かって右側の側面〕の後部にぶつかった。このの衝突でクルーズ船は揺れ、横転した。目撃者によると、ボウベル号は「マーショネス号にのしかかって、おもちゃの船みたいに水の中に押し込んだ」という。実際には、最初の衝突で浚渫船の錨がクルーズ船の上甲板〔甲板のうち、最上部にあるもの〕に食い込み、二度目の衝突で、船は右側に回転して転覆してしまったのだ。

生存者たちは、次のように話している。

「突然激しい揺れを感じました……それから、船尾が右のほうへ動くのがわかりました……水が、開いてる窓から入ってくるのが見えました。船が傾くのを感じて……向きを変えて窓に向かって逃げたことは覚えています……水がどっと入ってきて……船が沈んでいくのがわかりました。数秒のうちに電気が消えて、真っ暗になって……それから、水の壁ができて、私は前に投げ飛ばされました。船全体が、あっという間に水でいっぱいになって……私が水面に浮かんだときには、マーショネス号から少し離れていましたが、船の一部が沈んでいました……」

「私は……船の右側が……突然がくんと落ちるのを感じたんです……船が横転したとき、右側の開いた窓から水がどっと入ってきました。ダンスフロアにいた全員が足を踏み外して、私も椅子も、動くものは何もかも、右のほうへ滑り落ちて、水の中にいました。信じられないほど早く、ダンスフロアが水でいっぱいになって。私は水に沈んでたんです……」

「いきなり船が傾いて、トイレが水浸しになりました。私はドアの鍵を開けて外へ出ようとしたんですが、なんとかドアを開けられたときには、船は完全に沈んでいました」
「揺れたと思ったら、船が突然方向を変えたように感じて、私はバランスを崩しました。確か、テーブルに倒れ込んだと思います……向こうの船がクルーズ船に乗り込んでくるのが見えました。錨が入り込んできて、窓ガラスが割れだして、窓も全部壊れて、ガラスの破片が降ってきて、水がわっと流れ込んできたんです……」

乗船していた若者たちの、ゾッとするような体験談だ。脱出のチャンスを奪ったのは、船が突然すさまじい速さで回転したこと、家具が固定されていなかったこと、暗闇、寒さ、濁った水……。なかには、近くに非常口がなかったせいで逃げ遅れた人もいた。結局のところ、脱出するには、奮闘する体力が必要だった。それが多くの人たちから生存のチャンスを奪った。

ずいぶんあとになって、生存・温熱医療の専門家であるハワード・オークリー博士が、この災害について次のように述べている。「突然の転覆はショッキングな経験として知られています。それに対する個人の反応は、パニックから『脱出して生き延びるぞ』という静かな決意に至るまで、実にさまざまだったでしょう……ショックに対する生理的反応が、息を止めていられる時間を短縮してしまった可能性が高いので、それが脱出の可能性を低下させてしまったのでしょう」

衝突から30秒も経たないうちに、マーショネス号はテムズ川の底に沈んでいた。14隻の大型船が生存者の救出に手を貸した。だが、少なくとも数時間、遺体は回収されなかった。死者の多くはおそらく、船内に取り残されたのだろう。それ以外の死者は、水中に投げ出されたに違いない。テムズ川は、深くて暗い危険な川だ。川の流れと潮の流れが激しく絡み合って、遺体を手放すまで何日も何週間も隠すことで知られている。実際、マーショネス号の最初の遺体が川で発見されるまで、5時間もかかった。そしてテムズ川が最後の一人を手放すまでには、約2週間かかった。

溺死体——もしくは、別の死因で亡くなったあとに水に浸されていた遺体——は最初、皮膚がくすんでしわしわになる。長風呂をした経験がある人なら、どんなふうか想像がつくだろう。いわゆる「洗濯婦の手」と呼ばれる状態になる。指や手のひらや足の裏の厚いケラチン層が軟らかくなって、故人の民族性にかかわらず、皮膚が真っ白になり、しわだらけになるのだ。数日後にまだ遺体が水に浸ったままなら、この軟らかくなった皮膚がはがれ始め、最終的に、はがれ落ちてしまう。

次に起こったことと関係があるのでもう一つ伝えておくと、遺体が水面に浮くまでの時間は、膨張して腐敗し始めた遺体にたまるガス次第なので、たいてい肥満体の人ほど早く浮かぶ。

マーショネス号は、8月20日の日曜日、午前2時前に沈没した。その日の終わりまでに、私はガイズ病院のもう一人の同僚と共に、遺体を見て整理をしたが、乗船者の何人が死亡したのかまだわかっていなかった。明らかに多くの生存者がいたので、もうほとんど遺体は出ないのではないか、と希望を抱いた。

法律によると、こうした遺体の責任者は検死官だ。だから、ウェストミンスターの検死官であるポール・ナップマンは、デボン州での休暇からロンドンに戻り、私や警察幹部と会って、われわれの遺体に対処する手順を承諾してくれた。ナップマンは検死官として遺体の身元確認をしなくてはならないので、彼が希望する確認方法についてみんなで議論した。

集団災害のマネジメントで最大の恐怖は、身元確認を誤ることだ。誰にとっても恐ろしいことだが、遺族があとになって「別人の遺体を埋葬したかも」と疑い始めることほどゾッとする展開はない。それゆえ、検死官はできる限り確実で正確な身元確認方法を求めていた。今なら「DNA鑑定」という選択肢があるが、当時はパブで議論はされていても、まだ活用できなかった。最も確実な手段は相変わらず指紋と、歯形を歯科医のカルテと照合することだった。

歯科医のカルテの問題点はもちろん、行方不明者の名前を知らなくてはならないこと。それがわかってはじめて、かかっていた歯科医を探せる。そして、歯科医の名前がわかってはじめて、カルテを請求できる。カルテが届くまでに、長い時間がかかることもある。外国から取り寄せなくてはいけないなら、なおさらだ。この頃にはマーショネス号のパーティー参加者は、世界中から集まった活動的なグループだと判明していた。そうなると、明らかに問題や遅れが生じるだろう。

そうした事情を考慮して、指紋が第一の手段となった。指紋と歯科医のカルテが揃えば理想的だ。100パーセントの正確さを求めると時間がかかってしまうが、検死官は「正確さがスピードより大切だ」と考えていた。心配している家族が苛立つのもよくわかるが、これは絶対に正しい。

集団災害によって突然、死別の可能性を突きつけられた人たちは、たいてい理解できない。なぜ、家族が遺体安置所で、ずらりと並ぶ遺体の中を歩き回って、愛する人を確認させてもらえないのかを。マーショネス号の犠牲者の多くの家族も、身元確認を簡単に考えていて、実際こう提案していた。「遺体安置所に入れてもらえたら、家族を見つけられます」と。家族のニーズも言い分も理解できるが、やはり間違っている。それに、遺体安置所への立ち入りを許すのは、とても残酷なことなのだ。

信じられないだろうが、集団災害においては、視覚での身元確認は当てにならない。とくに遺体に外傷がある、水に浸されていた、といった場合は。だが、傷もなく腐敗もしていない遺体でも、生前のイキイキとした本人を知る人には、認識できないことも多い。魂を失い、顔の表情も動きもない、その人らしさを奪われた遺体は、まるで別人に見えるのだ。とくに今回のように、故人がテムズ川に何時間も何日も拘束されていた場合は。

実のところ、遺族——近親者——ですら、大きなストレスを抱えているときは、間違ってしまいがちだ。家族でない遺体を「家族だ」と確認してしまうかもしれないし、正真正銘、本人の遺体なのに、正しく確認できないかもしれない。これらは身元確認の「誤認」「見逃し」と呼ばれるものだが、こうした間違いはみんなが思っている以上に起こりやすい。のちに、おそらくずっと後になってから、身元確認をした家族が「間違ったんじゃないか」と悩み始め、「やはり違っていた」と言いだすことがあるのだ。こんなことが埋葬や火葬のずっとあとになってから起こっても、もう再調査するすべはない。そうした身元確認の難しさに加えて、遺体安置所で大勢の遺体を見て、「家族かも」と思う一人を探さなくてはならないなんて、心に大きな傷を負いかねない。死と臨終にまつわる経験を重ねてきた私でも、犠牲者の列の間を歩き回って、妻や子どもや親を間違いなく確認するのは、きっと無理だと思う。

身元確認のために遺体を見るよう求められるのと、きちんと身元確認が行われたことを警察と法病理学者が確認した遺体を見るのとは、まったく違う。私個人は、「遺体を見たい家族には、そうする絶対的な権利がある」と考えている。(どんな理由であれ) 直接お別れを言うチャンスを家族に与えないのは残酷だ。とはいえ、現実には、遺体は傷を負い、腐敗し、悪臭を放っているかもしれない。遺体の再建について、できることはたくさんあるが、奇跡を起こせるわけではない。だから、長い時間をかけて話し合い、まずは遺体の写真を見せてから、遺体が安置されている部屋に入ってもらう。それから、さらに時間をかけてから、遺体と実際に対面してもらう。遺族とこうした時間を過ごすことは重要だ。配慮と思いやりも欠かせない。私たちは、心の傷をさらに広げるようなことを、何一つしてはならないのだ。

視覚による身元確認が当てにならないように、衣服やアクセサリーや財布など、「可動性のある」指標を使ってもらちが明かない。これらは、身元確認の「手がかりの一つ」として扱うべきだ。アクセサリーを交換したり、友達の財布を預かったりすることもあるからだ。それに、衣服を確認に使うなら、亡くなった夜に犠牲者がどんな服を着ていたか、正確に知る必要があるが、誰かの説明に頼ったところで、たいてい説明できないか、正確ではないはずだ。

にもかかわらず、検死官は、視覚による身元確認や可動性のある指標を認めがちだった。ただし、マーショネス号の残骸の中から回収された遺体で、腐敗の兆候を示していない場合に限って。それ以外の遺体については、検死官は「可動性のある物による身元確認は信頼できない」と指示していた。

身元確認について議論したときの検死官の結論は、「すべての遺体の指紋採取が欠かせない」だった。そのため、行方不明者と思しき人たちの名簿が作成されると、警察官が各家庭に派遣され、（指紋がたまたまデータベースに登録されていた人を除き）指紋が見つかりそうな持ち物を回収した。そうすれば、遺体安置所で採取された指紋と照合できるからだ。

問題は、遺体が溺死体だったこと。水中の捕食動物や、岩や橋や船や水中の障害物と接触し、損傷している場合が多いのだ。溺死体は、正常な腐敗による変色や膨張に加えて、皮膚の変化が速い。わずか数時間後に水中から回収された遺体でも、「洗濯婦の手」がどうしても指紋の採取を難しくしてしまう。それに、手の皮膚が完全に失われてしまった場合――上品に「手袋を脱ぐ」と表現される――さらに深い皮膚層である「真皮」から指紋を採取するのは極めて難しい。もしくは、ほぼ不可能だ。

最初、この災害はクラパムの列車事故ほど大変ではない、と考えられていた。遺体がバラバラに切断されていないからだ。ところが、時間の経過と共に到着する遺体の状態がどんどん悪くなり、腐敗に歯が立たなくなっていった。

今回もまた、どの遺体もきちんと手順を踏んで検査されていた。まず着衣、アクセサリー、全身の外観が詳しく記録される。それから私は、服を脱がすのを手伝い、検死を行った。タトゥーや傷痕をはじめ、身元確認の助けになりそうな特徴をすべて記録していく。警官たちがメモを取り、遺体は写真を撮られ、冷蔵庫に入れられる。

二段階目は解剖で、それが終わると臓器はいつものように体腔に戻され、遺体は縫合されて、家族との面会にふさわしい状態に整えられる。

最後に、私が各故人についての報告書を検死官に提出する。報告書は、「溺死」という死因で締めくくった。検死官が報告書——とくに身元確認のプロセス——に納得すれば、死因審問が行われ、遺体を解放する。

テムズ川を漂う最初の遺体が発見されたのは、あの日曜の朝7時前だった。その日は一人しか見つからなかったが、午後にマーショネス号が引き上げられたので、私がワッピング警察署に着く頃には、船内で24人の遺体が発見され、やや暑い8月の午後にワッピングに到着していた。遺体はタグをつけられて、ウェストミンスター遺体安置所に搬送された。

この遺体安置所を運営しているのは、ウェストミンスター市議会だ。当時ここには遺体を保管する6台の冷蔵庫があり、60人の遺体を冷蔵できた。さらに、肥満している遺体のための冷蔵庫も6台あった。また、18人の遺体を冷凍できる設備も備わっていた。

外気温が何度でも、遺体は4度で冷蔵される。これは腐敗のプロセスを遅らせるが、完全に止めてはくれない。しかし、検死・解剖が完全に終わるまで、遺体の冷凍はしない。

災害の間は、情報が目まぐるしく変わる世界で仕事をすることになる。私たちが情報を修正し、それを再修正することも多い。マーショネス号の犠牲者に対応する人たちにとっての大きな問題点は、一体何人が、誰が乗船していたのか、正確にわかる人がいなかったことだ。そのため、事故発生から2時間も経たない救出活動の真っ最中に、最初の遺体がヴォクソール橋付近で見つかるよりも早く、電話センターが開設された。犠牲者の身元確認に役立つ、友人や家族からの情報を処理するためだ。さらには、ウェストミンスター遺体安置所が遺体の到着に備えていたその日の午後には、一部の乗船者の家族が、警察署に姿を見せ始めていた。愛する家族の写真を持って、着ていたかもしれない服装の説明をしようと。

初日が終わる頃には、警察は考えるに至った。マーショネス号には150人が乗船しており、そのうち65人——船内から回収された24人の遺体を含む——が、行方不明になっている、と。

翌日、私は遺体安置所に戻って、身元確認と検死・解剖の長いプロセスをスタートさせた。わかっているのは、87人の生存者が身元を明らかにし、すでに25人の遺体が発見されていること。だから、警察の言う乗船者数が正しければ、今後さらに多くの遺体が到着することになる。

それに備えて、私たちは正確さに留意しつつ、なるべく迅速に仕事を進めていった。とてつもなく緊迫した1週間だった。あの場所であんなに大勢の若者を見るのは異常なことだし、衝撃的すぎた。まるで視界の隅に映っているかのように、打ちひしがれた親たちの存在を感じる。みんな最悪の事態を恐れながら、知らせを待っている。遺体は、検死室の六つの台の上に一人ずつ並べられ、私たちは黙々と遺体から遺体へと検死・解剖を進めていった。遺族に対してできる最大の貢献は、なるべく効率的に仕事を進めることだと感じながら。

その晩８時には、遺体安置所にいる25人全員の検死と解剖を終えていた。そのうち13人の身元が確認された。翌日の８月22日火曜日、「安否確認センター」には心配する家族から４７２５件の電話が入り、乗船していたと思われる個人に関する書類は、すでに２０００点以上集まっていることがわかった。私たちが待機している間に、さらに数人の遺体がテムズ川のさまざまな場所で――事故現場の上流でも下流でも――発見され、警察はマーショネス号乗船者の推定人数を１３６人に下方修正した。

その日が終わる頃には、遺体安置所には30人の遺体があり、警察はさらに27人が発見されるだろう、と見ていた。しかし、テムズ川での浸漬時間が悪影響を及ぼしつつあった。水に浸かった皮膚が指からはがれ落ち、警官たちはインクを使う通常の方法で指紋を取るのに苦労し始めていた。検死官は、残りの犠牲者の身元確認のために、歯科医のカルテを請求していたが、これには時間がかかるし、家族は知らせを待ちわびている。そういうわけで、指紋を取る努力を続けていたが、時間の経過と共に従来型の指紋採取はできなくなっていった。そろそろ専門的な技術と、高性能な機器を使わなくてはならない。この機器はサザークの研究所にあるが、そこには遺体に対応できる設備がなかった。

この、テムズ川から回収された指紋が取れない遺体への対応は、両手を切り取ってサザークの研究所で指紋を採取し、また遺体に両手を戻す、というものだった。家族をさらに苦しめないよう、元通りに縫合するのだ。そうすれば、遺体がきちんと整えられたとき、遺族が縫い目に目を向けることはないだろう。検死官がこれを許可したので、そうした手続きが取られ、17

人の両手が切り取られた。

その晩は、ウェストミンスターとロンドン橋の間で複数の遺体が発見され、その後、ワッピングのはるか下流で、さらに一人が発見された。その翌日、さらに8人の遺体が見つかった。そのうち、テムズ川南岸のバーモンジーのチェリー・ガーデン埠頭で回収された遺体は、制服を着ていたので、マーショネス号の船長、スティーブン・ファルドではないかと強く疑われた。その近くでもう一人、さらに四人がロンドン橋にほど近い、軍艦「HMSベルファスト号」のそばで発見された。残りの二人は、船の残骸をはさんで反対側の、上流のウェストミンスター付近で見つかった。

これで、合計44人の遺体が到着した。これまでのところ、身元が確認されたのは24人。当然ながら、「川で発見された遺体はマーショネス号の犠牲者に違いない」という思い込みがあったが、そうとは限らないようだ。テムズ川では毎週のように、自殺やその他の死も発生しているから、そこも意識しておかなくてはならない。

その翌日の時点で遺体は48体となり、私たちは必死で仕事を進めていたが、それでも6人が検死・解剖待ちの状態だった。警察は今、「マーショネス号には１４０人が乗船していた。生存者は84人、犠牲者・行方不明者は56人だと思われる」と発表している。名前が判明した犠牲者全員の歯科医のカルテを要請しているが、外国からのものは大使館経由だった。その水曜の夜に、「行方不明者に関する情報はすべて集まった」として、安否確認センターが閉鎖された。

ところが、遺体がなおも発見されているので、警察は乗船者数をまた修正した。今は「83人の生存者と、56人の犠牲者・行方不明者がいる」と考えている。そんな中、船上でディスコを担当していた54歳の女性にまつわる報道が、初めて飛び込んできた。続いて、HMSベルファスト号の近くで、テムズ川に飛び込んだ女性についての報道もあった。少し前に、川岸で煉瓦の詰まったハンドバッグが発見されていた。検死・解剖をしていると、警官たちが「まだたくさん問い合わせが来てるのに、安否確認センターを閉鎖するなんて」とぼやく声が聞こえた。それから、木曜の夜には新たな展開があって、警察はまた乗船者数を増やした。この誕生会に勝手に押しかけたグループが名乗り出て、「ぼくらは助かったけど、友達が一人行方不明なんだ」と言いだしたのだ。

その間、遺体安置所では「17人の両手をなるべく早く返してください」と研究所に依頼がなされた。そうすれば、両手を持ち主に返せるからだ。そして、新たに8人の両手が研究所に送られた。

この時点では、待つ以外に私たちにできることはなかった。その日は、「8月の祭日（オーガスト・バンク・ホリデー）」前の金曜日だった。遺体安置所の外では、人々は暑いロンドンを離れ、週末を楽しもうとしていたが、私たちは歯科医のカルテ、研究所からの指紋情報、さらには遺体の到着を待っている。50人の遺体がすでに回収された。怒濤（どとう）のような業務を終えて、遺体安置所は今、気味が悪いほど静まり返っている。

長い週末の間に、新たに遺体は到着しなかった。水曜日、警察は依然として行方がわからない人たちの名前を挙げた。その一人が、パーティーの主催者であるアントニオ・バスコンセロス。船上では、彼の26歳の誕生パーティーが開かれていた。それからもう一人、フランス人の男性がいた。そして遺体安置所には、今も身元がわからない、20代男性の遺体があった。この人は、マーショネス号とは無関係なのかもしれないし、まだ名前が挙がっていない、飛び入りの客だったのかもしれない。

この週の終わりには、遺体安置所の50の遺体のうち、46人の身元が判明していた。それ以外の遺体もある程度判明している状態、つまり、確認に至るにはあと少し情報が必要、というところまできていた。ただし、先ほどの若い男性については、まったく素性がつかめなかった。この人は誰なのだろう？　誰にもわからない。当てはまる人がいないのだ。

彼は個性的なキーホルダーを持っていたので、警察が写真を撮って、それをマスコミに公開することにした。要するに今は、身元がまったくわからない一人の遺体と、行方不明者が二人――フランス人男性とアントニオ・バスコンセロス――という状態だ。ただし、押しかけグループの一人については、心配しなくてよくなった。彼が元気な姿で現れたからだ。

金曜日、謎の男性の身元確認に、大きな進展があった。個性的なキーホルダーをフランス人男性のアパートに持っていったところ、玄関が開いたのだ。そういうわけで、残るはパーティーの主催者だけになった。その晩、若い男性の遺体が、船の残骸の下流の、ロンドン橋とバーモンジーの間の「テムズ・アッパー・プール」と呼ばれるエリアで発見された。アントニオ・バスコンセロスの遺体だ、と私たちはかなり自信を持っていたが、水中に2週間も浸っていたので、身元確認には少し時間がかかるだろう。それから、遺体安置所のほかの遺体はマーショネス号とは無関係だ、という自信もあった。警察も「これ以上死者は増えない」と確信していた。結局、死者は51人で、乗船者は１３７人だった。

誰もが一生懸命仕事をしていたし、犠牲者と遺族の役に立てた、と感じていた。私が遺体安置所で仕事に没頭している間に、あずかり知らないさまざまなことが内外で起こっていた、と知ったのは、あとになってからだ。

緊急事態には、誰もが迅速に、心を込めて対応している。みんな、その時点でのベストを尽くしている。もちろん、どれほど善意にあふれていようと、責任を問われてしかるべきだとは思うが、危機的状況のなか、とてつもないプレッシャーのもとで取った行動をあとあと批判されるのはつらい。先ほど列挙した１９８０年代の災害のあとには、緊急サービスやフォローアップ・サービスが、怒りに満ちた批判の矢面に立つことが多かった。そうした怒りは多くの場合、改革を加速させる。マーショネス号沈没事故のあとほど、それを実感したことはなかった。

のちに知ったのは、遺族は、最初のうちこそ遺体安置所の特別対面室で故人を確認できたが、多くの遺族は、遺体発見が遅れて腐敗したせいで「対面できません」と言われたこと。つまり、愛する家族に会わせてもらえなかったのだ。遺族と故人との悲しい再会は、通常、遺体安置所では行われない。たいてい遺体は葬儀屋に移されるからだ。ところが葬儀屋も警察と同じように、のちにこう主張した。「遺族の対面は断固として思い留まらせるべきだ、たとえ強く抵抗されても、遺族を故人に会わせてはいけない——と言われました」と。

誰が、なぜそんな指示を出したのか、私にはわからない。それを知ったときは、「見当違いな思いやりからだろう」と思った。腐敗している息子や娘と対面すればトラウマになる、と考えた人がいるのだろう。けれど、「その人」はまったくわかっていない。対面しないほうが、状況は悪化するのだ。

ある遺族は、のちに次のように書いた。

「私たちは［娘に］会うのを実際に禁止されたわけではありませんが、あらゆる局面で、会わないよう説得されました……私が娘に会おうと葬儀屋へ行ったときは、棺がすでに封印されていました……棺と一緒に部屋に座ることができなかったので、葬儀場を出ました。娘と二人きりの時間を持つチャンスがあってしかるべきだった、と強く感じています。［娘の母親は］……以来［娘の］写真を見ていますが、その写真を見ても、なぜ対面してはいけなかったのか、理由が本当にわからないのです」

別の遺族はこう書いた。

「8月25日金曜日、検死局の職員から、息子は人間の姿をしていない、と言われました。8月31日木曜日、葬儀屋から［息子の遺体を］受け取ったと電話がありました。すぐに行って、棺を開けてほしい、と頼みました。息子が見つかった、と確認したかったからです。でも、葬儀屋に言われました。『息子さんのご遺体を見せてはいけない、と命じられています』と。これには、非常に腹が立ちました。私は息子に会って、息子に触れて、息子にお別れを言う機会を一度も与えられなかったのです。葬儀屋は、仕事を始めて25年になるが、遺族に遺体を見せてはいけないと言われたのは初めてだ、と言っていました。『もう棺を封印したから、決して開けてはいけない、と言われたんです』と話していました。でも、遺体を棺に入れるのも、棺を封印するのも葬儀屋なのだから、これは明らかに嘘だったのです。

私は今も、埋葬した遺体が本当に息子なのかどうか心配しています。この不安は、一度も彼に会わせてもらえなかったからだと思います……それに、遺体がほかの人のものと混同されたのではないかという懸念もあります……［のちに］息子の遺体の写真を見ましたが、想像していたような恐ろしい状態ではまったくありませんでした……いろんなことがどのように手配されたのか、もやもやせずにはいられません……本当に息子の遺体だったのかどうかが心配で、これまでに、行政に発掘命令を求めたこともあります」

なぜマーショネス号の犠牲者の遺族が、大切な家族に会わせてもらえなかったのか、私にはわからなかった。残酷で、不要な決定に思えた。さらなる情報が出てくるまで、何年かかかることになったが、その情報が私たち――遺族とあの事件を担当した者たち――に説明してくれた。遺体をなぜ見せなかったのか、棺をなぜ開けなかったのか、考えられる理由を。

23 レイチェル・ニッケル殺害事件

1992年の初秋。ジェンは今、医者をやっている。前年に卒業し、一緒に医学部のバーで開かれた「合格ディスコパーティー」に参加した。少なくとも私は、いささか年を取りすぎている気分だったが、ダンスを楽しもうと決めた。私はジェンのことをバカバカしいほど自慢に思っていたが、たぶん口には出さなかった。そして、ジェンもおそらく、私が——子どもたちのこと、家のこと、それにお金の面でも——支えたことに感謝してくれていたとは思うけど、やはり何も言わなかった。二人の間に横たわる溝がなんであれ、乗り越えるのは容易ではなく、気づかないふりをするほうが数倍ラクだった。とくに、ジェンが新米医師として昼夜を問わず働き、私もガイズ病院で忙しい今は。

今日は珍しく在宅勤務だ。子どもたちは学校で、ベビーシッターもお休みで、ジェンは病院にいる。昼間の通りはひっそりしていて、オフィスよりずっと静かだ。部屋は心地よい暖かさで、犬が私の足の上にどっかりと座っている。そして、デスクの上には、私が今没頭している、ある殺人事件の写真が散乱している。

検死・解剖の写真と被害者の着衣の写真の上にあるのは、犯行現場の写真だ。やや曇った、あの7月の日が忘れられない。ロンドン南部の大きな公園内の、都会の手つかずの自然。白樺の幹に照らされた木陰の小道。警察の「立入禁止」のテープが木から木へと巻きつけられていた。

木立の草むらの中に、何やら白いものが見えた。遠目には、捨てられたハンカチと見まがうかもしれない。両側を刑事にはさまれて近づいていくと、ハンカチは次第に大きなものだとわかり、緑あふれる場所との不協和音もどんどん大きくなって、現場に着く頃には悲鳴をあげているように感じた。きらきら輝く白樺の葉の下に、人間の青白い死体が、ほぼ全裸の若い女性の死体が、身構えるように身体を丸めて横たわっている。多数の刺し傷があり、下半身には何も着けていない。性的被害を受けている。

警察のカメラマンたちが仕事を終えるのを待って彼女の体温を測り、先に少し精液を採取した。死後硬直を感じたが、完全に硬直していたのは顎だけだった。それから現場を調べ、地面が荒れている場所に目を向けた。刑事たちが草むらの血痕を指さして、葉っぱがぺしゃんこになり、枝が折れている場所を記録した。そこには争ったしるしが残されている。こうした作業に長い時間をかけたあと、遺体はようやく遺体安置所に運び込まれ、私は、先ほどのいかめしい刑事たちに見守られながら検死と解剖を行った。今自宅の書斎で、あの長い長い夜を思い出している。49もの刺創のサイズを一つ一つ測り、記録し、臓器を貫通する傷痕を一つ一つたどっているうちに、夜が明けていた。

私は顔を上げた。静まり返った家の中で時計がチクタク時を刻んでいる。検死報告書に手を伸ばし、結論を読み返した。被害者は自然死ではない。長さ約9センチ、柄元(えもと)の刃幅約1・5センチのナイフ、または複数のナイフによる多数の深い刺創によって死亡した。被害者は抵抗し、身を守ろうとして左手を刺された。被害者が死亡しても、加害者は刺すのをやめなかった。そして、死亡後に性的暴行を加えた。

レイチェル・ニッケルが殺害された残忍な事件は、世間を震撼させた。レイチェルは美しい23歳の母親で、まだよちよち歩きの子どもを連れて、ウィンブルドン・コモン公園で散歩をしていた。国中が大ショックを受け、警察には事件解決のプレッシャーがかかった。早期解決を望む国民からの途方もない圧力に、ロンドン警視庁はいつもの枠から飛び出した。犯罪心理学者たちに、犯人の「人物像の分析(プロファイリング)」について相談したのだ。そして私には、「事件を再現できないだろうか」と相談してきた。

警察の捜査の一翼を担えたら、なんて望みはおおむね捨てていた。初めて入念に再現してみた寝室での刺殺事件のときに、担当刑事に鼻であしらわれたからだ。それが、今回ばかりは、警察がやってきて事件の再現を依頼したのだ。具体的には、犯行現場と検死・解剖で得られた証拠をもとに、あの日起こったであろう出来事をつなぎ合わせてほしいという。

私はその頃、米国の法病理学者の会議に出席し、大いに刺激を受けていた。ここしばらく、職業としての法病理学はあまり成長していない、と私は感じていた。みんな慌ただしく事件に取り組んではパブで議論しているが、だからといってわれわれやこの仕事が成長しているわけではない。別の視点を求めて米国の会議に出席し、私はまさにそれを見つけていた。米国の法病理学者は捜査に参加し、犯罪推理もできる法病理学者、シンプソン教授寄りの働きを求められていると知ったのだ。

そういうわけで、自分が書いたレイチェル・ニッケルのぶ厚い検死報告書を読み通した。刺創の詳細だけで何ページにも及んでいる。胸と背中の三つの傷――私が17、41、42と番号を振った刺創――は、ほかの傷とは大きく違っている。被害者は何度も何度も深く刺されているが、この3ヵ所だけは傷が浅いのだ。この三つは、最初の傷なのだろうか？

こうした殺人事件の一連の流れの中では初っ端（しょっぱな）に、犯人が被害者に近づいて、主導権を握らなくてはならない瞬間がある。しっかり主導権を握ることは、ほとんどの性的殺人に欠かせない要素だ、と判明している。こうした事件では、怪我というほど深くはないが、怖がらせるには十分という程度の傷が見つかることが多い。これは、被害者を自分の要求に従わせるための、いわゆる「促し傷」だ。17番と41番と42番は、「促し傷」だったのだろうか？　三つのうち、故人の背中にあるのは一つ――17番――だけで、残りの二つは胸の前面の高い位置にある。私は改めて傷に目をやった。被害者は、最初に背中を刺され、犯人を振り返ったのだろうか？

犯行現場の写真の中でも、とくにおびただしい血痕を写したものは、すぐ目についた。木々の下ではなく、伸び放題の夏草がタネをいっぱいつけて、牧草地のように茂っている場所だ。夕方に遺体が発見された場所から、5メートルほど離れている。遺体は、小さな子どもと犬を連れ、ベビーカーを押していた母親が見つけて、激しいショックを受けたという。

二つ目の、先ほどより小さな血痕が見られた場所は、遺体が見つかった場所のかなり近くだ。女性の遺体が発見された、ふたまたに分かれた白樺の木の近くだ。そしてもちろん遺体の下にも、血痕はあった。最初に襲われたのは、一番大きな血だまりがあった場所と考えて間違いないだろう。被害者はそのあと木の下に移され、その後、1メートルほど離れた最後の場所へ引きずられたのだろう。

延々と続く刺創のリストを見ていると、どれが最初の傷なのか判断するのは難しいが、ぱっくり開いた首の複数の傷は、かなり早い段階で負ったものに違いない。ほとんどの出血は、首からだったはずだ。そう考えると、被害者が叫んだ様子がないことにも説明がつく。力いっぱい首を攻撃され、激しい痛みを感じただろう。痛みが叫びを妨げなくても、喉頭の周りの筋肉に損傷を与えれば、叫べない。

レイチェル・ニッケルの着衣の写真は、事件の別の側面を教えてくれる。Tシャツはもちろん血でぐっしょり濡れているが、ジーンズは、膝の周りと膝から下の前面に泥がついている。そして、背面には血が飛び散っている。彼女が襲撃された早い時点でひざまずいたことは間違いない。その姿勢で、首に最初の傷を負ったのだ。

当然ながら、これほどの傷を負って、ひざまずいた状態ではいられなかっただろう。だから、倒れたに違いない。どうやら彼女は前に倒れ、そこで加害者に背中を刺された——合計18回も。

どちらに倒れたにせよ、とくに前に倒れた場合は、首から大量の血が地面に流れ出しただろう。だから犯人は、彼女を木の下の二つ目の場所へ移したのだろうか？　もしくは、彼女がこの時点で死んだから動かしたのだろうか？　あるいは、草の上では見つかりやすいと恐れたからだろうか？

写真を見ると、木の下のほうが血の量は少ないが、広がりは大きい。これはおそらく、彼女がここで仰向けに横たわったせいだろう。検死・解剖の際の被害者の写真をチェックしてみる。やはり、腐葉土が背中についている。間違いなくここで、加害者が正面から刺したに違いない。犯人がここに移したとき、被害者がまだ死んでいなかったとしても、それからあっという間に亡くなったはずだ。それでも犯人は遺体を刺し続けた。とくに、心臓と肝臓は、死後に刺している。どちらも臓器を貫通していたが、死者は出血しないのだ。

次に気づいたのは、背中についていた腐葉土が、臀部でも見られること。だからここで、木の下で、犯人はジーンズをはぎ取ったに違いない。そして、脱がしながら、もしくは脱がしたあとで、遺体を引っぱって、最後の、意のままにしやすい場所で、性的暴行を加えた。

その後も、刺し続けたのだろうか？　それとも、すぐに逃げ去ったのか？

「私の見解では、すべての傷を負わせるのに必要な時間は、最低3分だ」と、私の検死報告書は述べている。

それがわかるのは、いつものように動きを家で再現したからだ。殺害に要したのがわずか3分だとしたら、間違いなく猛烈な勢いだったに違いない。この事件は、どこからどう見ても「狂気の襲撃」だった。検死官自身がこの表現を使ったくらいだから、新聞はもちろん抗（あらが）えなかった。

刺創を分析するのにも、長い時間をかけた。一部の傷を見ると、皮膚に凶器の四角い柄の痕が残っていた。刃がずぶりと柄元まで差し込まれたからだ。そして、私は初めて、遺体の一部をスキャンするという経験をした。MRI（磁気共鳴画像）が、肝臓の刺創の正確な痕を見せてくれた。警察にはさまざまなナイフを提示されたが、こうしたあらゆる情報をもとに、毎回自信たっぷりに答えることができた。「違います。これが凶器でないことは、傷が証明しています」と。

レイチェル・ニッケル——実に悲しい理由で、名前を広く知られることになった若い女性——の人生の最後に起こった出来事を列記し終えた頃には、クタクタになっていた。世の中が嫌いになりそうだ。時計を見ると、そろそろ子どもたちを迎えにいって、犬たちを散歩させる時間だった。

パソコンの電源をオフにし、消えるときにかすかにうなる声に耳を傾ける。犬たちはその音を知っており、音と同時に目を覚まし、あくびしながらクッと伸びをした。私が犯罪の写真を書類整理棚に入れて鍵をかけるのをじっと見ている。ここに入れておけば、誰も、間違っても子どもたちが偶然見てしまうことはない。

警察が殺人犯を見つける手がかりになるかもしれない再現を行えて、私は心から満足していた。私は間もなく40歳になるが、法病理学者は殺人事件の捜査に、今回のような貢献ができるとずっと信じてきたのだ。

犬たちはしっぽを振って、出かけるのを待っているが、私は動かなかった。没頭できる仕事から、現実に戻りたくないのだ。犬の散歩や子どものお迎えの前に、やらなくてはいけないことがあるからだ。

渋々受話器を手に取り、職業別電話帳（イエロー・ページ）からリストアップしておいた電話番号をダイヤルし、また次の番号にかけた。

「もしもし、葬儀屋さんですか？」

「はい、どうなさいましたか？」

父がデボン州の病院で、死の床にある。進行がんを抱え、終末期医療を受けている。2日前に悲しいお別れをしてきた。複数の裁判をはじめ、仕事がいくつもあるので、ロンドンに引き戻されたのだ。姉のヘレンも父に会いにきていて、その後、兄のロバートも到着した。今この電話をかけているのは、いざその時が来ても、私たちの誰も電話できそうな気がしないからだ。

受話器の向こうの声は、困惑しているように聞こえた。

「すみません……聞き違いかと思いますが、お父さまはまだご存命だ、とおっしゃいましたか？」

「残念ながら、間もなく亡くなりそうなので、今、段取りをしておこうと思いまして」

「なるほど」。ぎょっとしているのか、非難しているのか？　なんだか気まずくなった。

「実は私、法病理学者でして、その……常に死にまつわる仕事をしていますので、あの……現実的な段取りをしなくちゃいけないことを知っていまして」

「ああ、そうでしたか」。情状酌量が認められたようだ。

そういうわけで、段取りはすんだから、父が亡くなったという電話をもらったときは、こまごましたことに煩わされず、悲しみに浸ることができた。もちろん泣くわけではないが、心優しい大好きな父を亡くした途方もない喪失感に身を委ねた。父は、ぎこちなく寄り添うジョイスと共に、デボンでの長い隠居生活をどうにか生き切ったのだ。私の人生は父を中心には回っていなかったが、父の存在は常にそばにあった。毎日曜日、父に電話をしていたし、父も2週間に一度手紙をくれた。いつだってそこにいてくれたのだ。でも、今はもういない。巨大な、人知を超えた何かが、茫然と私を見ている気がした。仕事人生を通してなんとか目をそらしてきた死の大きさにのみ込まれ、私は今、驚愕している。

一日ほど経ってからデボンへ行き、ホスピスからの関連書類を受け取って、指示された通り、出生・死亡を扱う登記官のところへ持っていった。封筒には、「親展：開封不可」と書いてある。

当然ながら無視した。私は人生を、故人の秘密を詳しく扱うことに費やしている。それにこの書類は、私の父親に関するものだ。登記官のところで待っている間に封を切り、何のためらいもなく中身をじっくり読んだ。

冷たい手が、さっと封筒をひったくった。

「一体どういうおつもりですか？」

「えっと、読んでいたんで――」

「字が読めるなら、親展だって書いてあるのもご存じですよね？　あなたに開封する権利はありません」

そう叱りつけられながら、手続きのために、小さなみすぼらしい部屋へ通された。ただし、医師が「死因は『carcinoma of prostate（前立腺がん）』」と書いた書類はすでに見ている。医師が走り書きした文字は、「carcenoma of prostate」に見えた。

登記官が硬い表情のまま、念入りに死亡証明書を書くのをじっと見つめる。

私は言った。「すみません……carcinoma（がん）のスペルは、本当はeじゃなくてiなんですよ……」

彼女がキッとにらむ。

「わ……私は法病理学者なんです。だから興味があって父の記録を読んだんですが……あの、carcinomaという単語はしょっちゅう書いてるので、iが正しいことは保証します」

女性は私をにらみつけた。

「ドクターがcと書いているんです。私の仕事は、死因を与えられた通りに書くことです。ですので、carcenomaと書かせていただきます。ドクターがそう書くことをお選びになったんですから」

そんなわけで、父の死亡証明書は――あちこちに送付しなくてはならなかったので、そのたびにイラッときて身震いしたのだが――父に「carcenoma」という謎の新しい死因をくれた。これにはきっと、父も私に負けないくらいイライラしているだろう。もしかしたら、政府統計で唯一無二の居場所をもらって喜んでいるかもしれないが。

✧ ✧ ✧

私が中年の仲間入りをする誕生日の2日前、シェパード家の面々は、もっと大きなイベントのためにデボンに集合した。父の葬儀だ。家族とイングランド北部に住む、姉のヘレン。そして、妻とフランスに住む兄のロバート。地理的には離れていても、私たちはみんな、ずっと仲がよかった。

葬儀の前の晩、きょうだいの家族全員で夕食会をしたが、申し訳ないけれど、ジョイス抜きで集まった。これが意地悪に当たらないことを願っている。私はジョイスが亡くなるまで交流を続けたし、彼女が住まいや介護に困らぬよう責任を持って見守った。だが、あの晩はみんな、ジョイスが現れる前の父の話を、忖度（そんたく）抜きでしたかったのだ。あの素晴らしい男性とあの独特の性格について、自由にエピソードを語り合いたかった。立派な話ばかりではなかったけれど、どれも父が「その通りだ！」と言って、楽しんでくれる話だった。みんなで大笑いし、父のために乾杯し、父の人生に心から感謝した。

わが子に尊敬されながら死ぬなんて、なかなかできることじゃない。父は大家族の長子で、全員に行きわたるだけの教育費も、おそらく愛情もない状況から、自分と新しい家族のために、どちらも生み出そうと努めてくれた。

喪失感だけでなく、シェパード家の温かさやサポートを感じながら、ロンドンへ戻った。子どもたちは後部座席に、私は運転席に座り、ジェンは隣で一眠りするチャンスをもらっている。新米医師は、眠れるときに少しでも眠る必要がある。こうして家族の顔ぶれは変わり、世代も変わった。

実は、デボンを離れ、仕事に戻るのが少し憂うつだった。ガイズ病院は忙しくて刺激的、かつ気さくな職場で、私も仕事が大好きだった。ところが残念ながら、ここのところ苦しい立場に置かれている。まず、警察の依頼に応えて「レイチェル・ニッケル殺人事件」の再現をしていることを、同僚たちから厳しく責められている。

「専門分野を思いきり逸脱してるじゃないか」と彼らは言う。

むしろ100パーセント専門知識に基づいて再現している、と私は反論した。「それに、米国の法病理学は間違いなく、そちらの方向に進んでますよ」と。

だが、彼らは米国の法病理学の動向には、心を動かされなかった。みんな、しきりに頭を振りながら言うのだ。「警察が誰かを逮捕して、検察が君の再現を使ったら、証人席で被告人弁護士にめった切りにされるぞ」

これまでに鑑定人として、公の場でそれなりに辱められた経験はあるから、「その通りなんだろうな」とわかる。

もう一つ心配なのが、マーショネス号だった。

あの悲劇が起こったのは3年前だが、どうしたものかクルーズ船の残骸ともいうべき事実が浮上し続けているのだ。もちろん、あの災害で誰かを亡くした人たちの悲しみが癒えることはない。だが、悲しみは今、怒りに姿を変えようとしている。

私たち専門家は、自分にとっては終わった事件だと考えていたかもしれない。救助の一部やその後の対応については円滑に進まなかったところもあったが、衝突が起こって以来、人々の関心は事故の原因に向けられていた。あの晩、テムズ川には整備しておくべき安全システムがたくさんあったのに、放置されていた。そのうえ、災害が起こったのは、どちらの船も事前に互いの存在に気づけなかったからだ――どちらも見張り番を置いていなかった――というのが定説になっていた。とはいえ、どんな理由があろうと、巨大なボウベル号が小さなマーショネス号に衝突したのは紛れもない事実であり、ボウベル号の船長に対する刑事訴訟手続きが取られた。

犠牲者の家族は怒り狂っていた。あの日の午後、浚渫船で下流に向かおうとしていた船長は、潮の変化を待つ間に深酒したのだ、と。だが、専門家たちは、「ボトルからスロットルまで8時間」という英国空軍の古い規則が船舶にも適用されていたとは考えておらず、「船長はあの晩、出発前に十分昼寝をし、しっかり酔いを覚ました」と主張した。だから、船長の容疑は、適切な見張り番を置くのを怠ったことだけだと。

検死官は公訴局長官から、この刑事裁判が終わるまで死因審問を休廷させられていた。だが、結果は一向に出なかった。二つの陪審団が、ボウベル号の船長が有罪かどうかをめぐって、評決に至らなかったのだ。そしてその後、浚渫船の所有者たちを個人として起訴する試みも、行き詰まってしまった。

ボウベル号の評決のあと、いや、評決が出なかったのを受けて、検死官は判断した。衝突の原因は詳細にわたって調査され、テムズ川の安全性は大いに改善されたので、死因審問を再開しても公共の利益にはつながらない、と。しかし、この判断が遺族の苦しみに追い打ちをかけた。遺族の中には、これを「偏った考え方だ」ととらえる人たちもいた。とくに検死官が遺族の一人について、メディアに軽率な発言をし、それが公表されてしまったからだ。遺族は完全な死因審問だけでなく、完全な公開調査を望んでいた。どちらの要請もはぐらかされたが、遺族の決意が揺るがなかったのは立派だったと思う。遺族は控訴院を通して、死因審問の可能性を追求するつもりでいた。

ところが、最近あることが発覚し、遺族の怒りの火に油が注がれた。しかも、残念なことに、多くの遺族は大衆紙の日曜版でその事実を知った。それは、一部の遺体から、身元確認のために両手が切り取られていたこと。さらにショッキングなことに、手は遺体安置所に送り返されたが、許し難いことに、遺体に戻されなかったケースもあったと判明したのだ。だから、遺族は疑っている。葬儀の前に大切な人に会わせてもらえなかったのは、遺体が見るにたえないほど腐敗していたからではなく、手がなかったからではないか、と。

みんなの怒りは今、担当の法病理学者に向けられている。その法病理学者とは、私だ。遺族の立場だったら、私も腹を立てていただろう。だが、これほどの怒りの標的にされるのは悲惨でしかない。悲しみに暮れる遺族に、「あの状況で手を切断するのは、標準的な処置だったんです」などと言っても無駄だ。「腐敗している溺死体の指紋採取には、遺体安置所では行えない研究所の技術が不可欠なんですよ」と説明したって無駄だろう。それに、切断するのが当時の標準処置だったからといって、本当に許容できるやり方だったのかどうか、今さら問うても手遅れだ。

実のところ、一部の犠牲者の手を切断すると決めたことにも、実際に切断したことにも、それを元に戻し損なったことにも、私は一切関わっていない。それなのに、否定する私の言葉は無視され、抗議してもどういうわけか私が悪かったように受け止められた。非難めいた、嫌みな新聞記事の傍らには、常に私の写真（ネクタイが不吉に後ろにたなびいて、ややみすぼらしく見えるやつだ）が添えられている。昼夜を問わず記者から電話がかかり、しょっちゅう家まで押しかけられた。ある記者に至っては、魔法のようにいきなりオフィスに現れた。大真面目な顔で、不気味にノートを開いて、私のデスクのそばに座っていたのだ。

同僚たちはと言えば、レイチェル・ニッケル事件に続いて、マーショネス号事件への私の対応にも、かぶりを振っている。「手の切断なんて、止められなかったのか？」などと尋ねてくるのだ。たいていの場合ほかの手段ですぐ身元確認ができるのだから、と。「最終的に、警察は『世界中から歯科医のカルテが殺到している』と発表していたじゃないか。だからどう考えても、手を切り取るという暴挙には介入すべきだったんだ」と。

とはいえ、同僚たちは認めていた。「俺たちはみんな、集団災害の、とくに溺死による大災害の経験なしに語っている」と。しかも、後知恵で語っていることも認めてくれた。そして、言った。自分たちもおそらく、それが当時の警察の標準的なやり方なら、介入しなかっただろう、と。なにしろ検死官が承認していたのだから。

学部長であるイアンは、徹頭徹尾、スフィンクスのような謎の沈黙を続けていた。自分が担当し損なってへそを曲げている重大事件では、いつもそうするように。私は、メディアやマーショネス号の遺族の憤りを、たった一人で受け止めている気分だった。どれほどその憤りに共感できても、つらい立場だった。

私をいくぶんサポートしてくれたはずのパムは、もう部のまとめ役ではなくなっていた。パムは人生のかなり後半に、妻に先立たれた男性と恋に落ち、妻兼継母の座に就いたのだ。法理学と家庭を両立させようなんて、彼女は夢にも思わなかった。家庭を切り盛りしながら、法病理学者と殺人事件の複雑な橋渡しをする余裕などない、と考えたのだろう。パムとの悲しい別れがすむと、助手の配置転換が行われた。新しい若手の助手が、ロンドンの殺人事件が息づくこの暗い陰気な世界に配属され、有能なロレインが責任者になった。

ああ、それから、新しい法病理学者が入ってきた。

ある日、背の高い、ブロンドの脚の長い女性がふらりとオフィスに入ってきた。ミニスカートを穿き、人懐っこい笑顔を浮かべて。硬めの白い紙をよく切れるハサミでざくざく切り抜いてつくったような頬骨をしている。ほかのスタッフがデスクから顔を上げるか上げないかのうちに、イアンが、オフィスでマッチョなオスたちを従えるボスらしく、ぱっと椅子から立ち上がり、彼女をかっさらった。そう、ネアンデルタール人のように。20世紀の男は、ほとんど進化しなかったのだ。

ベスナ・ジューロビッチは法病理学者で、セルビア人とクロアチア人のハーフで、当時のユーゴスラビア出身だった。あの時代には珍しく、ハッとするような華やかさと高度なスキルを兼ね備えていた。ずっとユーゴスラビアのベオグラードで働いていたが、今はロンドンで求職中だという。ベスナはガイズ病院で仕事だけでなく、おそらく本人も予想していなかったものを手に入れた。そう、夫だ。イアンは既婚者だったから、その後の展開は複雑かつ困難を極めたが、この「セレブカップル」の輝きが、間もなく殺人事件の闇に覆われた職場を明るく照らすことになった。

ジェンと私は、そんなカップルには決してなれなかった。ベスナとイアンが法病理学の世界に登場し、パートナー同伴のイベントが増えたが、私たちは忙しくて、ほとんど参加できなかった。ジェンは1年間の基礎研修を終えたばかりで、シフトは36時間。つまり、昼間病院で長く働いたあとに、一日おきに夜勤があるのだ。でも、このパターンは緩和されつつあった。総合医としての研修が始まったからだ。それと同時に、専門分野を探し始めている。ジェンは、皮膚科学に興味があるようだ。

キャリアのこの段階には、多くのサポートが必要なことを私は知っている。私もそうだったし、当時はジェンが協力してくれた。だから今、ジェンに同じことをしようとしている。医師になったなんて、本当に素晴らしいことだ。妻は30歳を過ぎる頃まで、勉強を始めてもいなかったのだから。おそらく私は、この誇らしい思いをあまり表に出さなかった。時々は表現できていたのだろうか。頼むから、「できていたこともあった」と言ってほしい。

今では二人の予定が交わることはほとんどなくなり、交われば、たいてい喧嘩になった。私たちが安心で幸せな場所に戻るすべは、どこにもないような気がした。世の中には、愛情を込めて優しく仲直りできるカップルがいることは知っているが、そんなことは一度も起こらなかった。思えば、そんな優しさは父と継母の間にはなかったし、私も相手に合わせようとはしなかった。いや、たぶん合わせられなかったのだ。出来た妻は、忙しくて気もそぞろな夫に苛立ちを募らせていった。

「なんで愛情を受け取ってくれないの?」と、ジェンはよく泣いていた。「なんでいつもそうやってずっと黙ってるのよ?」

二人でカウンセリングも受けた。私は「いいよ」と承諾したけど、やはり判事の前に引きずり出された気分だった。

「この人が9歳のとき、お母さんが亡くなったんです」と、意味ありげにジェンが言う。するとカウンセラーがうなずく。やはり意味ありげに。私にはそう見えた。この二人の女性は、昔からの友人なのだろうか? それとも、女性たちはみんな、ある意味、結託しているのか?

「ディックに何をしてもらいたいの、ジェン?」とカウンセラーが聞く。

「私を抱きしめて、『愛してる』と言ってほしいだけ! 無茶なお願いじゃないですよね?」

「じゃあ、ディック? あなたはジェンに何をしてもらいたいの?」

私は考えた。でも、そう長い間じゃなかったはずだ。

「私の夕食をつくってほしい」

カウンセラーは椅子の背にもたれ、驚いたように目を見開いた。

ジェンの料理下手は、いつもちょっとしたジョークになっている。

「私のためにごはんをつくる。それも愛だと思いますよ。でも、私はいつもみんなの世話に忙しくて受け取れないし、ジェンはいつも研修で忙しくて与えられないんですよ」

「つまり、ディック、あなたはみんなのお世話をしてる、と感じているのね？」

「文句を言ってるんじゃないんです。うちの父もしていたことだから。父が私を育ててくれたんです。子どもたちの世話をして、ごはんをつくって、そばにいられることはうれしいんです。ごく当たり前のことだと思います。ただ……」

父はそういった何もかもをしてくれていた。でも、同時に怒りも抱えていた。周りにどんな被害を及ぼそうと、時折爆発する様子ときたら……。私は今、思い始めている。あれは本当は、とてつもない不幸が噴き出していたんじゃないだろうか。父は、不幸せだったのだ。そして、たぶん私も不幸せだ。初めてふと思った。父のように時々理性を失って、感情を爆発させたら、結婚生活が改善するのかもしれない、と。でも、たとえ私にそんな感情があったとしても、どこか手の届かない場所にしっかり埋められている。それに、泣くこともできないのに、どうやって爆発すればいいのだろう？

「それで？」とカウンセラーが言った。すっかり忘れていた。クラパムのこの部屋に座っていることを。外では救急車のサイレンが鳴り響き、妻とカウンセラーがこちらを見つめ、私が話すのを待っている。

カウンセラーに促された。「あなたは、お料理や子育てをたくさん担ってるけど、ただ……何なのかしら？」

「ジェンに、時には家事をして、私を愛してることを示してもらいたいです」

カウンセリングは、長続きしなかった。どういうわけか、そのうち立ち消えになった。もしかしたら、私たちが忙しすぎたせいかもしれない。子どもたちはまだ小学生で、二人ともハッピーで健康で、私たちは愛情あふれる家庭をつくろうと一生懸命働いていた。大騒ぎあり、音楽あり、笑いあり。ジェンも私も、大好きな仕事にのめり込み、暮らし向きにもゆとりができた。私は子どもたちの学校で保護者の合唱団に入り、今では大きな声で、恥ずかしげもなく、たぶん調子っぱずれな歌を披露している。ジェンとクリスとアナと私は、全員で歌いながら高速道路を北上し、砂と潮だまりと山々と原野に満ちたマン島での休暇に向かう。そこでは、心の広いホストが温かく迎えてくれる。私たちの人生は間違いなく、そこそこうまくいっている。

24 人種差別が殺人につながるとき

40歳の誕生日がたまたま父の死のすぐあとだったので、当然ながら、自分の死について考え始めた。死は怖くなかったが、その前にやってくるもの、老化、つまり、あらかじめプログラミングされた加齢のプロセスはいただけない、と思っていた。これまでに膨大な遺体を見てきたから、老化の進行については知りすぎるほど知っている。だから、自分の重要な臓器がどんなふうに見えるのかは、だいたい察しがつく。

40歳の今、私の肺の滑らかな表面では、小さな黒い点がすでに線を成し、樹木のような模様を描き始めているだろう。その模様はそれなりに美しいかもしれないが、実は汚れだ。ロンドンの煤混じりの大気汚染だけでも、おそらくある程度の肺気腫ができているはずだ。たとえ1日に20本以上タバコを吸っていなくても。もちろん、喫煙者は私一人ではない。同僚たちも吸っており、みんな、晴れることのない紫煙の中で仕事をしていた。家ではジェンも吸っていたし、マン島ではジェンの両親も吸っていた。あらゆる場所で、仲間たちも吸っていた。

1992年には、誰もが吸っていたのだ。パブで、レストランで、電車の中で、デスクで、バスの中で。みんな、身体に悪いことは承知していた。タバコの構成物質は4000種類以上にのぼり、その多くはシアン化水素からカドミウム、ベンゾピレンに至るまで有毒だと誰もが知っていたが、たった一つの成分のために我慢していた。そう、ニコチンだ。今までは、まだ若いから「無敵だ」と思っていられたが、そろそろ禁煙しなくちゃいけない。そうすればたぶん、寿命が10年延びるご褒美がもらえる。私の肺の構造はすでに取り返しがつかないほど傷んでいるに違いないが、そのダメージは時間と共に、否応なくふくらんでいく。

傷んだ肺にせっせと血液を送り込むのは、心臓にとって重労働だ。私の右心が、余分な負担のせいですでに肥大していなければいいのだが。左心については、ストレスへの反応を抑えられなければ、血圧が上がって、それに対処しようと左心室が厚くなってしまうだろう。心臓は、手のひらにきちんと収まるサイズの臓器だ。とても小さく、とても真面目なこの拳は、握っては開く動作を1分間に70回、連日連夜、来る年も来る年も、生涯を通して300億回も繰り返す忠実な友人なのだ。止まるその瞬間までずっと。食生活や運動、喫煙、ストレスをコントロールして、その忠実さに報いるかどうかは私次第だ。また、自分でも承知しているように、肝臓に魔法のような修復作業をしてほしいなら、たまには休肝日を設けるべきだ。

――素晴らしい決意だ、どれもこれも。だが、あっという間に忘れてしまった。時々ハイボールをたしなむのは、リラックスするよい方法に思えたし、またタバコに火をつけるのは、「吸いたいけど吸えない……」とぐじぐじ考えて時間を無駄にするよりずっとラクだった。どちらもストレス発散になるからだ。それに、今にして思えば、あの年やその翌年にタバコを止めるなんてあり得なかった。1993年と言えば、極めて重要な事件を担当し始めた年だ。

4月に、ごくありふれた検死・解剖をした。ロンドン南部の若い黒人男性が刺殺された事件だ。当時はナイフで殺される事件が多発していたので、とくに目立つ事件ではなかった。こうした殺人は、不良グループやドラッグ絡みだと判明することが多かった。あの頃は、「人種に絡む攻撃なのでは?」と、即座にいぶかしむことはなかった。私が与えられた情報は、その若者が喧嘩をした、ということだけ。だから法病理学者が「特殊な事件だ」と感じるものは何もなかった。若者の名前が広く知られるようになり、自分が彼の死について何度も証言しなくてはならなくなるとは、夢にも思わなかった。

スティーブン・ローレンスは聡明で志の高い18歳の若者で、1993年に世間が抱く「黒人の若者」のイメージとはかけ離れていた。よくも悪くも、彼が「将来を嘱望された頭のよい学生」と認識されたことが、人々の意識と偏見を変える大きな力になった。

友人とバスを待っていたとき、スティーブンは白人の若者グループから、二度にわたって刺された。このグループが人種差別的な言葉を浴びせていたことが、のちに判明している。顎の浅い切り込み、肺を貫通する深い刺し傷、さらには肩にも深い刺創があった。彼は大量に出血しながらも、なんとか立ち上がって友人と100メートル以上走ったが、ついに力尽きた。

その後数ヵ月の間に、警察から合計16本のナイフを見せられたが、7本が凶器の可能性があった。そのうち1本は、とくにその可能性が高いように思われた。7月に、さらに発言を求められたので、「私の見解では、スティーブンは右の鎖骨のあたりを刺されたときは立っていましたが、二度目の刺創を左肩に負わされた頃には、おそらく倒れかけていました」と伝えた。じっくり慎重に考えたが、加害者が右利きか左利きか、確信を持って伝えることはできなかった。どちらかを選んだほうが賢く見えるのだろうが、犯人を無罪にしてしまうリスクを冒すほど確かな証拠はなかった。

これが当時、スティーブンの死をめぐる警察の捜査に私が関与した度合いだ。捜査を妨げていた無関心と人種差別には、気づかなかった。だが、ローレンス家の人たちは違っていた。目撃者がいて、証拠があって、実は容疑者までいることも、遺族は知っていた。それなのに、誰も罪に問われなかった。

4ヵ月後、ロンドン北部で、検死官のもとで行われたある検死・解剖に呼び出され、警察の代わりに見守った。実際に検死・解剖を担当したのは、別の法病理学者だった。私の仕事は、検死・解剖を見守り、関連サンプルを採取し、頼まれれば参加する、というものだったが、担当の法病理学者の希望で、ただ見守るに留まった。私の目には、その女性が窒息による脳への悪影響で死亡したことは、かなり明白だった。とはいえ、一部の臓器――とくに脳と心臓――について意見を求められている専門家たちから、ほかの死因が明かされる可能性もあった。

故人が激しくもみ合って、手荒にボディベルトを装着されたことは明らかだった。手錠のついた、腹部に巻くあのベルトだ。彼女は切り傷や打ち身だらけで、胴だけでなく太ももと足首もしばられていた。その上、頭部にも外傷があるような……？　その問いには、脳病理学者が答えてくれるだろう。

この事件もその後、重大事件になっていく。ジョイ・ガードナーは40歳のジャマイカ人で、5歳の息子と暮らしていた。ビザが切れて英国に不法滞在していたのは紛れもない事実だが、母親をはじめ大勢の家族がそばにいて、勉強中の彼女を支えていたから、ジャマイカに帰りたくなかったのだ。

ある朝早く、何の警告もなく、出入国審査官たちが、彼女を強制送還しようと家にやってきた。警官たちを伴っていたのは、抵抗されると予想していたからだろう。実際、ジョイ・ガードナーは抵抗した。彼女は自分の人生をかけて戦っているつもりはあっても、命をかけて戦っているなんて思いもしなかっただろう。

警官たちは特別なスキルもなく、訓練も受けていなかったが、命令を実行する決意は固かったから、抵抗し、噛みつく彼女に、幼い息子が見ている前で、必死で拘束ベルトをつけた。そして、噛みつかれないように、幅2・5センチの医療用粘着テープ「エラストプラスト」を4メートルほど、口や顔にぐるぐる巻きつけた。警察は「鼻に巻かなければ息はできる」と考えていたが、これは俗説だ。口を覆うと、命を奪いかねない。ただ息ができるかどうかではなく、十分に呼吸できるかどうかの問題だからだ。とくに、争ってストレスや激しい動きが生じ、身体が求める酸素量が大幅に増えたなら、なおさらのこと。こうした状況では、人は必要な酸素をうまく取り込めない。普段の何倍も必要かもしれないのに、だ。

口を粘着テープで覆われると嘔吐しがちだが、口をふさがれていると当然、嘔吐物の行き場がなくなって気道に入ってしまう。また、粘着テープが舌を圧迫し、口の奥へ押し込むので、鼻の奥がふさがれる。それに、分泌物が口や喉にたまって、さらに肺に空気を送りにくくする。何分も激しく争って苦しんでいる女性の口に粘着テープを巻けば、当然、心停止に陥ってしまう。

ジョイ・ガードナーは、絞殺されたわけではない。外傷性の脳損傷もないし、嘔吐物を吸い込んでもいない。口を粘着テープで覆われたことで、窒息したのだ。それでも救急隊員は、なんとか彼女を蘇生させた。心臓を再び鼓動させて、大急ぎで病院に運び込み、生命維持装置につないだ。だが残念ながら、長く酸素が欠乏したせいで脳にひどいダメージを負い、4日後に死亡した。

この事件には、病院、警察、家族……と実にさまざまな人たちが関わったので、何度も検死・解剖が行われ、多くの細胞解析が実施された。だから、ジョイ・ガードナーに関する会議は時折、病理学会議さながらになった。とくに重要な役目を果たしたのは、脳の専門医だった。私が見守った最初の検死・解剖を担当した法病理学者が、「死因は頭部の外傷だ」と主張したからだ。だが、最終的にはおおむね、「口を覆われたことによる窒息死」という意見の一致を見た。

私は、考えられるすべての死因をじっくり検討し、詳細な報告書を書いた。いつものように、何度も下書きや修正を重ねて。その間にも、人権団体などからの抗議の声がどんどん高まっていった。多くの人たち、とくに黒人のコミュニティには、警察が強制送還を「何がなんでもやるべき仕事」ととらえ、むやみに過剰な拘束を行って、ジョイ・ガードナーを殺したように見えたのだ。

私が初めて遭遇した拘留中の拘束死のことを、覚えているだろうか。検死官の評決に、私がいくぶん違和感を覚えたことを。患者は肺炎と鎌状赤血球形質を患っていたから、「配慮不足により症状が悪化した自然死」と見なされてしまった。私はあの日から、法の執行人たちが時折使う、その方法を懸念している。明らかに、人を「安全」に拘束する方法を知らない人たちがいるのだ。

そして、拘束——というより拘束死——は間違いなく増えていた。ジョイ・ガードナーは、強制送還のために拘束された。ほかにも、警察が容疑者を逮捕しようとして死なせてしまう事件が起きていた。とくに、容疑者が鎌状赤血球形質を持っているときには。だが、今目にしている拘束死の大半は、別の要因で起こっていた。そう、ある薬物の使用が急増しているせいだ。その薬物とはもちろん、コカインだった。

コカインは、脳の神経伝達物質の取り込みを妨げるので、快い刺激が持続しやすくなる。つまり、自信や幸福感やエネルギーをくれるのだ。コカインの常用者は何時間でも話し続けられるし、肉体的な刺激に対する反応が高まるので、セックスが楽しくなり、飲み食いする必要がほとんどなくなる。だが、心拍数が大幅に上昇したり、興奮状態になったり、さらには精神病につながる恐れもある。だから、コカイン常用者を拘束する必要が生じるのは、たいてい精神病で抑えがきかない様子のときだ。

私が初めてコカインによる死に遭遇したのも、ちょうどこの頃だった。これは、英国でコカインの使用が増えている兆しでもあった。大柄で筋骨たくましい麻薬の売人（常用者でもあった）が、大量のコカインを買ったところで逮捕されたが、すぐさま拘束しようとした二人の警察官を殴り始めた。警察官の一人が彼の首に腕を回して抱え込んだが、これは、喧嘩に近い状況で繰り出した動きの一つにすぎなかった。喧嘩は、売人の死で終わった。だが、彼はどのように亡くなったのだろう？

高名な神経病理学者が「格闘で頭部に外傷を負ったわけではない」と確認したから、頭部外傷が死因ではない。首に回した腕で窒息した可能性もあるが、窒息の三つの典型的な徴候のうち一つしか現れていないので、窒息を死因と断定するには不十分だ。また、彼はコカインを大量に摂取していたが、血液サンプルを見ると致死量に至ってはいないから、薬物の過剰摂取で死亡したわけでもなさそうだ。

最終的に私は、複数の要因が合わさって死亡した、と結論づけた。警察官との格闘で心臓に負担がかかり、コカインの使用でもともとかかっていた負担が増したのだ。まだ若いのに、彼は心筋炎を患っていた。コカイン使用者の間で広く見られる症状で、「コカイン心筋炎」と呼ばれることもある。

二人の警察官への容疑は、のちに取り下げられた。だが、この事件でも、私の心には無視できない違和感が残った。警察官に拘束されて亡くなる人が多すぎるのだ。警察官たちはもちろん「職務を果たしているだけだ」と思っているし、誰かを殺すつもりなど毛頭ない。それでも、人が死んでいく。「なんとかしなくては」と思っているものの、自分に何ができるのかは、まだわからなかった。

ジョイ・ガードナーの死をめぐって、誰か逮捕されるのだろうか？ と見守っていると、ありとあらゆるメディアが一斉に、「レイチェル・ニッケル殺人事件」の犯人逮捕を発表した。私は驚かなかった。警察が、コリン・スタッグという男を疑っていることを知っていたからだ。法医学的な証拠もないのに、心理分析官の勧めで、ハニートラップを仕かけたことも。警察は、スタッグがニッケルの殺害を打ち明けることを期待して、おとりの女性警察官と交わした親密でセクシャルな会話を録音した。彼は白状しなかったが、検察庁はスタッグが口にした内容で十分有罪にできると考えた。私は、コリン・スタッグに狙いを定めた捜査班からの多くの質問に答えた。そして、私がウィンブルドン・コモン公園でのあの日の出来事を再現した内容が、検察側の証拠として採用された。翌年には、証人として出廷する予定だった。

英国一悪名高い殺人犯は無事に再拘留され、裁判を待っているはずだった。だから、秋にまた「若い女性の遺体が見つかった」と呼び出されたときは驚いた。彼女は、レイチェル・ニッケルをさらに超えるほどの狂気の犠牲になった。

1888年にロンドン東部で少なくとも5人の女性を殺害した「切り裂きジャック」は、いまだに映画や物語に登場し、犯行現場であるホワイトチャペル近辺のガイド付き散策ツアーで毎日のように語られている。世間の人たちが彼の残酷な犯罪にここまで魅了されるのは、大昔に起こったことだから、ではないだろうか。サマンサ・ビセットの名も、彼女を殺した男の名も、今やほとんど知られていないのは、彼女がまさに衝撃的な現代の「切り裂きジャック」の犠牲者だから。メディアもこのときばかりは、時間というレンズを通さずに恐ろしい情報を届けたくなかったのだろう。私も同じ思いなので、ここで殺人の詳細を伝えるのは控えたいと思う。

殺害され、性的暴行を受けたのはサマンサだけでなく、4歳の娘も同じだった。娘の遺体はベッドの中におもちゃと一緒に隠されていたので、最初に現場に到着した警察官たちは希望を抱いた。事件の間、大人しく眠っていたのではないか、と。だが、その希望は、間もなく打ち砕かれた。

私は検死官に呼び出され――私がナイフによる犯罪に関心を持っていることは、今や広く知られている――サマンサ・ビセットと娘の二度目の検死と解剖を行った。この二度目の検死と解剖は、誰も殺人罪に問われていないので、弁護側の検死・解剖ではない。検死官の依頼で検死・解剖をするのは、遺体を解放するためだ。

この犯罪が起こった、サマンサ・ビセットのアパートを訪問する役目は、同僚が果たした。だから私は、現場をカメラマンのレンズを通してしか見ていないが、恐ろしいほどの沈黙が目に浮かぶようだった。おなじみの仲間意識も、交わし合うジョークも、家族や休暇についての質問も、私たちが殺人事件に向き合うときに、普段の生活を思い出そうと使っているどんな手段も、捜査員の前で無力だったに違いない。これほど残酷な行為が行われ、身体が切り刻まれてしまったこの家では。

検死・解剖をするうちに明らかになったのは、この殺人者が、切り裂きジャックのような「トロフィー・ハンター」〔娯楽のために狩猟をし、記念品（トロフィー）を持ち帰る人〕めいたところがあること。

私は、立ち会っていた警察官たちに言った。「すでにコリン・スタッグが逮捕されてると知らなかったら、『ニッケル事件と同じ男の犯行だ』と本気で思ったでしょうね」

上席の警察官が、肩をすくめた。「まさか。もうスタッグをつかまえたし、やつは自白したも同然だよ」

「そんなに類似性はありませんよ」と、別の警察官が指摘した。「レイチェル・ニッケルは、バラバラにされてない」

「たぶん、時間の余裕があれば同じことをしていたでしょう。彼はたぶん、殺人を楽しみたかったけれど、公の場では捕まってしまうからできなかった。女性の自宅でゆっくり殺害するのは、おそらく彼にとっても次のステップだったんじゃないでしょうか」

「そうだな。だが、やつは塀の中にいて、もう一生出られない」そう警察官は言った。そして間もなく、サマンサ・ビセットを殺害した男にも、同じセリフが言えるようになった。ロバート・ナッパーは28歳の倉庫係で、過去に暴力事件を起こし、精神病歴もあった。ナッパーはたびたび警察に目をつけられてはいたが、どういうわけか、おそらくコンピューターが普及する前の時代の、ずさんな記録管理のせいで、いつも捜査の網から漏れていた。ところが今、サマンサ・ビセットのアパートに残された指紋が、彼と事件とをつないだ。ナッパーを逮捕したとき、警察はスタッグとナッパーという二人の冷酷非道な殺人犯をつかまえた、という自信にあふれていた。だから、1994年9月、コリン・スタッグが無罪になったときは、とてつもない衝撃が走った。

事件は、裁判所で門前払いを食らったのだ。裁判官は言った。「警察の捜査は、おとり捜査にすぎない。スタッグは、おとりの女性警察官に誘われて話をしただけだから、彼の言葉は証拠能力に欠ける」と。私も、ほかのみんなに負けないくらい驚いた。警察は大勢の専門家と共に捜査をしていたから、「コリン・スタッグがレイチェル・ニッケルを殺害した」というその揺るぎない自信を疑おうなんて、思いもしなかった。

コリン・スタッグは釈放された。けれど、毛色の違う別の刑務所に放り込まれただけだった。玄関を一歩出れば、途方もなく残酷な仕打ちが待っていた。警察も、メディアも、何より世間がまだ信じ切っていたからだ。「スタッグはレイチェル・ニッケルを殺したけど、法の厳密な解釈によって、刑罰を免れただけ」。その思い込みは世間の隅々まで浸透しており、私も「もう一度、ニッケル事件とビセット事件の犯人の類似性に目を向けてみよう」なんて夢にも思わなかった。法病理学者の意見などろくに聞いてもらえないと十分すぎるくらい学んだ私は、犯罪の再現にほんのしばらく乗り出してみたものの、また潔く、枠の中に戻ったのだった。

25 真実を追究する闘い

マーショネス号の沈没で亡くなった人たちの家族は、長年にわたって粘り強く事件を追及し、そして、勝利を収めた。「死因審問を再開してほしい」と検死官の説得に努めたが進展がなかったので、遺族は控訴審に救いを求め、控訴審は「死因審問を拒否することで、検死官は無意識ながら、不当な偏向を示した恐れがある」と認めた。その結果、死因審問がついに別の検死官によって開かれることになった。災害から6年後の1995年、検死陪審は9対1で「犠牲者は『不法に殺害された』」と認めた。

ボウベル号の船長を起訴する二つの試みは失敗に終わり、誰も起訴されていなかったが、この評決は、「公開調査を行うべきだ」という遺族の信念に火をつけた。ある活動グループはそれを強く主張し続けたが、当局の抵抗に遭った。事故のあと、川の安全性は徹底的に見直されたから、「今さら公開調査を行っても、得られるものはない」と主張したのだ。活動グループは、納得しなかった。戦い続けるには一人一人が相当大きな犠牲を払ったに違いないが、遺族は主張し続けた。「私たちの苦しみから学ぶべきものは、まだまだあります。それに、公開調査は最高の公開討論の場なのです」と。

犠牲者の手が失われたことを誰も忘れていないし、私はなおもその責任を問われていた。だから、遺族が公開調査を求める理由に賛同していたものの、恐れてもいた。手の問題をはじめとしたあらゆる話が、改めて浮上するだろうから。

当時はほかの重要事件でも、頑な姿勢を崩さない当局に、徹底的に圧力をかける動きが目につき始めていた。拘束によって窒息死したジョイ・ガードナーや、白人グループに刺殺されたスティーブン・ローレンスをめぐる捜査も、2年たった時点で、徐々に立ち消えになっているように見えたが、「そうはさせない」と考えている人たちが大勢いた。最初は遺族が、その後はコミュニティが一丸となって、世論を動かそうとしていた。彼らは、スティーブン・ローレンス事件では、「ロンドン警視庁の人種差別主義が捜査を妨げている」と指摘していた。ジョイ・ガードナー事件では、裁判所ではなく誰かが、「関与した警官たちの責任を問わない」と決めてしまったことを明らかにしなくてはならなかった。

最初、ローレンスの捜査に、大きな変化はなかった。だが、「スタッフは職務を果たしただけ」と主張していたロンドン警視庁は、度肝を抜かれる羽目になった。検察が、ジョイ・ガードナーへの故殺（非計画的殺人）容疑で三人の警察官を起訴したからだ。

その裁判での、勅選弁護士の反対尋問を、私は一生忘れないだろう。私が書いた報告書の、最初の頃の下書きのコピーを誰かが漏洩（ろうえい）し、弁護士から「最終的な報告書を見ると、70ヵ所以上修正してますよね」と指摘されたのだ。その一つ一つを確認させられ、単語の変更や読点（コンマ）の削除、区切り符号（セミコロン）の追加、そんなすべての正当性を説明しろと迫られた。小さな修正（たとえば、「おそらく」を「たぶん」に、「すぐに」を「迅速に」に変えるなど）は、事件全体にほぼ影響しない、と私は考えていたが、「下書きは毎回、推敲（すいこう）を重ねて明快にしていくんです」などと言っても無駄だった。勅選弁護士は明らかにこう言いたいのだ。「あなたは警察と密に仕事をしているから、ガードナーの死をめぐって、『警察が悪くないように見せろ』と圧力をかけられてるんでしょ」

私たちは、次のようなやりとりをした（記録が残されていないようなので、記憶を頼りに再現する）。

勅選弁護士　36ページを見てください……シェパード博士、あなたはなぜ「重度」を「中度」に修正したんですか？　これはどう見ても、劇的な修正です。

私　慎重に考えると、そちらのほうが適切な表現に思えたからです。

勅選弁護士　しかし、なぜそちらのほうが適切なんですか？

私　ええと、すべての事実をもう一度、注意深く検討して、見解を変えたんです。

勅選弁護士　新しく受け取った情報に基づいて、修正したわけじゃないんですね？

私　私が患者を分析した結果に、100パーセント基づいています。

勅選弁護士　しかし、新しい情報もないのに、なぜそんなに極端な修正をしたんでしょうか？

私　そちらのほうが正確だと感じたからです。

勅選弁護士　つまり……あなたは……気が変わったとおっしゃるんですか？

私　確かに、考えが変わったんです。

勅選弁護士　ただ考えが変わったと！　ただの、ただの気まぐれで変わったと？

弁護士が勘ぐる理由もわからなくはない。言うまでもなく、私は日常的に警察と仕事をしていたから、「彼らの機嫌を取ろうとしている」というのが公正な見立てに思えたのだろう。それでも実際には、誰の圧力も受けていないし、誰の機嫌を取ろうともしていなかった。もちろん、三人の警官を罪に問う仕事の一翼を担いながら、ロンドン警視庁と働くのは気まずい部分もあったかもしれない。だがこれは、法病理学者が時折抱えなくてはならないジレンマだ。圧力には勇敢に対処し、真実を最大の味方にしたい、と私はずっと願ってきたのだ。

多くの人にとってはけしからぬことに、三人の警察官は全員無罪になった。

個人的には彼らの行為は許せないけれど、私には明らかに、警官たちもある意味、被害者に見えた。そう、欠陥だらけのシステムの被害者だ。彼らは、安全な拘束方法の訓練を受けたことも、情報をもらったこともないし、自分の行為がどれほど危険な結果をもたらすか、警告されたこともない。ジョイ・ガードナーの強制送還の是非も、知らされていない。彼らの務めは、英国民の代わりに決定を下した官僚の命令を、ただ物理的に実行すること。警官たちは、ジョイ・ガードナーを拘束することで、イヤな務めを果たしているつもりだったろう。彼らのとんでもない行為によって、人々は雇い主の悪習に厳しい目を向けだしたように思う。

ジョイ・ガードナーの悲しい死は、変化を促すきっかけになった。私も、もう我慢の限界だった。自分が何をしなくてはならないか、ついにわかったのだ。私は複数の団体の積極的かつ熱心なメンバーとなり、時には扇動者にもなった。そうした団体は、拘束の手順を見直すだけでなく、仕事で他人を拘束しなくてはならない人たち――主に警察官、刑務官、出入国審査官――を正しく訓練するために設立された。

人生の意義、なんてものがあるとしても、それが何なのかはあとになるまでわからない。私の場合は、この活動に対する貢献がそうなってくれたらと思う。関係各所に迷惑をかけながら、トレーニング講座を運営し、会議を開催し、報告書を書き、委員会に出席してきたが、変化に最大の貢献をしてくれるのは、なんと言っても教育なのだ。

警察を悪く言う人たちは驚くかもしれないが、ほとんどの警察官は、苦痛を最小限に抑える正しい拘束方法をとても熱心に学んでくれた。彼らはほかの誰より、自分たちのやり方がよくないことに気づいていた。そして、ほかの誰より理解していた。苦しむのは犠牲者の家族や友人だけでなく、警察官自身の人生もキャリアも、ほんの数分の出来事でがらりと変わってしまうことを。それでも、「国境局」から「少年司法委員会」に至るまで、合法的に人を拘束できるすべての機関が、「より安全な拘束の指針」をやっと承認してくれるまで、何年もかかった。この指針は、ジョイ・ガードナー事件のあと、私たちがロンドン警視庁への導入に成功したものだ。

私は「拘留中の死に関する行政委員会」の独立諮問委員会のメンバーになった。この委員会には、英国保健省、司法省、内務省が共同出資している。官僚主義にどっぷり漬かっているように見えるって？ そんなことはない。私が書いたガイドラインが確実に承認され、忠実に守られるには、これくらいの影響力が必要なだけだ。

このガイドラインは、「拘束は、目撃した人を含む、関係者全員の心に大きな影響を及ぼしかねない」と認めている。そして、「拘束は、予想される脅威に対して、必要で、正当で、ふさわしい場合にのみ行われるべきだ」という原則を掲げている。また、不適切な拘束が死につながる可能性を認めている。つまり、拘束とは、承認された手法を用いて、訓練を受けた公認スタッフだけが行うべきことなのだ。

事件が発生したら、うまくマネジメントすることが重要だ。このガイドラインは、私の飛行体験の影響を受けている。飛行機に二人のパイロットが搭乗する場合、完全に主導権を握るのは一人だけ。だから、その主導権をもう一人に手渡すときは、二人のパイロットは声に出してこう確認し合わなくてはいけない。

パイロット１：私がやります。

パイロット２：お願いします。

この手順が、危機において状況を明確にしてくれる。そういうわけで、空の上の慣習を危機的状況（人を拘束する事態）に転用しようと思いついたのだ。この危機的状況においては、拘束される人の頭と首と呼吸に責任を持つ人が、主導権を握る。その人が、その場で一番地位の低いスタッフでも構わない。「今回は私がやります」と言って、主導権を握らなくてはならない。ほかの人たちは「お願いします」と、それを認めなくてはならない。重要なのは、主導権を握る人には、直ちに拘束を解くよう命じる権限が与えられ、ほかの人たちはそれに従わなくてはならないことだ。

もちろん、医学的な監視や撮影、記録、報告などについても、さらに詳しく定められている。だが、ガイドラインの全体的な目標は、スクラムを組んで力ずくで行っていた拘束を、必要なときだけ、よく管理された安全な方法で行うものに変えること。その結果、当局による拘束死の数は激減した。実際、今では市民や、商店やナイトクラブの警備員による拘束のほうが、ずっと危険なくらいだ。

ジョイ・ガードナー事件で警官たちが無罪放免されたあと、「公開調査を！」という声が上がっていたが、断固として認められなかった。スティーブン・ローレンス事件については、捜査員が何人かの名前をつかみ、疑いを抱いていたのは明らかだった。しかし、誰も起訴されなかったため、スティーブンの両親と仲間たちは、果敢にも堂々と正義のための戦いを始めた。殺人者とされる五人のうち、三人に対する民事訴訟を進めたのだ。

私はその裁判に、証人として呼ばれていた。勅選弁護士のマイケル・マンスフィールドが、告訴人という不慣れな立場に立つ遺族の代理人を務めていた。だが、すべては無駄に終わった。世間が見守る中、裁判は始まる前に終わってしまったのだ。裁判官が、「証拠不十分」と認めたからだ。さらに悪いことに、当時の「一事不再理の法」【裁判で判決が確定した事件については、再度の審理を許さないという原則】により、今回裁判にかけられた三人は同じ犯罪では二度と審理されないため、ローレンス家にとって正義が行われる可能性はすべて失われてしまった。

けれど、遺族はそれを受け入れなかった。今度は死因審問を要求したのだ。世論は完全に遺族に味方しているように見えた。多くの人は、ジョイ・ガードナー事件に関わった警官の無罪判決にショックを受けていた。そして、スティーブン事件の捜査の邪魔をしているのは、彼を死に追いやったのと同質の人種差別だ、と感じ始めていたから、公開調査——大臣の要請でのみ行われ、検死官の死因審問より規模も法的な力もはるかに大きい——さえも現実味を帯び始めた。

ローレンス家の忍耐と粘り強さが、ようやく死因審問に結びつき、五人の容疑者は出廷を命じられた。彼らは出廷したが、法律上の権利に基づいて、すべての質問への回答を拒んだ。検死官は法律上、殺人者の氏名を挙げることを許されていないので、無礼な沈黙を前になすすべもなかった。しかし、陪審員はそれをすり抜ける方法を見つけ、1997年2月、賢明に次のように結論づけた。スティーブン・ローレンスは「五人の白人の若者によって、まったくいわれのない人種差別的な攻撃を受け、不法に殺害された」。「そこに座っている五人の白人の若者によって」と言ったも同然だ。そして、デイリー・メール紙も、程度の差はあるが同じことをした。五人の写真と氏名を掲載し、「もし間違っていたら訴えるように」と促したのだ。

スティーブン事件の犯人を逮捕できない警察への世間のあざけりは頂点に達し、ついにロンドン警視庁の捜査失敗をめぐる公開調査への要求も通るのではないか、という気がしてきた。

私は個人的に、変化を求める強い動きをうれしく思っていた。この動きは今や、当局や警察文化の見直しをぐいぐい推し進めている。

私が遭遇した拘留中や拘束中の死の多くが黒人の死だったことは、見逃しようがなかった。つまり、鎌状赤血球形質が原因で傷つきやすい人たちがいる、というだけでは、この差を説明できないのだ。変化が必要なことは私にもわかっていたが、それがどのように起こるのかは想像もつかなかった。スティーブン・ローレンスの遺体を詳しく調べたときには、この刺創がその後20年間にわたって変化を推進していく力になるなんて、夢にも思わなかった。

26 キャリアの転換点

ガイズ病院で8年ほど過ごすと、外へ出たくてうずうずし始めた。イアン・ウェストの庇護(ひご)のもとで働くうち、守られているというより、息苦しさが勝ってきたのだ。イアンとはうまくやっていたし、「君を昇進させる」と何度も約束してくれたが、約束が果たされることはなかった。イアンに内緒で医学部長に直接、上級講師の職を求めたところ、あっさり昇進した。だが、イアンは私を、いや、おそらくほかの誰のことも、自分に次ぐ地位に就けたくなかったのだろう。イアンが早めに引退して、地元の名士として狩りや射撃や釣り三昧(ざんまい)の暮らしを楽しむ可能性については、「地平線の彼方にすら見えない」と本人が明言していた。

静かにほかに空席はないか目配りしつつ、私は仕事を続けた。1990年代も半ばに近づいた今、子どもたちは中等学校に通うようになった。時折その幼い顔に、ふと大人の表情をのぞかせる。幼かった頃の面影ではなく、将来の姿が垣間見えるようになったのだ。わが子と同じ年頃の子どもの検死・解剖をするのは、いつもつらい。遺体の上で――ほんの一瞬だけれど

――手が震えるのは、たぶん子どもの検死・解剖のときだけだ。もううちの子たちは大きくなりつつあるが、子どもにまつわる事件は増えている気がする。以前は私が避けていただけなのか？　それとも、本当に増えているのだろうか？

ある日、母親の腕の中で亡くなった生後10ヵ月の乳児の検査に呼び出された。栄養状態も発育もよい子どもだった。明らかに蘇生を試みた痕はあるが、ほかに傷痕はなく、もちろん暴力のしるしや外傷もない。解剖をしても、はっきりしない。何一つ異常なところがないのだ。

私は、毒物やウィルスや細菌の検査結果を待っていたが、心に決めた。すべて問題なし、という結果が出たら、死因は「乳幼児突然死症候群（ＳＩＤＳ）」にせざるを得ないだろう、と。警察は、ＳＩＤＳを検討していることにあまりいい顔をせず、早速「背景資料」を手渡してきた。ああ。事件には背景があって、これを読めば状況が変わるらしい。

警察が、母親から緊急電話を受けてアパートに到着した。母親は22歳で、赤ん坊の父親から「殺してやる」と脅されて以来、10ヵ月の子どもと二人暮らしだった。こうした脅し――だけでなく母親の飲酒癖――のせいで、子どもは「被虐待児名簿」に登録されている。二人を父親から守るために、家には防犯警報器がつけられていた。

夜9時頃に救急サービスに電話したとき、母親は酔っ払ったような声で、「家族の死」に触れた。防犯警報器も鳴ったが、警察がアパートに向かっている途中のみ。

警察が心配したのは、わずか1ヵ月前にこの若い母親が、子どもを養育しながら酔っ払ったことで有罪判決を受けていたからだ。これは罰金刑で、禁錮（きんこ）刑を科されることはめったにない。

その主な目的は、母親に恥をかかせて禁酒をさせる、もしくは、自治体の福祉課にネグレクトや虐待の可能性に気づかせることだ。

警察は、母親の電話からわずか7分後には到着し、玄関のベルを鳴らした。誰も出てこなかった。郵便受けからのぞくと、母親が赤ん坊を抱いて、廊下を行ったり来たりしているのが見えた。

パニックを起こしてもいないし、危険な兆候もなさそうなので、押し入りはしなかった。「玄関を開けなさい」と優しく説得したが、母親は泥酔していて、なかなか開けられなかった。やっと中に入れたときには、母親があやしていた赤ん坊は死亡していた。

懸命に蘇生が行われた。母親は怒って攻撃的になり、もちろん動揺していた。2時間後にようやく血液サンプルを採取すると、そこから、子どもの死亡推定時刻——彼女が緊急電話をかけた時間帯——の母親の血中アルコール濃度を推定できた。血液100ミリリットル中255ミリグラム。イングランドとウェールズでは、80ミリグラムを超えると飲酒運転になる（スコットランドでは今、50ミリグラムだ）。あまり酒を飲み慣れない人であれば、100ミリリットル中255ミリグラムだと命を失いかねない。そういうわけで、母親は明らかに酒を飲み慣れてはいたが、やはり泥酔していた、と結論づけられるだろう。

サンプルからは、薬物使用の証拠は出なかった。だが、母親は酔っ払っていて、子どもが死亡した場所は自分の腕の中なのか、ベビーベッドなのかソファなのか、はたまた自分のベッドだったのか、説明できなかった。そもそも、そのとき自分がどこにいたのかも答えられない。

おそらく、子どもを亡くした母親への同情心が、しぼんだのではないだろうか。私もそうだったかもしれない。赤ん坊の血液にも、アルコールと薬物の検査を行った。この頃には、みんな気づき始めていたからだ。酒を飲んだり薬物を摂取したりする親の中には、自分がたしなむ間、子どもを静かにさせようと同じものを与える人たちがいるのだ。そして、致死量を与えてしまったりする。でも、毒物検査報告書が届いたけれど、この子の死因はそれではなかった。

多くの物事と同じように、病気にも流行り廃りがある。その流行は、私たちの認識次第で変わる。健康そうな赤ちゃんが明らかな理由がないのに死亡する「乳幼児突然死症候群（ＳＩＤＳ）」は、１９７０年代から１９８０年代に徐々に人々に意識されるようになった。１９９０年代前半には、統計的に重要な数を示すようになり、最大で出生１０００人当たり２件に達した。

ＳＩＤＳは多くの法病理学者にとって、ありがたい診断だった。説明のつかないことを説明してくれる気がするし、親も世話をしていた人も一切責められずにすむ。ＳＩＤＳの場合、赤ん坊は変死ではないので、自然死だと考えられる。だが、ＳＩＤＳが万人に受け入れられていたわけではない。警察官や医学の心得のない検死官の中には、疑わしく思っている人たちもいた。

今回の場合、警察は泥酔した母親が赤ん坊の死に関与したのではないか、と疑っていた。状況を見ればもっともな話だが、それを裏づける証拠は一切なかった。そういうわけで、考えられるすべての死因を消去した結果、ＳＩＤＳが残された。この直後に、私の人生にはたくさんの変化が訪れた。だから、わずか1年後に、自分が記した死因を振り返って驚くことになるのだった。

実際のところ、これは私がガイズ病院で担当した最後の事件になった。母校であるトゥーティングの聖ジョージ病院で、ルーファス・クロンプトン博士が、間もなく退任されることがわかったのだ。博士は私の恩師でありメンターで、その頃はほかにスタッフのいない学部の長を務めていた。クロンプトン博士の後任になるチャンスには、心底わくわくした。聖ジョージ病院は学部を大きくすることに前向きで、私が後任に就けば、管理職として理想の形で規模を拡大できそうだ。それは私が常にイアンに提案しては、完全に無視されていることだった。

どんより曇ったある日のこと。「イアンは今暇かな?」と秘書のロレインに尋ねてから、やや緊張した面持ちで彼のオフィスへ向かった。大きな部屋はまさに混沌の極みといった状態だ。ファイルや書類がデスクに、棚という棚に、床に、部屋の真ん中に置かれた会議用の大きなテーブルに、うずたかく積まれ、今にも崩れ落ちそうになっている。会議の予定が入るたびに、ロレインがテーブルの上にいくつもできた書類の山をどけて、床の隅っこのほうになんとか置き場所を見つけ、吸い殻であふれたいくつもの灰皿と空になったタバコの箱を片づけるのだ。そして会議が終わると、また0からのスタート。テーブルの上の散らかり具合から見て、最後の会議から1週間以上経っているらしい。

イアンはデスクの前に座り、私が入っても、その下ぶくれの大きな顔をすぐこちらには向けなかった。たぶん、そばに寄る最善のタイミングではない。疲れているのがわかる。きのう、イアンは大声で怒鳴っていた。いつもそうだが、誰かに怒っている様子でも、実は自分自身に腹を立てている。たいがい何かしくじったせいだ。もちろんきのうも、ロレインを責めていた。「あの報告書、締め切りまでに作成してくださいね」と、念押ししなかったからだ。報告書はどう考えても、オフィスの床のファイルの渦の中に巻き込まれているのだが、裁判所は無慈悲にも、どんなに遅くても今朝までに作成しろと命じたのだ。だから二人は、昨晩は遅くまでオフィスに残って、イアンが口述し、ロレインは速記用のメモを投げ捨て、パソコンにカタカタとじかに打ち込んでいた。

イアンは今、メンソールのタバコを指にはさんで座っている。もう1本は忘れ去られ、顕微鏡のそばの灰皿の中で燃え尽きている。そして3本目は、部屋の片隅でらせん状に煙を吐き出している。巨大なデスクトップパソコンのチカチカする画面の傍らで。

私は言った。「イアン、ルーファス・クロンプトンが引退される話は、ご存じだと思うんですが……」

イアンは目を大きく見開いた。ルーファスと私とイアンの間では、私がいずれ聖ジョージに戻りたいと思っていることはずっと暗黙の了解だった。

「後任に応募しようかと思っているんです」

イアンは吸い終えかけたタバコでもう1本に火をつけると、灰皿を、というより、あふれ返っていない灰皿を求めて見回したけれど見当たらず、タバコの箱の上で短いほうをもみ消した。

「じゃあ、推薦状が必要だな」

普段にも増して猛烈にタバコをふかしてはいるが、それ以外では一切、感情を表に出さない。温かく、「応募がうまくいくことを祈ってる」と言ってくれた。そして、お互いうなずき合った。互いにそれぞれの学部を率いることになっても、ライバルにはならず、協力し合おうと。二人とも本気でそう言い合ったのかどうか、私にはわからない。私たちはすでにライバルだったし、別の病院で対等な関係になる以上、ライバル意識は収まらないだろう。

著名な学部長がいて、興味深い事件を引きも切らずに担当できる忙しいガイズ病院を離れ、未知の世界に飛び込むのは恐ろしかった。聖ジョージ病院へ移って、新しい学部を立ち上げるにあたって、あの夏は検死・解剖を休んだ。警察に私たちを認めてもらい、声をかけてもらう必要があるため、うんざりする作業ではあるが、健全な管理と財務の仕組みをつくらなくてはならない。

そんなふうに数ヵ月を過ごして驚いたのは、遺体安置所を恋しく思ったことだ。あそこは私が長年磨いたスキルを発揮できる場所なのだ。そんな折、南海岸の仲間が旅行に出かけるというので、検死・解剖を代わりに引き受けることにした。ちょうど学校の夏休みも始まった。アナとクリスは、もうティーンエイジャーだ。アナはまだ登校しているが、クリスはGCSE〔義務教育修了時に受ける統一試験〕を終えて、家でゴロゴロしているから、「一緒に来るか?」と誘った。私が友人の代わりに検死・解剖をいくつか手早くこなす間——ここは殺人事件ではなく、説明が必要な突然の自然死を扱っている――クリスが待っていてくれるなら、そのあと崖の上を散歩できる。クリスは大らかでノリのいい性格なので、「車の中で本を読んでるよ」と快く言ってくれた。

私は、いつものキットを身に着けた。遺体安置所のスタッフが台の上に遺体を並べ、私のために準備をすませてくれていた。つまり当時は、遺体を切開し、胸郭を取り除き、頭蓋骨も切開しておく、ということがまだ行われていた。

検死局の職員といつものように世間話をするうち、「息子が車の中で、読書しながら待ってるんです」とぽろっと口にしてしまった。

職員はどうやら、「下手をするとネグレクトになる」と感じたようだ。「息子さんをオフィスにご案内しますよ。あそこのほうがくつろげるでしょう」と提案してくれた。「紅茶も飲めますしね」

切開された遺体の上でPM40を手に忙しくしていると、視界の端のほうにクリスの姿が見えた。なんと職員と一緒に、検死室を歩いているのだ。クリスは落ち着いているが、私は心配でたまらなかった。「息子を外へ出してくれ！」と叫びたかった。

でも、そんなことをしたら無防備なティーンの目には、遺体安置所がさらに恐ろしい場所に映るだろう。だから決死の思いでマスク越しにウィンクし、明るくPM40を振ってみせた。だが本当は、バリッとマスクをはぎ取られた気分だった。長年にわたって、嘘をついたり欺いたりすることなく、なんとか子どもたちをこの仕事の現実から守ってきた。それなのに今、クリスが不意に現実にさらされてしまった。

そのあと崖の上を歩きながら、父と息子はもごもごやりとりをした。

「えっと……遺体安置所で見たものは、大丈夫だったのかな？」

「どうってことないよ」とクリスは言った。「でも、あの職員さんはバカだね」

クリスにとっては、検死室の光景や音より私との他愛もない会話（確かサッカーの話をしたと思う）のほうが心に残ったようだった。実を言うと、クリスもアナも、時々私が仕事のときに一緒に連れてきていたから、遺体安置所のにおいにも、ガチャンという音にも、全体的な雰囲気にも慣れっこなのだ。「お別れの部屋」が空っぽのときは、にこやかなスタッフに紅茶やビスケットをしつこく勧められながら、水槽の下で椅子に寝そべって宿題をしていた。姿を消した私が何をしているのかは、一度も尋ねなかった。

私は口には出さなかったけれど、強く願っていた。クリスが家で、「検死室を探検したよ」なんて漏らさずにいてくれたら、と。でも案の定、アナにしゃべってしまった。

「私も行っていい？」と、アナに詰め寄られた。「ずるいよ。クリスは行ったのに、私は行ってないなんて」

「あれは正確には、『検死室に入った』とは言えないな……」と私。

それをいつの間にか、ジェンが立ち聞きしていた。

「一体何を見たの？」とクリスに尋ね、非難がましい目を私に向ける。

「獣医になるなら、ぼくもああいうのに慣れとかないと」と、クリスは勇ましく言った。「年がら年中、死んだ動物を切り刻まなくちゃいけないんだから」

「ねえ、私も獣医になるのよ」とアナが言った。「それか、医者」

うちは医者の家庭だから、日頃から事件や症例についてよく議論しているし、ざっくばらんに話すことも多いが、やはり事件の写真は隠している。「ご両親のお仕事は？」と聞かれたら、子どもたちは今も「医者です」と答えている。さらにしつこく聞かれたら、「パパは死体を切り刻んでる」と答えることにしている。そう言えば、普通はそれ以上聞かれない。とはいえ、「母は皮膚科が専門の総合医です」と説明するほうが、「父は法病理学者です」と答えるよりはるかに簡単だ。

数年のうちに、クリスもアナも大学に進学する。二人が独立して、それぞれ別の人生を歩み始めるなんて、想像もつかない。二人が私を必要としなくなる日が来るなんて、考えられないのだ。私は心に決めた。新しい仕事は大変に違いないけど、子どもたちが巣立つまでは、なるべくたくさん一緒に過ごす努力をしよう、と。

27 乳幼児の死因

学部をスタートさせると、私はまた遺体安置所に戻った。そうして、忙しくも実り多い時期が始まった。ほかのスタッフも到着しだした。友人であり、ガイズ病院の素晴らしい法病理学者だったロブ・チャップマンと、二人の秘書、リアノン・レインとキャシー・ペイラー。さらに、二人の臨床法医学者、デビー・ロジャーズとマーガレット・スタークも加わった。この二人は、生きている犯罪被害者の検査をし、逮捕されて留置場に拘留されている人たちの医療ニーズにも応える。英国で初めて大学に臨床法医学のポストが設けられたとあって、誕生したばかりのわが学部を支える大切な財産だ。さらに、研修中の病理学者も一人いる。あっという間に私たちは、国の内外で認められるようになった。そう、瞬く間に忙しくなったのだ。

責任者になった私には、ある程度、仕事を選ぶチャンスが与えられる。同僚に押しつけたい極めて難しい分野と言えば、ガイズ病院で最後に担当し、没頭していた分野——赤ん坊——だった。だが、それはやはり不公平というものだ。その頃、子どもの死の病理学はあらゆる点で変化しつつあった。そしてそれは、子どもに対する社会の姿勢の変化を映し出していた。私は気づいていた。今ならおそらく、泥酔したあの母親の赤ん坊に別の死因を与えられただろう、と。

1990年代前半から、SIDSによる死――いや、SIDSと診断される死――の数が大幅に減り、今も減少し続けている（最新の統計データによると、SIDSによる死は出生1000人当たりわずか0・27件にすぎない）。

この改善は、親たちに「赤ちゃんをうつ伏せに寝かせないで」と訴える世界的キャンペーン（英国では「眠るときは仰向けに（バック・トゥ・スリープ）キャンペーン」）によるところが大きかった。うつ伏せ寝は、SIDSの主な危険因子だと確認されている。ほかの危険因子としては、家に喫煙する大人がいる、ソファやベッドで添い寝する大人がいる（子どもに覆いかぶさる、子どものほうへ転がる危険がある）、アルコールや薬物を乱用する親がいる、寝具が多すぎる、室温が高すぎる、などが挙げられていた。こうした知識が広がり、親たちへの教育プログラムが実施されるようになると、SIDSは減少していった。

SIDSの数が減少したもう一つの理由は、SIDSに対する認識が変わった結果、診断の基準も変わったことだ。SIDSは「診断のゴミ箱」呼ばわりされることも出てきて、法病理学者の指針も強化された。考え方は、次の通りだ。SIDSと診断する前に、まず経緯――子どもの病歴と養育者の過去の出来事――を慎重に調べ、次に現場自体をよく調べ、最後に死亡した子どもの病状を入念に調査しなくてはならない。SIDSには明確な病状がないため、考えられるあらゆる死因を検討し、ほかに死因がないと確認しなくてはならないのだ。

さて、なぜ指針が強化され、SIDSは「診断のゴミ箱」呼ばわりされるようになったのだろう？　理由はひとえに、多くの法病理学者が定められた基準に従わず、自分が説明できないどんな死もSIDSで片づけたからだ。だからこうした死は、警察にも担当の法病理学者にも十分調査されないことが多かった。そのため、今や後味の悪い疑惑もくすぶっていた。いわゆる「SIDS症例」の中には、神の手によるものではなく、大人の手による犯行だったものも交じっているのではないか？　と。

そうした気づまりな疑念は、デイビッド・サウスオール教授と同僚たちが実施した、子どもを守るための勇ある先駆的な研究に端を発していた。教授が示した証拠を踏まえると、現実に向き合わずにはいられない。サウスオール教授が従事した研究は、「代理によるミュンヒハウゼン症候群」――この精神疾患を抱える親は、注目と支援を得るために、わが子をわざと病気にする――を明らかにしただけでなく、隠し監視カメラを使って、謎の理由でわが子を傷つけたり殺害をもくろんだりする親がいる、という動かぬ証拠を提示した。

サウスオール教授の最も有名な調査では、多くは病院の外でだが、時には病棟でも、命に関わるような症状に繰り返し見舞われている39人の子どもたちを専門病棟に移し、ひそかに撮影した。そのうち33人については、そうした「症状」を引き起こしたのは親だと判明した。こっそり撮影された動画には、精神的虐待だけでなく、毒を入れる、首を絞める、窒息させる、といった数々の事件が映っていた。とくに多かったのは窒息をもくろむ行動で、この小グループだけで30件も見られた。

監視のおかげで専門家が介入し、子どもたちは保護された。だが、この子どもたちのきょうだい41人のうちの12人が、思いがけない急死を遂げていた。悪事が暴かれると、親たちのうち4人が、きょうだいの8人を殺害したことを認めた。「きょうだい」の事件を再調査したところ、12人のうち11人に、検死・解剖を担当した法病理学者が与えた死因はSIDSだった。残りの1人の死因は「胃腸炎」とされていたが、改めて調べたところ、毒を与えられていたことがわかった。41人のきょうだいのうち、さらに15人が虐待されていたことも、のちに判明している。

当然ながら、こうした調査結果に多くの人が衝撃を受け、かなり不信感を募らせることになった。デイビッド・サウスオールの研究によって、私たちは「無垢(むく)の時代」を抜け出し始めた、そんな気がする。それでも多くの人は、やはり無垢なままでいたいと望んだ。世の中には、守ってくれるはずの身近な大人の手から守ってやらなくてはならない子どもたちがいるなんて、受け入れ難かったのだろう。

「怪しい」という疑念は次第に、原因不明の赤ん坊の死に対する、お決まりの反応を生み出していった。潔白な人たちは「あんまりだ」と感じたに違いない。あまりに不当だと、デイビッド・サウスオールは痛烈な批判を浴びた。とくに、隠しカメラで親を撮影したことは、「倫理的にどうなのか」と厳しく非難された。ただ、隠しカメラがなかったら、サウスオールの話を真に受ける人はいなかっただろう、と私は思う。あの調査結果は当時、本当に信じ難い気がした。

かつての親は（多くの警察官やソーシャルワーカーも）、家族以外の人が子どもの身を案じるなんて「プライバシーの侵害だ」と感じていたけれど、今や変化を受け入れざるを得なくなった。大人になった被害者が、親から受けたありとあらゆる虐待を公に語り始め、プライバシーが重視されていた時代にはあり得なかった形で、家族の秘密に光が当たり始めている。光を携えているのは、子どもに関わる仕事をしている保健師、医師、保育士といった人たちだ。彼らは今、「虐待の疑いがあれば、迷わず通報するように」と促されている。

「子どもの保護」が国民的な議論のテーマになっていく中、原因不明の子どもの死にまつわる議論は、理屈を度外視して、たった一つの事件の詳細に向けられていった。そう、サリー・クラークの裁判のことだ。

ＳＩＤＳはかつては、あらゆる階層の人たちから残酷に赤ん坊を奪っていたが、ミドルクラスが危険要因を知って予防に努めるようになると、貧困層のほうが影響を受けやすくなったように見えた。１９９６年に、サリー・クラークが第一子をＳＩＤＳで失うまでは。

サリー・クラークは裕福なミドルクラスの弁護士で、警察官の娘で、その経歴も物腰も、多くの専門職に就く立派なワーキングマザーと共通していた。彼女はその後、１９９７年に、また子どもを亡くすことになる。

最初の赤ん坊は、生後11週の男児だった。サリー・クラークの夫のスティーブンも弁護士で、妻が息子の意識がないことに気づいたときは、職場のパーティーに出席していた。妻は救急車を呼んだが、到着したとき、なんらかの理由で玄関を開けられなかった。救急隊員が発見した赤ん坊は脈がなく、しばらくの間、チアノーゼの症状――唇や指が青みがかった色になる――が出ていた。だが、正式に死亡宣告されたのは、1時間後に蘇生の試みが失敗したときだ。

そのあと検死・解剖を担当した法病理学者は、頭を悩ませた。赤ん坊の上唇の内側に裂け目と打撲傷があるだけで、明らかな死因が見当たらないのだ。法病理学者は傷の写真を撮らせたが、不運なことに、撮影スタッフのカメラの調子が悪く、現像された写真の画質は最悪で、その後の大騒ぎの中でまったく役に立たなかった。これはとてつもなく不運なことだ。ここまで決定的なカメラの不調に出くわしたのは、私の仕事人生ではあと1回だけだ。

法病理学者はその懸念を警察や検死局の職員と話し合ったが、「上唇の内側の裂け目は、蘇生を試みたときにできたものかもしれない」という話にうなずかざるを得なかった。こうした傷が、蘇生術が原因でできることは稀だ――口のその部分の傷は、虐待を暗示している――が、1時間にわたって必死で蘇生を試みたときにできた可能性ももちろんある。

警察と検死局の職員が「傷の原因は蘇生を試みたことだ」としたので、さらなる捜査は行われなかった。目の前にいたのは、彼らが普段出会う犯罪者や子どもを虐待する人間ではなく、裕福な弁護士の家族だった。

赤ん坊はX線検査されたが、骨折は見られなかった。法病理学者が組織学的サンプルを取ると、ほぼ正常だった。肺から取ったサンプルで、炎症細胞が若干増えている可能性――決して蓋然性〔ある程度、確かな見込みがあること〕ではない――が、ごくわずかにあった以外は。

法病理学者は、SIDSと診断して両親の容疑を晴らすこともできたし、赤ん坊の傷を考慮して「死因：不詳」とし、変死の可能性を公表することもできただろう。ただ、時代は急速に変わりつつあったとはいえ、1996年当時、この法病理学者は保守的な――改革に反対する「ラッダイト」呼ばわりされるような――検死官のもとで働いていたのかもしれない。

当時は、何年か経験を積んだ法律家や医師なら、誰でも検死官になれた。この事件を担当した検死官を私は知らないが、彼らの多く、なかでも医師免許を持たない人たちにとって、SIDSの概念はやはり理解しづらいものだった。説明のつく証拠に基づいた死因ではないからだ。また、検死官の中には、「不詳」という言葉を、とくに赤ん坊に使うのを好まない人たちもいた。彼らは悲しみに暮れる親に「お子さんが亡くなった理由はわかりません」ではなく、親切でなぐさめになる言葉をかけたかったのだ。こんな制限を設けられると、法病理学者は不安定な立場に置かれてしまう。

どんな理由からにせよ、この法病理学者は、炎症の徴候を示す肺のサンプルのスライドに飛びついて、赤ん坊は「下気道感染症」で死亡したと判断した。つまり、自然死として扱ったのだ。

しかし翌年、クラークの二人目の赤ちゃんも死亡した。予定より数週間早く生まれたものの、元気な2ヵ月児だった。サリー・クラークは息子を母乳で育て、人工乳で補っていた。ある晩、夫は、テレビを観ている妻を残して、夜間の授乳に備えてミルクの準備をしていた。赤ん坊は揺れるベビーチェア（バウンサー）の上に寝かされていた。妻は、息子がぐったりしているのに気づいて夫を呼び、救急車を呼んだ。救急隊員が到着したときには、赤ん坊は死亡していた。

前回と同じ法病理学者が担当し、今回は、この子がおそらく数日の間に数回にわたって揺さぶられた（と彼には思える）複数の傷を見つけた。両目と脊髄（せきずい）の出血に加えて、肋骨にも、過去の骨折か外傷を思わせる異常がある、と考えた。

サリー・クラークと夫は、二人目の子どもへの謀殺（計画的殺人）容疑で逮捕された。そして、夫婦が息子の死について取り調べられている間に、法病理学者は当然ながら、最初の子どもの死に関する自分の報告書に戻った。このとき彼は、内務省のガイドラインに従っていた。ガイドラインにはこう書かれている。「以前の結論の正当性がもはや立証できない場合は、どれほど困惑する可能性があっても、いかなる見解の変更も、直ちに、明らかに述べられなくてはならない」

法病理学者は見解を変更し、長期にわたって相当に困惑することになった。

第一子の肺の炎症の可能性（蓋然性ではない）を示した顕微鏡スライドをもう一度調べ、法病理学者は、「前回の死因は完全に間違いだった」と判断した。炎症はなかった、という判断を下したのだ。実は彼は、赤ん坊の肺胞に血液を発見していたが、前回は指摘すらしていなかった。「死後変化と考えて矛盾しない、と考えた」と、のちに述べている。ところが、彼はその後、この発見自体が異常ではないかと考え、「窒息と考えて矛盾しない」と思い至った。

この時点で、多くの専門家がのちに指摘したように、彼は死因を「下気道感染症」から「不詳」に改めることで、疑問を残したままにしておくこともできただろう。

ある鑑定人がのちの裁判で、自分ならそうしたと考える理由を説明している。

「不詳……というのは、子どもの死は自然死だったかもしれないが、説明がつかないという意味です。もしかしたら、陪審員も知っている『乳幼児突然死』だったのかもしれない。あるいは、子どもは変死したけれど、私が死因を突き止められないだけかもしれない。もしくは、子どもは自然死したけれど、私の力不足で診断したり見極めたりできないのかもしれません……」

ところが、この病理学者は「不詳」を選ばなかった。その代わり、「今では最初の子どもが自然死だったとは考えていない」という追加の見解を提出した。この方向転換は、こう結論づけられていた。「彼には、窒息のような方法で死亡した形跡がある」

二人目の息子の謀殺容疑で逮捕された6週間後、サリー・クラークは第一子の謀殺容疑でも逮捕された。裁判で陪審員たちは、よく知られているように、小児科医で大学教授のサー・ロイ・メドウの証言を聞いた。教授は、自分でつくったのではないにしろ、ある格言を世に広めた人物だ。「家で子どもが一人突然死するのは悲劇、二人目は疑惑、三人目は反証がない限り殺人である」

不幸なことに、サリー・クラークの裁判では、そこに忘れられない統計値が加えられ、クラークの裁判は永遠に、メドウ教授の発言とセットで語られることになった。「こういう状況で二人の子どもが自然死する確率は、実際のところ、ほぼありません。7300万分の1です」

「7300万分の1」はメディアで大きく取り上げられ、この数字が被告人の運命を決定づけた。教授はさらに言った。「……その確率は、競馬の『グランド・ナショナル』で、到底勝てそうにない馬に賭けるようなものです……まあ、予想勝率が80分の1の馬に賭けるとしましょう……前年にその馬で勝って、翌年もまた予想勝率80分の1の別の馬に賭けて当てて……いいですか、7300万分の1の確率に到達するには、80分の1の馬に賭けて、4年連続で勝たなくちゃならないんですよ」

陪審員は10対2で、二人を謀殺した容疑でサリー・クラークを有罪にし、彼女は終身刑を言い渡された。

私はこの事件には直接関わっていなかったが、私たち全員に影響を及ぼした事件だった。クラークの有罪判決とデイビッド・サウスオールの研究が示したのは、赤ん坊殺しはみんなが思っているよりはるかにたくさん起こっていて、わが子を殺す親は私たちが思うよりたくさんいる、ということだ。「善良な」ミドルクラスの専門職に就く親の中にさえ、そうした親がいる。私たち法病理学者は、社会のそのときの考え方の中で、医学的・科学的に分析することを求められている。残念ながら、純粋な科学的事実が今日の社会的風潮に切り込む、なんてことはめったにないのだ。

私自身は、決して忘れられないと思う。延々と泣き続ける牛乳アレルギーの赤ん坊を抱いて、夜な夜な家の中を歩き回った日々を。あのとき考えていたのは——耳をつんざくような叫び声を浴びながら、考えられていたならの話だが——「少しでも眠れるのなら何だってする」ということ。だから、わかる。貧困や孤立といった苦労がないミドルクラスでも、究極の絶望の前には、他の親と同じように弱いものなのだ。

サリー・クラーク裁判が終わってすぐ、私が担当した遺体は、子どもの保護をめぐって当時大論争になっていた症状を示していた。遺体安置所で6ヵ月の赤ちゃんを見たとき、健康できちんと世話をされていた子に見えたが、三つの独特の症状があることにすぐ気づいた。まず硬膜下血腫、つまり脳の表面の出血があった。それに、脳自体が腫れていた。それから、目の網膜に出血が見られた。この三つの症状は、とくに外部に怪我がない場合は、「揺さぶられっ子症候群」と当時呼ばれていたものに典型的な「三徴候」と見なされていた。

1940年代に、放射線科医のジョン・カフィーが、「一部の子どもたちに、さまざまな年齢時に負った多発性骨折が見られる」と報告したとき、最初は新しい病気だと考えられていた。その後の研究により、骨折は反復性の外傷によるものだと判明した。そして1960年代に、「被虐待児症候群」という言葉が初めて使われた。その後1970年代に、神経学の見地から、「揺さぶられっ子症候群」が、神経外科医ノーマン・ガスケルチによって、むち打ちの一種として認められた。そういうわけで、この二つの症候群と、故意に加えられた外傷の根本的な原因については、医学の世界ではよく知られていた。

しかし、それが世間の注目を集めたのは、1997年にマサチューセッツ州で医師の夫婦に起こった有名な事件がきっかけだった。夫婦は赤ん坊の世話を、19歳のイギリス人のオペア

〔住み込みで家事を手伝う外国人の若者〕に任せていた。
赤ん坊の具合が突然悪くなって慌てて病院に運んだところ、男児はあの三徴候を示していた。その後、テレビ放映され、全米を釘づけにしたこの裁判で、若きルイーズ・ウッドワードは、謀殺容疑で有罪判決を受けた。のちに裁判官が容疑を故殺（非計画的殺人）に変えると、多くの米国人は憤慨したが、裁判官は「合理的疑いの余地なく謀殺で有罪判決を出せるほどの証拠がない」と考えた。「揺さぶられっ子症候群」をめぐっては、医療の専門家の意見がバラバラだったからだ。

ただし、話はここで終わりではない。「揺さぶられっ子症候群」自体がニュースになったからだ。ほとんどの人はこの裁判まで、その名を耳にしたこともなかったのに、突然マスコミをにぎわせたものだから、法病理学者はみんな、今やすっかり有名になった三徴候を厳重に警戒するようになった。

実のところ、「揺さぶられっ子症候群」は死因としては、当時も今も大いに物議を醸し、科学的・医学的に盛んに議論されている。今では「虐待性頭部外傷」「非偶発的頭部外傷」とも呼ばれる「揺さぶられっ子症候群」は、抗議する人や否定する人たちで構成された怒(いか)れる集団を生み出している。この症状を説明する人為的でない原因探しも、継続して行われている。

サリー・クラークが投獄されてからずいぶん経った２００９年、「英王立病理学会」がこの議論のさまざまな立場を一つにまとめようと試みた。多様なメンバーから成るこのグループは、いわゆる「外傷性脳損傷」（これも同じ症状の別名だ）についての声明を発表し、法病理学者に再認識させた。たとえ三徴候がすべて揃っていても、それぞれがほかの非外傷性の原因によるものかもしれない、と。この声明は、はっきりこう述べている。「三徴候だけでは、『合理的疑いの余地なく』親が赤ん坊を傷つけたとは言えない。そう判断するためには、さらなる証拠が必要だ。また、子どもが生後3ヵ月未満の場合は、外傷の解釈には特別な配慮が必要だ。出産のときに生じた傷の可能性もあるからだ」

これで、合意ができたように思われた。ところが、議論はさらに白熱していった。ノーマン・ガスケルチは、この特殊な頭部外傷の特徴について最初に述べてから40年が経った2012年、その経緯を振り返って、懸念を表明した。

「社会が、最も弱い者に対する攻撃に憤り、懲罰を要求するのは当然のことだが、医学と法律が行きすぎる事例もあったように思われる。典型的な三徴候、もしくは、その一つか二つの症状しか証拠がないのに、暴力行為が行われたと想定し、犯罪と見なしたケースである」

1990年代末には、「揺さぶられっ子症候群」は、法病理学者にしっかり意識されていた。そして、私が担当した6ヵ月児には、問題の症状がすべて揃っているように見えた。ところが母親によると、子どもは、母親が調理台の上に置いた車用のチャイルドシートから、勝手に出てしまったという。それまでは、そんな動きができる様子はまるでなかったのに。その結果、シートから1メートルほど下の硬い台所の床に落ちてしまった。ほんの数年前なら、私は渋々母親の言葉を信じただろう。だが、ルイーズ・ウッドワード事件以降は、かなり深刻な懸念を抱いていた。

　母親は、貧困と戦火にまみれた国の出身者で、夫に連れられてロンドンへ来て、夫の母親をはじめ何人もの家族と同居していた。英語は話せないし、住まいはすし詰め状態だ。夫との関係は続いているが、家族のアパートは狭すぎるから、最近、自治体が用意してくれた家で別に暮らし始めた。彼女のアパートは清潔で風通しもいいけれど、ベッドとテレビ以外に家具はなく、床に座るほかなさそうだ。

　どうやら彼女は、そこで日がな一日、一人ぼっちのようだ。ほとんど会わなくなった家族のほかに、ロンドンに知り合いは一人しかいないし、その友人も遠くに住んでいる。私はその昔、大泣きするクリスと過ごした絶望の夜を思い出し、女性を気の毒に思った。故郷を遠く離れて、この小さな赤ん坊と二人きりで過ごす、究極の孤独を。

　彼女はもちろん車を持っていないが、アパートの中では息子をチャイルドシートに乗せて運んでいた。料理をするときは、息子を台所へ連れてきて、シートを調理台の上に載せる。椅子のベルトは使っていなかった。ある晩、忙しく食事の用意をしていると、ドスンと大きな音がした（「不快なドサッという音」という表現が、裁判ではよく使われるようだ）。振り返ると、赤ん坊が床にうつ伏せに倒れていた。子どもはすぐに泣いたが、急に目の動きがなくなって、呼吸が不規則になった。明らかに深刻な事態だ。

　母親は緊急電話をかけようとしたが、言葉が通じなかった。英語が話せる夫に電話しようにも、緊急サービスと電話がつながったままでかけられなかった。通りへ駆け下りて、緊急電話をしてくれる人を探したが、その頃には警察が意味不明ながら動揺が伝わってくる彼女の電話に、すでに対応していた。

警察は、鼻と口から血を流し、ゆっくり震えながら意識を失いつつある乳児を発見した。そして母親は乗せずに、赤ん坊を救急車で急いで病院へ運んだが、明らかに状態は悪化していった。CTスキャンを撮ると体内に深刻な損傷が見られたが、当初、一命は取り留めると見られていた。ところが、心臓血管系が不安定になり、懸命に蘇生を試みたものの、母親が緊急サービスに電話した12時間後に息を引き取った。

おそらく、「揺さぶられっ子症候群」を示すとされる三徴候が、（血液凝固障害のような）自然の原因で発生することはかなり稀だ。そうした稀なケースに常に注意を払うべきではあるが、私は、脳の出血と腫れと網膜の出血は、この子が大きな傷を負ったしるしだと感じていた。時にはそうした傷が、車の衝突のような事故で生じることもあるが、とくに外部に傷がない場合は、事故ではないこともある。

この事件については、私は「赤ん坊は揺さぶられた」といつにも増して確信していた。理由は、内出血しているのに頭蓋骨折がなく、頭に打撲傷もなく、調理台から硬い床に真っ逆さまに落ちたことを示す傷が、外観にまったくないことだった。そして、揺さぶられっ子症候群によく見られるとされる首の脊髄損傷こそないものの、三徴候が揃っている。

母親は、故殺で裁判にかけられた。弁護側の法病理学者は、子どもの怪我の原因は「加速・減速外傷」（揺さぶり）か「頭部衝撃」のいずれかだと感じていた。そして彼も、「6ヵ月の乳児の場合、そうした内部損傷の最も一般的な原因は揺さぶりです」と認め、さらにこう言い足した。「揺さぶりと衝撃のどちらがより重要な要素なのかがわかりにくい場合があるのは、揺さぶられた乳児がその後、力いっぱい投げ落とされる場合があるからです」と。しかし、彼の全体的な見解は、「脳の腫れだけがこの子の死因である」「この内部損傷は、母親の話を裏づけている」というものだった。

検察側の証人として出廷した私は、弁護団に「落下したとされているのに、打撲傷や外部の傷がまったくないんです」と指摘した。すると弁護側の法病理学者は、ある有名な事例を挙げた。2歳の女児がマクドナルドで50センチほどの高さのスツールから落ちて、脳がひどく腫れて死亡したが、外部には明らかな傷が一つもなかった、という事件だった。

陪審団は、故殺に問われた母親を無罪にしたので、彼女は自由の身になった。

1年後、彼女はまた息子を産んだ。自治体は、彼女が無罪になったことは知っていたが、新しく生まれた子どもがこの母親のもとでは安全に過ごせない可能性を示す、十分な根拠があると考えていた。そこで、赤ん坊を親から引き離す、保護手続きを開始した。

刑事裁判所で、故殺の罪に問われた母親に有罪判決が出るのは、「合理的疑いの余地なく」有罪だと認められた場合だけだ。一方、家庭裁判所は、「次に生まれた子どもを母親から引き離したい」という自治体の要請があれば、事件をもう一度検討し直さなくてはならないが、適用する立証水準が違う。家庭裁判所は、「蓋然性」というより低い立証基準に基づいて、独自の結論を導く。つまり、「有罪の確率が50パーセントを超えていればよい」という低い証拠基準を適用している。このように、裁判所によって求める証拠水準が違うので、導き出される結論も違ってくることがある。刑事裁判所が有罪判決を出すほどの証拠を持っていなくても、家庭裁判所が、その子の生きているきょうだいを親から離す十分な根拠がある、と考える場合も多い。要するに、真実——私がかつて揺るぎないものだと考えていた、この柔軟すぎる代物——は、事実ではなく定義に左右されている。

「蓋然性」に基づく有罪だから、誰も刑事責任は問われない。たとえ家庭裁判所がこの有罪の定義に基づいて、親が「ほぼ確実に」子どもを殺害したと判断しても、親は自由の身だ。それに、こうした裁判はメディアにも世間にも非公開なので、誰も中身を知ることはない。ただし、裁判所が生き残った、あるいは今後生まれてくる子どもを親から引き離す命令を出したり、なんらかの保護措置を取ったりした場合は、気づかれるだろう。家庭裁判所の唯一の目的は、親を刑務所に入れることではなく、子どもを守ることなので、「子どもはチャイルドシートから落ちました」と主張した女性の場合にも、こうした介入が行われた。

法病理学者にとって、二つの裁判所と二つの有罪基準のギャップは、悪夢と言っていい。最初の子どもの死に対する自分の証言によって、子どもを亡くした無実の親は、二度とわが子と暮らすことを許されないかもしれない。かと思えば、二人目の子どもを殺人犯の親にさらす結果になるかもしれない。

世間の人たちは、こと母親に関しては、どうしても甘くなりがちだ。駆け出しの頃の私を含め、誰もが思い当たるふしがあるだろう。人はみんな、苦労している親たちに、深い思いやりを抱いているからだ。私も、赤ちゃん時代のクリスを思い出しさえすれば、即座に同情心がわいてくる。もし貧困が玄関のドアをたたき、負債が窓から入り込み、混乱が家の空気の分子一粒一粒にまで浸み渡っていたら、疲れやストレスが怒りに変わるのを止められただろうか？　家の中に逃げ込める静かな場所がなかったら、私は憤りを抑えられただろうか？

思いやりはもちろん大切だが、児童虐待の場合、その思いやりは、まだ生まれてすらいない子どもたちにまで広げなくてはならない。社会が、法病理学者が、子どもの殺害や虐待がどれほどまん延しているかにようやく気づいた今、赤ん坊の死は二つの意味で重要だった。一つ目はもちろん、亡くなった子どもへの正義。だが、何にも増して重要なのは、その家庭のほかの子どもたちの安全だ。もう甘い姿勢を取っている場合ではない。

時々、乳児が埋葬されて1年以上経った頃、私たちはそのファイルに戻ることがある。また子どもが生まれ、その子を守らなければならないという問題が出てくるからだ。

その頃には、亡くなった赤ん坊の生と死の全体像がより明確に浮かび上がっている。虐待、ネグレクト、世話不足、といった親の姿勢が浮き彫りになったり、それまでの経緯が明かされたりしていることもある。事件全体に、新たな観点が加わっているはずだ。だから、改めてファイルを開き、再度考察するのだ。私が再び開くファイルの中で、とくによく調べ、よく見直すのは、目に見えない道徳的・感情的な問題をはらむ、赤ん坊の事件だ。聖ジョージ病院に移ったときは避けられるものなら避けたいと思った分野だが、１９９０年代が進むにつれてどんどん明らかになっていった。赤ん坊の問題とその死因は、法病理学の核心であり、私を含む全員で取り組まなくてはならないことなのだ、と。

28 裁判所の法病理学者

私たちの職業には、もう一つ変化したところがある。その変化は、私が聖ジョージ病院に移った頃に、驚くほどの勢いで加速した。そう、出廷にまつわるストレスのことだ。

昔の法病理学者は誰もが知る有名人で、二つの世界大戦の間の新聞の読者はみんな、サー・バーナード・スピルスベリーが誰かを知っていた。彼はシャーロック・ホームズのような人物で、どんな事件も見事に分析してみせ、彼が検察側の証人として出廷した日には、被告人は必ず絞首刑にされた。サー・スピルスベリーが亡くなってずいぶん経ってから、カリスマの手がけた事件が再調査され、その推理がホームズ級ではなかったことが時折発覚したけれど、当時は彼に異議を唱えるなんてもってのほかだった。

サー・スピルスベリーの後継者が、私のヒーローことキース・シンプソン教授だった。教授のキャリアが終わりに差しかかり、私のキャリアがスタートしたばかりの頃は、まさに息をのんでその検死・解剖を見つめたものだが、シンプソン教授は、スピルスベリーよりはるかに思いやりとユーモアにあふれた人物だった。だが彼もまた、鑑定人が尊敬されていた時代に活躍していたので、異議を唱えられることなどめったになかった。

私が駆け出しの頃は、出廷はそう悪いものではなかった。最初の何ヵ月かは、なるべく物議を醸しそうな事件は避けていたが、どれがのちに大騒ぎになるか、前もって知るのは難しかった。あの頃の弁護団はおおむね、法病理学者から事実を引き出したいだけだった。当時はまだ、往年の尊敬の念とまでは言わないが、少なくともその残滓（ざんし）のようなものはあった。

ところが、私が聖ジョージ病院に移る頃には、法廷弁護士たちが検死報告書を「敵の致命的な弱点が見つかるかも」という目で見るようになり、鑑定人の証言を相手側に切り込むチャンスと目することがますます増えていった。なかには、それを楽しんでいる法病理学者もいる。マッチョを気取る人たちにとって、法廷でのやじり合いは、土曜の夜の喧嘩の職場バージョン。腕まくりしようと構えている人間はたくさんいる。法廷での彼らの様子には、口あんぐりで目を疑うほかない。

勅選弁護士　あなたは本気でおっしゃってるんですか？　ナイフの傷は絶対に、故人が横になっている間に負ったものだと。
自信満々の同僚　本気ですよ。
勅選弁護士　確信があるんですか？
自信満々の同僚　ありますよ。

勅選弁護士　しかし、わかっていますか？　二人の証人が「最後に彼を見たのは、オールド・ケント・ロードを歩いてる姿だ」と言うのを聞きましたよね。

自信満々の同僚　証人の発言は、すべて承知しております。

勅選弁護士　それなら、おそらく可能性を考慮していただけますよね？　彼は――

自信満々の同僚　考慮いたしません。

勅選弁護士　あなたは、可能性がある、とさえ認めないんですか？　つまり――

自信満々の同僚　私が今日宣誓したことを、改めて思い出していただかなくてはならないなんて残念です。私は真実を、真実のみを語る、と誓ったんですよ。ですから、あなたが「故人はプレミアリーグでサッカーをしていた」だの「オールド・ケント・ロードを歩いていた」だのと発言する証人を立てるのはご自由ですが、鑑定人としての私の義務、誓約、そして役目は、やはり、真実を、見たままの真実だけを話すことなんですよ。（朗々と）そういうわけで、申し上げます。この男性は仰向けに横たわっているときに刺されました。

あの同僚を、どれほどうらやましく思ったことか。彼のようには絶対になれないとわかっているから。ああいう状況で私なら、どんなにわずかでも「可能性がある」と認めずにはいられないだろう。私が間違っているかもしれない、ほかの解釈が、別バージョンの真実があるかもしれない可能性を。仕事上、「私の結論こそが正しい」と主張することを求められているのに。私のお気に入りの法廷は、少なくとも理屈の上では敵対的でも堅苦しくもない法廷。そう、検死法廷だ。ここでは、検死官が審理をし、真実に導いていく。そこには故人の妻が、腕を伸ばせば届く場所に、目を真っ赤にして座っている。彼女は真実を切望しながらも真実を恐れ、夫の死から何ヵ月も経つのにまだショック状態にある。故人の子どもたちも涙を浮かべ、怒り、検死官に訴える。「これは事故じゃないと思います。私たちは、関わった人間に心当たりがあるんです」と。故人の友人たちも同席し、ぎこちなく家族を支えているが、法廷の雰囲気に圧倒されている。

私は、なるべくシンプルに、親切に、明確に説明しようと、遺族の方を向く。遺族をなるべく苦しめないように、故人の人生がどのように終わったのかを話すのだ。そして、質問に答える。共感を込めてうなずく。たいてい彼らは同じ質問を、何度も何度も繰り返す。どんなに必死で耳を傾けても、まるで答えが聞こえないみたいに。そして検死官に感謝され、私は席に戻る。

私が去るとき、遺族の中には私をつかまえて、同じ質問をする人たちもいる。再び。私ももう一度彼らに伝える。「ご家族は苦しみませんでしたよ」「あっという間に亡くなりました」「おそらく何が起こっているか、理解する時間はなかったでしょう」「それ以外は健康でした」「いいえ、がんの徴候はありませんでした」「いつも訴えていた胸の痛みは、心臓病によるものではありませんでした」と。

通常は、そのあと検死官が結論に至る。事故死、自殺、自然死、不運な出来事、不法な殺人……遺族は精神的にヘトヘトになりながらも、死にまつわる手続きがすべて終わった、という思いを抱いて去っていく。彼らは審理に耳を傾け、おそらくは自らの思いにも耳を傾けてもらった。故人の事件は公に徹底的に調べられ、故人の死の理由と事実が、正式に述べられたのだ。

刑事裁判所にも、これと同じくらいの思いやりがあればと思う。人前に立って、専門家としての見解を、激しい個人攻撃にさらされながら主張するのがお約束――なんて仕事が、ほかにあるのだろうか？　もちろん、雇われて嘘をつくとうわさされている鑑定人もいるが、私はその一人ではないから、弁護士からそう扱われるのは心外だ。「ちょっと見解を変えました？」とか「報告書の不都合な段落を削除したんですか？」などと尋ねられるのだ。この仕事を選んだときは、死者にまつわる真実を生きている人たちに伝えれば、感謝されるものだと思っていた。それなのに、新世紀に近づくにつれて「まるで忠犬の気分だ」と感じることが増えた。ご主人の足元に誇らしげに棒っ切れを置いては、思いきり蹴飛ばされる犬みたいだ。

それでも、たいていは自信を持って法廷に臨んでいる。私は自分の患者を知り、調査結果を知り、結論を知っている。しかし、いったん証人席で宣誓すれば、展開の手綱を握ることはできない。主導権を握るのは法廷弁護士で、彼らが「そこにいて、質問に答えなさい」と言えば、裁判官の介入がない限り、そこにい続けなくてはいけない。

聖ジョージ病院に移ってしばらく経った頃、証人席であまりに不快な思いをしたので、幾晩も眠れず、先が思いやられる気がしたものだ。ある「レントボーイ」――10代の男娼――の検死と解剖をした時点では、それが単純明快な事件じゃないなんて思いも及ばなかった。若者はその前夜に発見され、病院で死亡した。彼の遺体は、尋常ではない様子に見えた。青黒い痣だらけで、まさに全身が痣で覆われていた。子どもの頃、大人がやんちゃな子たちに叫んでいた「痣だらけにしてやろうか！」とは、こういうことを言うのだろう。

私は105ヵ所の打撲傷と、山ほどある擦り傷を数えた。凶器は、ウェイトリフティングのセットから取り出した円柱形の金属棒だ。棒の両端にはクロスハッチング〔平行線を交差させて描く模様〕が施されていたのだが、その模様が傷の一部にもついていた。擦り傷もできていたから、金属棒の円形の底面を使って突き刺すような動きをしたのではないだろうか。

打撲傷で亡くなるのは珍しいが、この19歳の被害者は、驚くほどの回数、殴打されていた。私は死因を「多数の鈍的外傷」とした。実際、救命救急科に到着したとき、患者は「播種性血管内凝固症候群」という病気を発症していた。これは、外傷に対して、身体の防御システムが過剰に活性化されたことで起こる。その結果、血液凝固機構が対処しきれなくなり、さらなる出血が重要臓器を含むあらゆる場所で持続的に発生してしまう。その後ショック状態に陥り、多くの場合、死亡する。

私は事件が起こったアパートに向かった。若者は3階で発見されたが、殴られたのは9階なので、どうにかこうにかふらふらしながら階段を74段も降りてから、倒れたことになる。私は階段の踏み段や蹴上げ〔一段の高さのこと〕のサイズを測ったが、迷いはなかった。彼の怪我は、階段につまずいてできた一つか二つの傷を除いて、すべて鉄の棒で殴られてできたもの。階段から転がり落ちたせいではない、と。

被告人も男娼で、やはり19歳くらい。実は故人の親友だった。二人は同じ「パパ」の支配下にあった。パパは二人に売春のあっせんをしているか、資金を提供しているか、そのどちらもしている、という人物だった。長年にわたって、私をびっくりさせていることがある。それは、親友を殺してしまう男性がとても多いことだ（女性はそうでもない）。そして、兄弟殺しはさらによく起こっている。この事件では、故人が被告人のアパートを訪れ、二人で昼間から夜にかけてずっと酒を飲んでいた。死亡した若者の血中アルコール濃度は、酒気帯び基準の約2倍だったと推定される。そして、日付が変わる少し前に、3階の住人が救急車を呼んだ。部屋の外で、怪我をして倒れている若者に気づいたからだ。彼は病院に運ばれたが、12時間もたずに亡くなった。

一体何が起こったのだろう？

私の見解では、友人は故人を殴り始めると、止まらなくなったのだろう。そのうち故人は友人の部屋から逃げ出して、階段を下りた。攻撃した友人に理性があったとすれば、おそらく「殴って痣ができたくらいで死ぬやつはいない」と考えたのだろう。とんでもない思い違いだ。

私は、検察側の鑑定人として呼ばれた。いつものことだ。だから、いつもの事件のような気分でいた。ただ、弁護側の法廷弁護士は確か、相当猛烈でしつこいやり手だったはずだ。年は取っているが牙を抜かれたわけではない。彼は鑑定人を追い詰めることで知られているが、私はまだそれほど心配していなかった。この事件はかなり単純明快だから、おそらく2～3時間のうちに証人席を出られるだろう。

検察との公判前の会議で、検事に警告された。「あの人なら、あなたと一緒に105ヵ所の傷を一つ一つ確認しますよ」。そんな長丁場のあとなら、若者がなぜ死んだのか、陪審員にもはっきりわかるだろうから、弁護側からさらに質問が出ることはないだろう。私はさっさと解放されるのではないだろうか。そう期待した。

私は証人台に立ち、宣誓した。法廷には、検死・解剖の写真の一部がコピーで提供されている。今日(こんにち)の漫画チックな画像ほど当たり障りなく加工されてはいないが、ゾッとするようなものはなく、打撲傷のある場所が一つ一つ記録され、番号が振られている。私はこうした写真の証拠をかなり前に準備して検察庁に提出していたが、毎度のように、写真については山ほど不手際があった。裁判所の職員たちがむやみやたらに間違った写真を用意してくれるものだから、裁判官も陪審員も「違うぞ」とばかりにほかの人に回していて、そのしっちゃかめっちゃかぶりに、バカ笑いをこらえる羽目になった。

検事は、まずみんなを眠りにいざなうことから始めた。事前の打ち合わせ通り、私たちが105ヵ所の傷を一つ一つ、詳しく議論し合ったからだ。その中で、私は二つ、小さなミスを犯した。どちらも、検事が優しく指摘してくれた。一つ目は、背中の右側の「創傷11」についてだった。

私　……その傷もまた、胸部左側に傷を負わせた凶器とよく似たサイズの、まっすぐな鈍器によって生じたものだとわかります。

検察側の勅選弁護士　胸部とおっしゃっているのは、背中のことですか？

私　ああ、申し訳ありません。その通りです。今お話した傷は、背中の目立つ傷のことです。

くだらない〝ミス〟だ。バカバカしいことに、もう1ヵ所、後半でもやらかしてしまった。

私　……それからご覧の通り、「創傷71」は縦10センチ×横3センチの深い打撲傷です。

勅選弁護士　ところで、あなたの報告書では、番号が振られているこれらの傷のほかに、ここに傷はありませんか？

私　あります。またしても胸部と同様に、両脚にもよく似た打撲傷が見られたんです。

勅選弁護士　背中と同様に、ですよね？

私　「背中と同様に」です。申し訳ございません。おっしゃる通りです。私は背中と胸部を混同していますね。背中には、少なくとも3ヵ所に、よく似た打撲傷がありました……。

議論している犯罪の重大さを思うと、どちらのミスもささいなもののように思われた。私は背中のつもりで「胸部」と言ってしまったが、正してもらった。裁判官や陪審員や検事や被告人が、そのせいで混乱したとは思わない。だが、被告側の弁護士は、大喜びでもみ手をしていたに違いない。

裁判官が、陪審員の休憩時間を決めようと、弁護側に「質問にはどれくらい時間がかかりますか？」と尋ねると、年配のやり手弁護士はやや不気味な口調でこう言った。「新しいネタが先ほど出ましたので、おそらく、今休憩を取ったほうがいいでしょう」

ここで20分間の休憩に入った。チェスプレイヤーにとっては、戦略上重要な休憩かもしれないが、私はただ、「新しい情報って何だろう？」と首をかしげながら過ごした。私が口にした何かだろうか？　ふと被告人弁護士の評判を思い出した。すると案の定、再開して2〜3分のうちに……。

弁護側の勅選弁護士　あなたは二度にわたって、背中のつもりで「胸部」とおっしゃいましたね？

やれやれ。勅選弁護士が、小さな、取るに足りないミスで私を窮地に陥れ、反対尋問の序盤で、陪審員に私の無能を証明しようとしているなら、まったく先が思いやられる……。

私　確かに言いました、はい。

勅選弁護士　あれは、簡単に起こり得るミスでしょうか？

私　えっと、はい、そこは混同しやすいですね。私は胸部の裏側、胸部の表側と考える傾向があるので。

勅選弁護士　ですが、シェパード博士、そうはおっしゃいませんでしたよね。

私　そうですね。私は誤って、背中のつもりで「胸部」と言いました。

勅選弁護士　相当な間違いではありませんか？

私　えっと、間違いではあります。「相当な」間違いかどうかはわかりませんが。

勅選弁護士　いいでしょう。しかし、あなたがもっときちんとした方であれば、おそらくもっと正確さを求めるはずです。たとえば、金属の棒（凶器のことを言っている）の重さは450グラム。それは合っていますか？

私　私の記録では、そうなっています。

勅選弁護士　そうですか。では申し上げます。間違いなく、裁判官に証拠として認められているのは、421グラムなんですよ。それほど多くのことが、この数字で測れるわけじゃありませんが、あなたの発言の正確さは測れます。

私はこの時点で、顔が真っ赤になったのを自覚した。胸部と背中を言い間違えたのはそう深刻なことではないが、殺人の凶器とされる物体の重さを間違えたと責められるのは、陪審員には「いい加減」に見えるだろう。だが、考えている暇はない。被告人弁護士は、何の前触れもなく、がらりと話題を変えた。

勅選弁護士　男がいくぶん酒を飲んでいたら――どれくらい飲んだか、酒を飲み慣れてるかどうかにもよるでしょうが――男の足取りに影響を及ぼしますよね？

私　そうかもしれません。

勅選弁護士　それに、男がいくぶん身体的外傷を負っていたら――殴打されていたとしたら――状況は改善しませんよね？

私　それは、受けた殴打によると思います。

勅選弁護士　さて、シェパード博士、あなたは確か、故人が１００回ほど殴打されていたとおっしゃいましたよね？

私　（今度は非常に慎重に）それは……おおよその回数です。

勅選弁護士　では、論理的思考を持って、想像していただきたいんですよ。あなたは医師で、アパートの9階に呼び出されたとしましょう。そこで――あなたの証拠をしっかり使わせてもらうなら――男が１０５回殴打されたと耳にし、実際その男を目の当たりにしたとしましょう……。その彼が言うんですよ。「3階まで歩いて下りたいんだ。お酒は飲んだけどね」と。階段は74段で、八つの踊り場とハーフランディング〔階段の向きが180度変わる踊り場〕が一つ。あなたなら、おっしゃいますか？「了解。ねえ君、行きなよ。じゃあ、下の階で会おうね」と。

宣誓して証言しているのでなければ、笑ってしまったかもしれない。勅選弁護士は、アパートの9階で酔ったレントボーイに、「ねえ君」なんて声をかけるのだろうか？　だが、私が気になっているのはそこじゃない。「この会話はどこに向かってるんだ？」ということ。

真夜中に私が酔っ払いのレントボーイが階段を下りるのに手を貸すのかどうか、貸すとしたらどうやって、なぜ……とエンドレスに質問を浴びせたあと、勅選弁護士は妙に父をほうふつとさせるようなキレ方をした。

勅選弁護士　煮え切らない答えや質問を繰り返すんじゃなくて、ズバッと問題の核心を突いていいですか？　あなたは、彼が階段を――74段も――落ちてはいない、と確認したかったんじゃありませんか？

私　ええ。それは私の懸念の一つでした。

勅選弁護士　ですよね。あなたがおっしゃった回数の殴打を受けていたら、男性は落ちた可能性があるから、ですよね？

私　明らかに、あの状況であれば、どんな人でも落ちる可能性はあるでしょう。

勅選弁護士　ありがとう。絨毯のない階段を落ちれば、怪我をする可能性はありますか？
私　　確かに、あの吹き抜け階段の下の方まで落ちれば、怪我をするでしょう。
勅選弁護士　そうですよ！

嘘だろ？　まさか本気で弁護側は、105ヵ所の傷の大半が「階段から転がり落ちたせい」だと主張するつもりだろうか？　冗談抜きで、「これは金属棒による殺人ではなく、不運な転落事故にすぎません」などと陪審員を説得するつもりだろうか？　まったくどうかしている。

弁護士は私に、吹き抜け階段を事細かに説明するよう求めた。陪審員には写真が手渡されているのに。階段が何段あるか、彼が何度繰り返したか、途中でわからなくなった。法廷にいた全員があの晩、「74」という数字の夢を見たに違いない。そして、「74段のコンクリートの階段を転げ落ちるなんて、極めて深刻な事態だ」と主張し続けた。私は反論できなかったが、故人の傷が、少なくとも致命傷が、階段から転落したせいだとは思わなかった。

その後、弁護士は傷に戻った。その一つ一つに。またしても。105ヵ所の傷、すべてにだ。その一つ一つについて、「これが転落のせいじゃない、と証明してください」と私に迫り、答えるたびに異議を唱えた。

この反対尋問には、目が点になった。故人は、子ども時代の大半を保護施設を出たり入ったりして過ごした流れ者だった。その後はおそらく、少なくとも一時は路上で暮らし、最近刑務所を出たばかりだった。被告人の生い立ちも、とてもよく似ていた。二人のうちどちらかが、この裁判に充てられた公的資金や、配慮や関心の一部でも受け取れていたら、殺人は起こらなかったのではないだろうか。

弁護側の法廷弁護士について言えば、どう見ても社会の底辺で育った依頼人の弁護に一生懸命なのは、本当に素晴らしいことだ。だが、街で戸口にしゃがみ込んでいるあの若者に出くわしても、エリート弁護士はきっと、カップに小銭を入れるどころか目もくれなかっただろう。ところが今、若者が謀殺（計画的殺人）罪で裁判にかけられたとなると、必死で法的な主張を繰り出している。彼が、鑑定人としての私の名誉を失墜させずに、仕事を果たしてくれたらと思う。だが、私は知っている。別の事件になれば、別の陪審団を前に、もしかしたら味方同士になるかもしれないことを。そのときはクソミソに言うのではなく、私の経験やスキルを持ち上げてくれるのだろう。

反対尋問はその日は終わらず、翌朝になだれ込んだ。そのまま午後も続き、さらには次の日の朝に及んだ。今や弁護側の勅選弁護士は、「傷は階段の転落によるものだ」と主張するばかりか、鉄の棒の表面のクロスハッチングが被害者の皮膚についているのを、「被害者が着ていた綿のTシャツの縦糸と横糸のせいだ」と言いだしている。

その後、何度もティーブレイクを重ねたあと、私は証人席に戻った。背中をロープにつけ、息も絶え絶えにあと何ラウンドかに備えていると、彼が弾むような足取りで、勢いよく戻ってきたのが見えた。ウィッグの下で、目が危険なほどそわそわしている。襲いかかろうともくろんでいるのがわかる。

勅選弁護士　アルコールの、もしアルコールの影響を受けていたら、おそらくそうでない場合よりも、少し出血しやすいのではないでしょうか？

私　慢性のアルコール依存症で肝臓が傷ついて、血液凝固に問題を抱えているような場合なら、そうですね。しかし、今回はそれを示すものは何一つありませんでした。アルコールの影響はごくわずかだった、と私は考えています。

勅選弁護士　臨床医として、それについてご存じなんですか？

私　いいえ、知りません。

勅選弁護士　それについて知らないと？

私　とりたてては。

勅選弁護士　「とりたてては」とはどういう意味ですか？　あなたはそれについてご存じなんですか？

私　私の経験を通して、アルコールの影響を受けたせいで、しらふの人よりも打撲傷が格段にひどくなった、という人を、存じ上げておりません。

これは、弁護士が聞きたい答えではなかった。だから、繰り返し繰り返し反論してきた。アルコールのせいで皮膚の表面の細い血管が広がる――これには、私も同意した――から、酒を飲んでいる人のほうが、はるかに打撲に弱い――これには同意できない――と。もう回数はわからなくなってしまったが、論理的だが間違った推論を、段階的に浴びせてくるのだ。「被害者が痣だらけになったのは、ひとえに酒を飲んでいたからですよ」と。だんだんわからなくなってきた。鉄の棒で殴打されたのは被害者だったのか、はたまた私だったのか。

それでも断固として科学的事実にしがみついていると、ついに勅選弁護士が爆発した。

勅選弁護士　それは、どこからの情報ですか？　一晩あれば、調べられますか？

私　外傷が皮膚に及ぼす影響については、前臨床医学の教科書で調べられます。

勅選弁護士　私が一晩で調べるなら、どの本がお薦めですか？

私　分子生物学の本ならどれでもいいと思いますが、本のタイトルはわかりません。

勅選弁護士　どの本にも、あなたはなじみがないと？

私　おそらくガイトンの教科書が役立つでしょうが、どれが最新版なのかはわかりません。第3版か第4版だと思いますが。あるいは、どんな血液学の教科書にも載っていると思います。

勅選弁護士　血液学の本の著者の名前は挙げられますか？

私　とくには、ありません。

裁判官　弁護士さんは、何ページくらい読まなくてはなりませんか？　シェパード博士。

私　それに関しては、お力になれないかと。
勅選弁護士　私の範疇を超えてはいますが、やはり目を通しておこうと思います。
裁判官　そうですね。あとで私にも貸してください。
勅選弁護士　わかりました、裁判官。

この時点で、勅選弁護士も裁判官も大嫌いになっていた。もしかしたら、同じ法廷弁護士事務所に所属しているか、少なくともロンドンの同じ会員制クラブのメンバーではないのだろうか。一度、裁判官が弁護側に苛立ちを見せると、勅選弁護士は「陪審員がいない状態でお話しさせてください」と求めた。陪審員も、メディアも、一般の人も、私も、聞き分けよく法廷から出た。弁護士と裁判官がこんなふうに話すときは、たいてい法的な問題について議論するので、全員が戻ったときには、一方は微笑んでいても他方はぶすっとしていて、法廷内に明らかに寒々とした空気が漂うものだ。ところが、私たちが戻ると、どちら側の勅選弁護士もこの裁判官も暖炉に集う仲間よろしく、にこにこしていた。

弁護側は、亡くなった若者がすさまじい暴力を受けたことを、（「74段もあったとお話ししましたっけ？」などと言って）陪審員を説得し、ごまかそうとしていた。若者は階段から転落し、その過程で、若干お酒が入っていたからひどい痣ができたのだ、と。私はその晩、あたふたと仲間たちに電話して、痣について議論したり、あの教科書を求めて病院図書館を調べたりした。

翌日、またやり合った。私にできることは、殺意をぐっとこらえることだけ。

弁護側の勅選弁護士　私や法廷のみなさんに、ある教科書を薦めてくれましたね。ガイトンの。

私　そうですね。

勅選弁護士　今、お持ちですか？

私　1冊持ってきました。

勅選弁護士　あなたが根拠とされた箇所はありましたか？

私　血管が傷ついたあとに体内で何が起こるかを書いたページに、印をつけてあります。

勅選弁護士　今お持ちなんですか？

私　はい。この版(エディション)では、第36章です。

勅選弁護士　第何版ですか？

私　第8版だと思います。

勅選弁護士　うーむ。私たちには確か、第3版か第4版をお薦めされましたよね。

私　第何版が最新かはわからない、と申し上げたはずです。

勅選弁護士　見せていただけますか？

だが、彼はすでにこの本を見ていたのだろう。血小板や血液の凝固について、自分の主張を証明しようと延々と質問してきたから。陪審員がうとうとし始め、裁判官がさすがに遮ってくるまでずっと。

裁判官　申し訳ありませんが、シェパード博士に質問させてください。あなたがおっしゃった章に、アルコールが打撲傷を悪化させる、という記述はありますか？

私　裁判官、この本にも、私がこれまでに調べたほかの本にも、アルコールが打撲傷を悪化させる、という記述はありません。そういう事実はないんです。

裁判官　それが立証できる主張なら、その本に、その章に書かれているはずだから？

私　その通りです、裁判官。

それでも弁護側は止まらなかった。勅選弁護士は、その間違った主張を二度、三度……と実にさまざまな形で繰り返した。アルコールが毛細血管の血流を増加させるので、痣ができやすいに違いない、と。

丸1週間証言台に立って、ようやく解放された。やれやれ。

この事件は語っている。ある事実から導き出せる結論が、複数存在することを。あの法廷の、敵意がふつふつたぎる大釜の中で、真実はそれぞれの、微妙に異なる、柔軟すぎる代物に変化していた。だから鑑定人である私は、事実を意に染まない形で解釈するよう圧力をかけられたのだ。弁護――法律家が言い分を主張する技能――に、良心は要らない。どんな法学校もうなずくだろう。「有力な証拠があっても弁護が下手なら負けることがあるし、証拠があいまいでも弁護がうまければ勝てることもある」と。

結局のところ、正義のバランスは、何世紀にもわたって社会に貢献してきた、ある概念に頼っている。それは、「無作為に選ばれた、特別な訓練を受けていない12人の人たちが耳を傾け、すべての証言に基づいて判断を下すことができる」というもの。

この裁判では、陪審団は被告人を謀殺で有罪と判断し、彼は刑務所に送られた。被告人も私と同じ数だけ、眠れぬ夜を過ごしただろうか？　とはいえ、とりあえず裁判は終わった。

いや、終わっていなかった。控訴の許可を求めたのだ。依頼人が刑務所で2年過ごした頃に、あの勅選弁護士が「新しい証拠がある」と言って、控訴の許可を求めたのだ。新しい証拠とは、「階段から転落したあとに痣ができたのは、アルコールの摂取が原因だ」という勅選弁護士の主張を否定する教科書を、私が法廷で提示できなかったこと。それ以外にも、私を無能だとする理由をたくさん挙げていた。

さすがに私も、一体誰が裁判にかけられているのだろう、と首をかしげ始めた。私？　それとも有罪判決を受けた殺人者？　だが、若干の支援を得る時間はあった。高位の血液学者が裁判の記録を読んで、報告書を書いてくれたのだ。報告書はこう結ばれていた。「アルコールによる皮膚の毛細管の流れは、皮膚出血（痣）に、せいぜい些末（さまつ）な役割しか果たさなかっただろう。この途方もない偽情報を、常識の名のもとに弁護団がゴリ押ししているが、血で膨張した血管をイメージさせるのは、誤解を招く行為である」

弁護側が主張を展開するかなり前から、私たちは控訴院の周りをうろついていた。だが、事は一瞬のうちに終わった。誤った「新たな証拠」は裁判官に誤りだと認められ、控訴の許可が下りなかったのだ。

恵まれない若者のために戦う、勅選弁護士の粘り強さは称賛に値する。私が謀殺容疑をかけられたら、ぜひ彼に弁護をお願いしたい。だが、非難の的にされた鑑定人として感じるのは、彼の非凡な才能が、医学的事実を徹底的に無視することに費やされてしまったこと。しかもそれは、裁判で有利に働いていない。

それ以来、出廷して状況が厳しくなったときの、私の対処法はアレグザンダー・ポープだ。父がはるか昔に辞書に苦心して書いてくれた詩が、教えてくれるのだ。「たとえ確信があっても遠慮がちに語れ」と。「自分が間違っている可能性を潔く認めなさい」「自分の過ちを振返って認めなさい」「相手の気持ちを優しく気遣いながら教え、正しなさい」「失礼にならぬようにと、間違いだとわかっている考えに賛同してはいけない」。そして、「それが適切であれば、訂正を受け入れなさい」と諭してくれる。当事者主義〔訴訟の主導権を当事者である原告と被告に委ね、裁判所が審判者として裁断する方式〕がどれほど敵意や視野狭窄（きょうさく）を育み、どれほど真実を軽視しようと、私はポープの指針をしっかり守ろうと努めている。

29 憂鬱な事件たち

マンチェスターのハイド地区を思うたびに、ほんわりと温かなぬくもりに包まれる。そこは母が育った場所であり、母の家族や友人たちが暮らしていた町だ。幼い頃に楽しく訪れた場所であり、生涯を通じて私の巡礼地でもある。そこに、母が埋葬されているからだ。

ハイドの年配の女性たちを思うと、楽しい気分になった。祖母もおばも、私が時折遺体で出会う孤独で栄養の足りていないお年寄りとはかけ離れていた。いつも温かく両手を広げて、その忙しい暮らしに、塵一つ落ちていないぴかぴかの家に、迎え入れてくれた。彼女たちはどう見ても、コミュニティになくてはならない人たちだった。

1998年、弁護側の弁護士から1本の電話をもらった。ハイド地区のまさにそういう女性の、二度目の検死・解剖を依頼されたのだ。キャスリーン・グランディ夫人は、母の家族みんなの友人で、おばの同級生だった。夫人は6月24日に亡くなり、7月1日に母と同じ墓地に埋葬された。

ところが、8月に掘り起こされ、私は今、テームサイド総合病院の遺体安置所で、彼女の遺体を見下ろしている。夫人は81歳だったが、稀に見る健康体だったようだ。誰かと争った形跡もない。そしてこの年齢にしては、いや、もう一世代下だとしても珍しいくらい、動脈にほぼ詰まり（アテローム）がなかった。しかし、毒物検査をすると、話が違ってきた。遺体に注射の痕は見つけられなかったが、死に至るまでの数時間の間に、間違いなく相当量のモルヒネかジアモルヒネを摂取していた。私は死因を「モルヒネの過剰摂取」とした。

実は、グランディ夫人は、信頼の厚いかかりつけ医の手にかかって亡くなっていた。そして、この突然死によって、かかりつけ医のハロルド・シップマンが連続殺人犯であることが、ついに白日の下にさらされた。シップマンは、あの懐かしいコミュニティですこぶる評判がよく、患者たちはたびたび彼の話をし、大いにほめていた。「地区で一番親切なドクター」とされていたのだ。お年寄りからとくに好かれていたのは、喜んで往診をしてくれるから。そんなわけで、1992年に開業すると、クチコミで患者がどっと集まった。

シップマンが疑われたのは、キャスリーン・グランディの遺言書がシップマンに都合よく書き換えられた数日後に、彼女が急死したからだ。シップマンはグランディの死因を「老衰」としていた。

間もなく、さらなる事件が発覚し、さらに遺体が発掘された。私はそのうち5件の検死と解剖に関わった。次に担当した73歳の遺体には、軽度の冠動脈疾患と軽度の肺気腫が見られたが、シップマンが死亡診断書に記した「肺炎」の形跡はなく、モルヒネ中毒だった。次の遺体も、同じ物語を語っていた。すべての遺体がそうだった。

正直なところ、信じられない気がした。かかりつけ医が患者を6人も殺害したなんて。私は、のちに書いた手紙の中で、こう述べている。

「どうしても欠かせないのは、モルヒネの出どころを特定することと、汚染の可能性も検討することです……死から検死・解剖までの間隔があいたことや、遺体を取り巻くさまざまな出来事や動きを考えると、汚染の可能性を確実に排除しておく必要があります……私がお勧めしたいのは、化学者にアドバイスを求め、調べることです。死体防腐処理液（エンバーミング）や棺の木材や棺の付属品の製造に使った化学物質が、埋葬されている間にモルヒネを含む物質に汚染された可能性はないかを……そして最後に、（死体防腐処理師（エンバーマー）、葬儀屋、スタッフなどを通して）遺体同士がなんらかの接触を持った可能性はないかも調べるべきです」

もちろん、ほかの可能性をもれなく調べるべきだと思ったのは、私がシップマンの弁護側の法病理学者だから（そう、連続殺人犯でも弁護してもらう権利はある）というのもあったが、私が、いや、私たち全員が、「医者が故意に患者を殺した」という考えに抵抗があったからだ。数年後、シップマンは15人もの患者を謀殺した容疑ですでに投獄されていたが、デイム・ジャネット・スミスによる公開調査の結論は、許し難いものだった。シップマンは20年以上の間に確実に215人を殺害し、現時点では事実確認できない事件が、さらに数百件にのぼる——というのだ。

動機は、明らかになっていない。たいてい、被害者は独り暮らしだった。そうではない場合もあったが、たいていお年寄りだった。そうではない場合もあったが、たいてい女性だった。シップマンがいずれ動機を明らかにし、自分の目の前で起こった494人の死のうち、一体何人を手にかけたのか話すだろう、と期待していた人たちの望みは、数年後の2004年に打ち砕かれた。独房で首を吊った姿で発見されたからだ。

私にとってのハイド地区は、遺体の発掘以降、すっかり変わってしまった。母の家族の温かさや、にぎやかな年配の女性たちに思いを馳せる場所ではなくなり、年配の女性たちが信頼して治療を任せていた連続殺人犯の手にかかって眠っている、そんな場所になってしまった。

✧
✧
✧

遺体の発掘を終えてロンドンに戻ったときは、シップマンの犯罪のごく一部しか明るみに出ていなかったが、私は半信半疑だった。そんな折、もう一つ、面白くない経験をした。イアン・ウェストと一戦交えたのだ。驚いたことに、イアンはガイズ病院を退職した。長年にわたって「絶対辞めない」と言っていたのに辞めたのだ。うわさによると体調がすぐれないようだが、ロンドンの殺人現場から姿を消して、サセックスで庭の手入れにいそしむなんて無理に決まっている。そういうわけで、たびたび遺体安置所や裁判所に出没していた。そして、マンチェスターから戻った私が、続々と明らかになるシップマンの真実に思いをめぐらしていると、ある刺殺事件でイアンが相手側にいることがわかった。

私たちは、真っ向から対立し合った。じかに会ってではなく、強い言葉で正反対の報告書を書き合うことで。彼の反証は相変わらず力強かったが、ふと思った。文章に以前ほどの勢いがないな、と。

この事件を支えていたのは、ナイフがどのように被害者の心臓に突き刺さったのかを説明する、犯人の供述だった。犯人の供述は、たいてい創造力に富んでいる。私はこの頃にはもう、他人の身体に刃が刺さった事態に対する、ありとあらゆる言い訳を耳にしていた。最もありがちなのは、「彼がナイフに向かって突進してきたんです」というもの。これが本当かどうかを証明するのはそう簡単ではないので、攻撃を再現するには、なるべく多くの目撃談が必要だ。今回の場合、目撃談はゼロだ。ある女性が夫と言い争い、最終的に夫が死亡したのだが、頼りになるのは女性の供述だけ。上級捜査官が取り調べの前に、私に電話でアドバイスを求めてきた。それだけでも十分珍しい事件だが、この捜査官は心得ていたのだ。この事件はすべて、彼女の正確な説明にかかっている、と。

私は言った。「漠然とした話じゃダメですよ。彼女にしっかり迫ってください。『夫が襲いかかってきたんだもの！』なんて言わせてはいけません。それじゃあ何の役にも立ちませんから。彼女に事件を再現させ、説明させてほしいんです。誰がどこにいて、彼女がどんなふうにナイフを持ち、どちらの手でナイフを握って、二人がそれぞれどの方向に動いたのか。そうすれば、その話が本当なのか嘘なのか、私が証明できるかもしれません」

捜査官は、その通りにしてくれた。それでもなお、謎の多い事件だった。

離婚しかけの夫婦が、どちらが幼い二人の息子たちと暮らすのかをめぐって、激しく言い争っていた。裕福な夫婦で、家は広くて手入れも行き届いていた。父親は「どうしても息子たちと暮らしたい」と考えており、家庭裁判所の審判の日が迫っていた。家族はまだ一緒に暮らしていたが、母親は、間もなく子どもたちと引っ越す予定の賃貸物件の手配をすませていた。

父親が亡くなった日、彼は仕事を休んで、子どもたちと出かける予定だった。母親が「行ってらっしゃい」と手を振っていると、父親が突然、家の前の私道（ドライブウェイ）に車を止めて、母親に「ついてこい」というジェスチャーをして、家に戻った。忘れ物でもしたのだろうと考えて、母親もついていった。父親はドアを閉めると、こう宣言した。「俺は子どもたちと一緒に暮らしたいんだ」

妻の供述によると、二人はこんなふうに言い争った。

「『でも、あなたは仕事に出かけるじゃないの。どうやって育てるのよ？』と私が言うと、彼が言ったんです。『仕事は辞める。そして、自分で育てる』。私は『まさか。そんなことするはずがないわ』と言いました」

妻はそのあと、夫が怒り狂ったと説明している。その明らかな兆候は、夫が顎をきゅっとゆがめたこと。前に一度、殴られたときもそうだったという。だが、本人が明言しているように、妻はミドルクラスの出身ではあるが、物騒な地域で育った心身ともにタフな女性で、幼い頃にすでに学んでいた。怖気づいたら、いじめっ子を増長させるだけだ、と。だから前回も殴り返したし、このときも同じことをする覚悟ができていた。

彼女は、二人が玄関から台所へどのように移動したのかは、説明できなかった。

「でも次の瞬間、私は台所の奥にいて、彼におなかを殴られてる、と思ってました。彼がみぞおちのあたりをたたき始めて、私は殴られてるつもりだったけど、ふと下を見たら、緑色の柄が見えて、殴られてるんじゃなくて、刺されてるとわかったんです。

『何やってるの、殺すつもりなのね！』と言ったら、彼がそれを、私のおなかからナイフを抜いて、私の首を突き始めました。喉をかき切ろうとしてたんです。喉の動脈を切って殺そうとして……。だから、言ったんです。『お願いだから、私を殺そうとしてるなら息子たちのことを考えて……どうか、どうか殺さないで、息子たちのことを考えて……息子たちはあなたにあげるから、あげるから、どうか殺さないで』と。

その時はこれで終わると思ったけど、彼が今度は蹴り始めました。そして私の頭をつかんで、床にぶつけました。ここに痣ができてるし、歯も1本折られました。そして私をバンバン何度も床にぶつけて、それから台所の椅子をつかんで、椅子で殴りました。だから思ったんです。何てこと、私が死ぬまでやめないつもりなんだ、って。私は傷だらけで、もう半分死んでました。血まみれでしたから。私は、私は、シャワーを浴びたみたいに、血だらけだったんです。

彼は何も言わずに、ただ私の首を突いていたから、私は彼からナイフを奪わなくちゃならなかったんです……彼は私のここをつかんで、ナイフで首を突いてくるから、私は右手で、柄か刃か何かわからないけど、そこをつかんで、ただずっとつかんでたんです……あらゆるところが血だらけでした。床一面、壁一面が。そして私は、私は手に、右手にすでにナイフを持っていたので、振り下ろしました。前に進むか、ナイフを振り下ろすかしました……私は滑ったか、床に倒れるかしたはずです。私はナイフを握って震えていたんです……」

取調官はここで話を止めて、彼女に「起こったことを、正確に再現してください」と数回求めた。彼女が床に座った状態でナイフを振り回したことは確認できたが、彼女は、被害者とナイフがどう接触したのか、説明できなかった。実際、彼女には「夫を殺した」と考える理由がないのだ。彼は部屋から逃げ出したのだから。彼女は大急ぎでガレージへ行き、ドアに鍵をかけて警察を呼んだ。その間中ずっと、二人の幼い男の子は、家の前に止まった車の中で、チャイルドシートにしばりつけられていた。

彼女は真実を語っているのだろうか？　それとも、彼を殺して、そのあと襲われたふりをしようと、自分の身体に傷をつけたのだろうか？

現場の写真は、「台所の壁が血だらけで、床も血まみれだった」という彼女の主張を裏づけている。椅子は転倒しているし、確かに、ここで格闘したように見える。

夫にはさまざまな傷があった。

- 胸の上部に浅い切り傷。
- 左の下腿に3センチ切り込む傷。
- 右手のひらに、二つのやや深い小さめの傷。
- 心臓への刺創。右心室の前壁を切り裂き、心尖部（しんせんぶ）――心臓の先端――に小さめの傷が残っている。

夫はすぐ病院に運ばれて、心臓の大手術が試みられ、多数の縫合が行われた。けれど、手術は結局成功しなかった。致命傷になったのはもちろん、心臓への一刺しだった。

だが、一見すると、夫の傷は妻の傷ほどひどくないように見えた。私は彼女に直接会っていないし、診察もしていないが、傷の写真はしっかり検討した。そして、彼女が自分でつけた傷を探した。自傷は、正当防衛を主張しようともくろむ殺人者の証しだからだ。

法病理学者は、他殺か自殺か、偶発的な傷か故意につけられた傷か、判断しなくてはならないことがよくある。刺創の世界には、捏造者がうごめいている。一見ひどい怪我だと、経験が浅い間は、パッと見た瞬間にこう思うに違いない。「こんなことが自分でできるわけがない」。だが私は、長年の間に学んだのだ。人は謀殺（計画的殺人）容疑を免れるためなら、ほぼ何だってやってのける。とはいえ、自分でつけた傷は、たいてい見分けられる。最小の力で最大の効果を狙ってつけられている上に、明らかに本人の手が届きやすいところにしかついていない。また、自分でつけられない傷も見分けられるから、時々暴行容疑をかけられた無実の人を救えるのがうれしい。

この事件で、妻が負った傷は次の通りだ。

●左上腕、左肩、頸部左側、右臀部、左臀部、右大腿、右手に打撲傷。

- 頸部左前側に、大きいが深くはない切創。
- 同じく頸部左前側に、複数の浅い擦り傷。
- 頸部切創のそばに刺創。
- 鎖骨の上に切創。
- 左肘の裏に複数の切創。
- 右乳房の下に水平の切創。
- 腹部両側に短い刺創。
- 右大腿に刺創。
- 右手の甲に大きな切創。
- 右手親指に、複数の短く浅い切り傷。
- 左手にナイフによる擦過傷。
- 折れた歯（1本）。

検察庁はこの事件について、何度も会議を行った。死亡した夫の家族は、妻が罪に問われない可能性に気づいていて、大変な剣幕で民事訴訟の話をしている。家族はイアンを雇って、報告書を作成させた。妻が警察に説明した喧嘩の内容と、彼女が実際に負った傷とを比較するためだ。

そういうわけで、マンチェスターから戻ると、デスクの上でイアンの報告書が待っていた。大変な迫力で、雷の音が聞こえてきそうだ。

「腕の複数の鈍的外傷は、複数回の殴打によって生じた可能性があるが、傷のパターンは、力を込めたときの典型的な傷には見えない……。

物で殴ったり、つねったりすることで、自ら身体に痣をつくることはできるが、この女性の腕の複数の傷は、夫の暴力によって生じた可能性がある。しかしながら、傷の全体的なパターンを見ると、故人が彼女を刺そうともくろんで激しい攻撃を加えた場合に生じる典型的な傷とは、まるで様相が異なっている。皮膚は身体の最も丈夫な組織の一つで、いったん刃先が皮膚を突き破れば、それほど強い力を加えなくとも、身体に深く入り込むのを妨げるものはない。多くの場合、刃が奥まで深く突き刺さってしまう。ところが、この女性の傷はすべて極めて浅く、どれも深く貫通している様子はない。自ら頸部に切創を負うのは珍しいことではないし、ナイフが頸部に、突き刺すような動きで侵入したと示す証拠もない。また、腹部に受けたとされる傷の様子から、私は断固として申し上げる。故意に無理やり刺された傷ではなく、自傷、もしくは相当手加減してつけた刺創と考えて矛盾しない。

この女性は拳や椅子で殴打される暴力の被害者だった可能性はあるが、大腿部を激しく蹴られた、頭を無理やり床に打ちつけられた、という申し立てを裏づける証拠はほとんど見当たらない。いずれにせよ、傷の全体的なパターンは、自傷と考えて矛盾しない」

私は、「妻が攻撃されて鈍的外傷を負った」という主張には同意するが、「刺創は自分でつけたものだ」という見解にはうなずけない。その理由をいくつか挙げてみよう。

まず、彼女は腹部を刺されたとき、「殴られているように感じた」と説明している。まさか切られたり刺されたりしているとは思わなかった、と。これは、刺された人によくある誤解なのだ。被害者が「ナイフで刺されてるんじゃなくて、殴られてると思ってた」と言うのを、私は何度も耳にしてきた。これは事実なのだが、この女性があらかじめそれを知っていたとは考えにくい。

二つ目に、彼女が自分で首や腹部を傷つけた可能性はあるが、片方の肘と、もう片方の手の甲に自分で傷をつけるのは極めて難しく、まずあり得ない。

三つ目に、何より重要なのは夫の傷だ。彼の四つの刺創、あるいは切創のうち、三つが命に別状のない場所についているのだ。脚に刺傷があるのは珍しいことだが、これは刺したときに妻が床に座っていたか、とにかく低い姿勢だったことを示している。心臓への致命傷は故意につけられた可能性もあるが、ナイフを奪い合って争った状況から見て、偶然刺した可能性を合理的疑いの余地なく排除することはできない、と私は思う。そして妻の鈍的外傷を見れば、「激しい格闘はなかった」などとは誰も主張できないだろう。

そういうわけで、疑念や矛盾に満ちた事件ではあるが、鑑定人として、合理的疑いの余地なく「夫への致命的な刺創は、故意によるものだ」「妻の傷は、自らの手によるものだ」とは言えなかった。さらに低い有罪の基準である「蓋然性」から見ても、彼女に傷を負わせたのは夫であって本人ではない、と感じた。

検察庁は、この事件をさらに追跡しても公共——もしくは国庫——の利益にならない、と判断した。検死官は、怒り狂う家族が出席することを考え、死因審問には警察を立ち会わせた。

イアンが自ら陳述することはなかったが、当然ながら、報告書の内容は発表された。私の証言は怒号や嘲笑(ちょうしょう)で中断され、検死官は何度も「静粛に」と呼びかけなくてはならなかった。

私の見解は、検死官の「正当殺人」という結論で正当化された。結論が出た瞬間は、水を打ったような静けさに包まれた。そして次の瞬間、大騒ぎになった。

叫び声がひどくなる中、私はそっと退出した。私が知る限り、警告されていた妻への民事訴訟は実現していない。家に戻るとクリスは留守で、アナは一心不乱に物理学の本に身をかがめていた。アナを見ていると、ジェンを思い出す。刺殺事件のぶ厚いファイルを運び入れながら、ふと思った。私はここまで集中して本に身をかがめたことがあるだろうか？　もしかしたらクリスみたいに、少しふわふわしていたのかもしれない。

「今日は何をしてたの？」とアナが聞いた。

検死法廷のこと、憤慨していた遺族のことを話した。アナが仕事について直接尋ねてくるのは初めてのことだ。驚いたことに、「写真を見てもいい？」とも聞かれた。

アナが私の仕事について知っていることがあるとすれば、「写真はタブーだ」ということ。

「写真って……？」

「夫の遺体」

アナは15歳で、ＧＣＳＥ〔義務教育修了時に受ける統一試験〕に向けて勉強中だ。私は首を横に振った。「遺体安置所の写真を見るのは、ちょっと早すぎるよ」

「そんなことない。見たいの。生物学で山ほど図を見たことがあるよ」

「でも、生物学の本の図に、刺し傷は出てこないだろ」

「私はほんとに大丈夫だと思うのよ、パパ」

たぶん、その通りだろう。たぶん、この特殊な仕事から子どもたちを守るのも、そろそろおしまいにしなくてはいけない。講義や法廷に出かける前に書斎に置いた、ホルマリン漬けの検体（完全に隠すのはほぼ不可能だ）、食卓での医学的な話、たぶんそんなすべてのせいで、死はアナにとって、私が思うより日常的なものなのだろう。

「妻のほうの傷を見せるよ。そうしたら、アナが大丈夫かどうかわかる。妻は今もピンピンしてるからね。見たら、夫に襲われたふりをするために、彼女が自分で刺したと思うかどうか、聞かせてよ」

アナは、ぱっと目を輝かせた。

「私は、自分でやったんじゃないと思ったし、検死官もそう思ったけど、イアン・ウェストは彼女がやったという厳しい報告書を書いたんだ」

アナは夢中でうなずいた。

「それからこの話は、家族以外の誰ともしちゃいけない。もう一度言うよ。いけない」と、私は厳しく言い足した。アナは、私がたじろぐような視線を向けた。

「当たり前でしょ。全部わかってるよ」

傷について議論し合うという、おかしな、でも妙に絆が深まるような30分間を過ごした。傷の醜さは、アナにはまるで気にならない様子だった。最終的には懇願されて、夫の写真も見せた。致命傷になった心臓への刺創の写真を。遺体安置所できれいにしたあとだから、目を覆いたくなるような状態ではない。

「眠ってるみたいね」とアナが言う。「遺体はそんなに怖いものじゃないのね」

「全然怖いものじゃないよ。でも、体内の写真はやっぱり見せないぞ」

アナは肩をすくめた。「わかった。でも、それだって平気よ」

初めて気づいたのだが、アナは「内なる法病理学者」を見出しつつあるのかもしれない。

「アナもクリスも、確か獣医になりたがってたな」と私は言った。

「クリスはそうね。私もだけど、もしかしたら医者になりたいかも」

「そうか。私なら病理学者、とくに法病理医学者になろうとは思わないな」

アナは驚いて目をぱちくりさせた。私自身も、自分で言って驚いた。

「でも、ママが言ってたよ。パパは仕事が大好きだって！」とアナは反発した。

「そうだよ。でも……」。でも、何なのだろう？　突然目に浮かんだのは、法廷での屈辱、怒り狂う遺族、悲しみに暮れる大勢の顔、健康だったはずのおばあさんたち。誰もその死をいぶかしんでなどいなかったのに、今は墓場で眠りから覚まされている。どれもこれも、娘には避けてもらいたいことばかりだ。

「パパ？」。アナが心配そうな声を出した。「どうしたの？」

「アナ、今気づいたよ。そろそろまた、空を飛びにいかなくちゃ」

30　9・11にはじまるテロ対策

白人男性たちに刺殺されたスティーブン・ローレンスの遺族が必死で求めて実現した公開調査は、20世紀と共についに終わりに近づいていた。1999年前半、裁判官のサー・ウィリアム・マクファーソンは、最終報告書で次のように述べた。「この公開調査に直接影響を受けて……ローレンス夫妻の正当な告発が公になり、さらには、この事件に限らず警察の対応について、これまで軽視されていた少数民族コミュニティの不満や不幸が、地域的・全国的にいや応なく公にされた、と考えています」

スティーブン・ローレンスの死に対する警察の捜査は、「明らかに不備があった」と表現された。国民はこのとき、「制度的人種差別」という言葉に、初めて出会ったのではないだろうか。この公開調査と明かされた新事実は、警察に対する国民の姿勢を大きく変えた。警察はもう、罪なき人々の頼りになる友人ではなくなったのだ。そして、ロンドン警視庁内部では、おそらくこの公開調査をきっかけに、マイノリティのコミュニティに対する姿勢が変わり始めた。

ローレンス家にとっては、まだ終わりではなかった。その後の展開については、ご存じの通りだ。次の13年間に話はさらに進展し、おそらく今も進展を続けている。この事件の影響もあって、２００５年には「一事不再理の法」が改正され、今では同じ犯罪でも新しい証拠が見つかれば再審理されることもある。２０１１年には、科学の進歩のおかげで、容疑者の着衣からスティーブンのＤＮＡが検出され、この新証拠によって、容疑者が再び裁判にかけられた。私がこの事件で最後に出廷したのはこのときだが、おそらくこれが最後にはならないだろう。２０１２年１月、ゲイリー・ドブソンとデイビッド・ノリスは謀殺（計画的殺人）容疑で有罪となり、それぞれ約14年の禁錮を言い渡された。スティーブンを殺害した残りの３人は、この犯罪についてはまだつかまっていないが、主犯格の容疑者の名前は何度も公表されている。

１９９０年代末に話を戻すと、聖ジョージ病院での生活はまだ一見安定していて、人生全般も、空を飛ぶことでふわっと上昇するのだった。私は単独飛行ができるようになった。だから、１月のよく晴れた寒い日、大空に向かって飛んだ。一人きりで。

自分の下にも、上にも、四方八方に空しかないことが、なぜ仕事の厳しい現実からあそこまで解放してくれたのか、私にはわからない。どこまでも広がる空間に包まれて、そこでかじ取りする手段を持つことが、なぜ自分の運命の手綱を握れているという幻想をくれたのだろう。地上にあるものは何一つ、そんなものはくれなかったのに。小さな飛行機の操縦席に座るだけで、頭の中で堂々巡りする厄介な問題が、なぜきれいさっぱり消え去ったのかはわからない。

わかるのは空を飛ぶのが好きだったこと。飛んでいる間はずっと、「今」のことしか、飛行機を操縦することしか、考えていなかったこと。

ロンドン警視庁の練習日である金曜の午後に限定されずに飛べる日が、楽しみになってきた。今年はアナがGCSEを、クリスがAレベル〔大学進学前の学力証明試験〕を受ける。これまでは家庭生活はもちろん、仕事人生もある程度、子どもたちを中心に回っていた。二人はもう常に親が必要な年齢ではないが、別の形でのサポートを求めている。とはいえ、あと数年でどちらも巣立っていく。それは必ずやってくる恐ろしい事態だ。そろそろ自分たちの世界を考え直さなくてはならない。そして、いずれ仕事人生が終わる日が来ることも、受け入れなくてはいけない。

そういうわけで、マン島にコテージを買った。休暇で訪れたときに心を奪われたのだ。義理の両親であるオースティンとマギーの家からそう遠くはないし、かなり手を入れなくてはならないだろうが、「いずれはここに住みたいね」と言い合った。ただし、「いずれ」は、ずっとずっと先のことだと思っていた。

1999年、ついにタバコをやめた。新しい千年紀(ミレニアム)を、新世紀を本当に、肺を鬱血させるタバコの靄(もや)に巻かれながら迎えたいのだろうか？　いや、迎えたくない。高くつく発がん性物質を毎日ぷかぷか大量に消費して、新世紀を長く楽しめるチャンスを、本気でフイにしたいのか？　いや、したくない。それに、何度も挑戦しては挫折してきたけれど、間もなく2000年が到来するのだから、今度こそうまくいくはずだ。4～5ヵ月間ムッとしながら、ニコチンガムをハムスターみたいにガシガシ噛み続けた結果、ようやく理想的な状態にたどり着いた。

ある日突然、「タバコなしでも生きられる」と思ったのだ。もう二度とタバコを吸わなくても、新世紀を迎えられる、と。以来、一度も吸っていない。

新年は、マン島で迎えた。

「私、ここに住みたいわ」とジェンが言った。「次の世紀に、心からやりたいことはそれよ」

「もうすぐパイロットの免許が取れると思うんだ。空を飛んでいけば、ここに住んで、必要なときはどこへでも飛んでいけばいい」と私も言った。空を飛んでいけば、どんな場所もいつもより素敵に見える。だが、急いではいなかった。まだ50歳にもなっていないし、マン島は引退後に住むような場所だ。

クリスは翌年か翌々年に、獣医の訓練を始めようと計画している。アナはAレベルの勉強中で、獣医になるか医者になるか、まだ大いに悩んでいる。

「パパ、私が検死・解剖を見るのは、すごくいい考えだと思うのよ」と、ある日アナが言った。

「ダメ」と反射的に答えた。

アナはこんなに若くて、こんなに未熟だ。頬はすべすべで、瞳は輝いている。遺体安置所で人生の醜い現実なんかに向き合うべきじゃない。絶対に。

「クリスは行ったじゃない！　まだ16歳にもなってなかったのに！」

「あれはバカな検死局の職員が検死室に通しただけだ。それに、クリスはあまり喜んでなかったぞ」

「これは違うの。私はちゃんと準備をするもん。パパがわかるように説明してくれるんでしょ？」

ダメだ。

「それに、医大に願書を出すときに、自己紹介書がどう見えるか考えてみて。ほかの出願者で、検死・解剖を見た子なんて、きっといないから」

ダメだ。

結局ある日、アナは遺体安置所についてきた。自殺や他殺ではなく、突然の自然死で亡くなった人を何人か見るために。遺体に身をかがめたとき、ちらっとアナを見上げると、眉間にしわを寄せて集中していた。私は、冠動脈を完全にふさいでいる脳内の出血や、まだら模様のサバみたいな、硬変した肝臓を指さした。

「医学の道に進んでも、病理学者にならなくてもいいんだよ」と、帰り道に改めて言った。「お母さんと皮膚科学の話をしてごらん」

「してるよ。ただ、私は病理学者のほうが向いてるんじゃないかって考えてるの。ほんとに」

シェパード家の新世代が成長し、社会に出て働くなんて不思議な気がする。前の世代は確実に老いている、ということだから。

それをまざまざと実感したのは、2001年の夏、イアン・ウェストの葬儀に出席した日だ。イアンは57歳の若さで、肺がんで亡くなった。原因は、間違いなく喫煙だった。言わずもがなだが、私もつい最近までたしなんでいた習慣だ。

彼がもう長くないと知ったのは数ヵ月前だったが、聞いたときは信じられなかった。イアンとは少し前に、ウェストミンスターの検死裁判所で会った。証言のために出廷していたのだ。不屈のイアンを大人しくさせるすべはなかったのだろう。おそらく本人も、宣誓して法廷をとりにする最後の機会だ、とわかっていたのではないだろうか。階下のオフィスでは、ずいぶん年を取って小さくなったな、と感じた。イアンはのろのろと階段を上り、オーク材の羽目板で覆われた法廷に向かったが、誰もあえて手を貸さなかった。だがその後、立ち上がって証言し、宣誓する頃にはすっかり変身していた。かつてのイアン・ウェストが、そこにいた。相変わらず法廷を支配し、相変わらず存在感にあふれていた。

彼がいなくなった今になって、私は痛感していた。イアンはメンターであり、先生であり、敵であり、ライバルだったけれど、私の友人だった。イアンのオフィスやパブで重ねた長い会議、唐突な優しさ、長年一緒に密に働いた同僚ならではの、さりげない大切なつながり。あれは、職場で育んだ友情にほかならなかった。その友人は、もうこの世にいない。私は、彼が病を得てセミリタイアを余儀なくされても、会いにいって一緒に楽しむ努力を十分にしなかった。

これだけでも十分な悲しみだったが、ダブルパンチを食らった。同じ日に、ジェンの父親のあの素晴らしいオースティンが、マン島で亡くなったのだ。悲しみに暮れる家族を残して。

「死を忘ることなかれ」という警告を、二つももらってしまった。あなたは思うかもしれない。法病理学者は絶えず死を見つめているから、命に終わりがあるなんてわざわざ教えてもらう必要はないのでは？　と。そんなことはない。私たちも親しい人の死に、気づかせてもらう必要があるのだ。人生でやりたいことに取り組むべきだ、と。ジェンと私にとって、美しいマン島に住むことは、その一つだった。先延ばしにするのではなく、今すぐ引っ越すべきではないのだろうか？　それに、ジェンの母親が、夫を亡くしたマギーが、私たちを必要としているのでは？　そろそろ真剣に気づくタイミングが来ていた。マン島に住みたいなら、永遠に先送りしている場合ではない、と。

あの年、２００１年は、マーショネス号沈没事故の最終報告書が発表された年でもあった。クラーク控訴院裁判官は、災害そのものに関する正式な調査と、犠牲者と遺族への対応に関する法定外の調査（より柔軟で、取り組みが堅苦しくない、とされている）を行った。正式な調査のあとに、テムズ川の安全・救命システムの改善に対するさらなる提言も行われた。そして、法定外の調査で、クラーク控訴院裁判官は、「マーショネス号の遺族は、人為的ミスとシステムによるミスの被害者である」と確認した。この報告書は、マネジメントと身元確認手順の混乱を認めた。休暇中だったキーパーソンと代理人の間の混乱、さまざまな地位の警察官同士の、警察と検死官と指紋担当官の間の、検死局職員同士の、遺体安置所スタッフと葬儀屋の間の混乱を指摘した。

私について言えば、この調査は、人生のある章の幕引きをしてくれた。事件で生じたさまざまなミスが、法病理学者のせいではなかった――とついに潔白が証明されたのだ。私は、あの災害から11年経ってようやく、身元確認、とくに失われた手をめぐる憤りから解放された。長年続いた怒りの電話やメディアの侮辱が、一夜にして収まった。

法定外の調査報告書には、災害時の家族への対応や犠牲者の身元確認についての多くの提言が詰まっていた。ちょうど私自身も、数年前からこの問題についてかなり思いをめぐらしていた。1990年代はずっと自問していたのだ。私たち――法病理学者をはじめ危機対策チーム全般――は、ロンドンでの集団災害にうまく対処できるのだろうか？　と。災害の質が変化しつつあったからだ。

✧
✧
✧

2001年には、交通システムも都市も以前よりずっと安全になっていた。最大の脅威は今やテロリズムだ。1970年代、1980年代、そして1990年代にまで及んだIRAの爆撃を、みんな相変わらず意識していた。そしてほかの都市も、被害を受けていた。1993年には、ニューヨークの世界貿易センターで爆破事件が起こり、6人が死亡、100人以上が負傷した。1995年には、カルト教団が東京の地下鉄をサリンガスで襲った。

ロンドン西部の検死官、アリソン・トンプソンも、自然・非自然災害への対策――いや、対策のなさ――を懸念していた。彼女の管轄には、聖ジョージ病院の法病理学者が担当する「フラム遺体安置所」が含まれているが、さらに重要なことに、ヒースロー空港も含まれていた。ロンドンで集団災害が起こった場合、遺体は空港の特殊な格納庫に搬入される、という共通認識があった。そこで、一緒に空港へ見にいってみると、格納庫というより大きなガレージに近いものだった。滑走路の除雪車や付属機器が、所狭しと詰め込まれている。

これほどふさわしくない場所も、なかなかないだろう。汚くて油っぽくて重設備が詰まっているのをさておいても、アクセスが悪く、水回りも小さな洗面台が一つあるだけだ。そこで私たちは、警察をはじめとした救急サービスや自治体や支援慈善団体に提案した。「大規模な緊急事態へのロンドンの対策を、みんなで見直しませんか」と。すると、そうした事態を危惧していたのは私たちだけではなく、誰もが参加に前向きだとわかった。

緊急事態の定義はわかっていた。ロンドン北部の元検死官、デイビッド・ポール博士が、かつてこうシンプルに定義していたのだ。「私が考える緊急事態とは、うちの遺体安置所で対応できる数より、一体でも遺体が多い状況です」

私たちのグループは、ヒースロー警察署に定期的に集まり始めた。最初にしたのは、どんな緊急事態が起こるか、予測に努めることだ。よくコーヒーを飲みながらテーブルを囲んで座り、インフルエンザの大流行にどう対処すべきかを話し合った。あるいは、ロンドンに大型機が墜落した場合や、テロ攻撃。だが、みんなが心得ていたのは、どんなに突拍子もない、どんなに常軌を逸した予想をしていても、現実は必ずそれを裏切ること。だから、特殊な事態から一般的な事態まで想定して、計画しておく必要があること。

そして、それが正しかったことが証明された。息子のクリスが、まさに家を出ようとしていたときのこと。荷造りも終わって、獣医学の勉強を始めるために、間もなく北に向かう列車に乗る予定だった。そんなとき、クリスから電話があった。

「アナと今、テレビで観てるんだけど……」

「何を観てるの?」

「パパは、世界的な緊急事態にも待機してるの?」

その日は、2001年9月11日だった。

テレビをつけ、アメリカン航空11便が世界貿易センターの北棟に激突する映像をじっと見つめた。最初は、みんなで話していた恐ろしい「事故」が起こった、と思った。だが、その直後に、ユナイテッド航空175便が南棟にぶつかったときにハッとした。テロ攻撃も都市での航空機墜落事故も議論してきたけれど、その二つがこんな最悪の形で組み合わさるなんて想定外だった。

その後、信じ難いことに、あり得ないことに、世界中が見守る中、ツインタワーが本当に崩壊してしまった。最初は南棟が。次いで北棟が。そのとき思った。テロリストたちは災害を、私たちの想定をはるかに、はるかに超えるレベルまで引き上げてしまった、と。

このとてつもない攻撃に、世界中の人たちと同じように絶句し、呆然とした。自分が関わることになるかも、とは思い及ばなかった。米国の同僚たちが負傷者を救い、死亡者を発見し、身元確認をする……という膨大な仕事に取り組むのだろう、と考えていた。英国民として、何か貢献できることはあるだろうか? だが、アリソン・トンプソンから、すぐ電話がかかってきた。

ロンドン西部の検死官として、アリソンは、送還された英国民の遺体をヒースロー空港で受け取ることになるのだ。そして、死因を特定するのが彼女の仕事だ。外国で死亡した英国民は、英国で死因審問を受ける権利を法律で保障されている。1982年以降、そうなっているのだ。かつて、サウジアラビアの粗末な環境で亡くなった若い英国人看護師の父親が、サウジ当局が提示した死因を受け入れるのを拒んだ。その結果行われた法改正が、その後何十年も維持されている。

それに、アリソンはよく理解していた。10年以上前、スコットランドのロッカビー上空で民間機が爆弾テロで撃墜されたとき、マネジメントに多くのミスが生じたことを。何より、若干名の遺体に、身元確認ミスが出てしまった。こうした重大な局面での若干のミスは、大勢の家族を動揺させ、苦しめる結果になる。

英国人の死者へのマネジメントをアリソンが懸念したことで、ロンドン警視庁には、直ちにあるグループが結成された。このグループは、私たちの集団災害委員会に所属している警察や救急サービスの面々だけでなく、さらに多くの高官たちで構成されていた。

私たちの疑問は、次のようなものだった。「ニューヨークの活動に、どんな支援ができるか?」「英国の死者を、どのように国に送還すべきか?」「英国の死者の検死・解剖を、英国に戻ってから独自に行うべきか?」「遺族は、遺体へのさらなる介入を受け入れてくれるか?」「検死・解剖と身元確認はすべて、ニューヨークの『検死局』に任せるべきか?」。遺体は英国に送還したあと、それぞれが住んでいた地域の検死官のもとに送ることもできる。その場合は、各検死官が死因審問を開き、それぞれ結論に至るべきだろうか？　そんなことをしたら、死因審問に何ヵ月も何年もかかって、結論はおそらく、いや間違いなく、さまざまに異なり、矛盾し合うものになるだろう。事故死、殺人、不法な殺人……といったように。

「まずはニューヨークの検死局がしていることの評価をすべきだ」という意見の一致を見た。そうすれば、英国としての正式な対応を決めて、適切な支援ができるだろう。

私たちは、内閣府の中央緊急調整グループ「COBRA（コブラ）」で、トニー・ブレア首相に直接報告をした。政府は、私たちが現場の生の声を必要としていると判断し、最終決定を下した。私が9月20日――49歳の誕生日――にニューヨークへ飛んで、検死局で米国人がどんな対応をしているか、視察することになったのだ。早速、検死局にいる同業者のイボンヌ・ミレフスキーに電話して、向こうで会う段取りをした。電話の声から、彼女がクタクタで、精神的にも疲れ切っているのが伝わってきたが、快く受け入れてくれた。

ニューヨークに到着すると、真夜中とはいえ異様なほど静かだった。街は依然として恐怖に静まり返っている。ツインタワーが崩壊してから9日。事件による粉塵（ふんじん）とにおいが、まだ空気中に漂っている。大きな道路もトンネルも封鎖されているが、交通が停滞しても、クラクション一つ鳴らなかった。タクシードライバーに滞在予定のホテルの名前を告げると、「同じ名前のホテルが、少なくとも四つありますね」と言う。順に当たっていくことにして、静かな通りを走った。目当てのホテルだとわかったのは、ロビーが英国の警察官でいっぱいだったからだ。顔見知りの人もいる。みんな温かく迎えてくれて、「一杯いかがですか?」と誘ってくれたが、遠慮しなくてはならなかった。イボンヌと検死局で会う約束をしているので、まっすぐタクシーで向かう。

午前2時30分に到着すると、今も忘れ難い光景が広がっていた。建物自体は1960年代のマッチ箱みたいなコンクリートの不格好なビルだが、注目すべきはビルではなかった。周りの通りや駐車場が仕切られ、警備が徹底されている。24時間態勢で、遺体を受け入れているからだ。セキュリティ・チェックを通過すると、照明で照らされた仮設休憩広場に通された。テント式のカフェと、コーヒーやドーナツを片手に休憩を取る人であふれている。その向こうには巨大な冷蔵トレーラーが、少なくとも30台、テント張りの駐車場に整然と並んでいた。花々が入口を守り、米国旗が悲しげに並んで見張りをしている。

私はにおいをかいだ。あのにおいだ。間違いなくトレーラーには人体の一部が詰まっている。

夜中のこんな時間でも、時折霊柩車（れいきゅうしゃ）が遺体袋を乗せて、荷下ろし場にバックで入ってくる。グラウンド・ゼロの捜索班は24時間態勢で働き、法病理学者たちも働いている。イボンヌは夜のシフトに志願した。そして、昼のシフトにも。眠れるときに眠る、というスタイルだ。

心がかき乱されるような異様な環境に適応するには、しなやかな強さが相当必要になる。多くの人は、そんな強さを持ち合わせていないことに気がついた。救助隊員や遺体安置所スタッフの心の傷は、途方もなく大きかった。なんとか対処できる人もいたけれど、戦争神経症（シェルショック）のような状態に陥って、家に帰された人もいた。

シフトの状況から、正式な検査や身元確認プロセスが、遅延なくスタートしたことがわかる。遺体袋の中には、大混乱の現場で命をかけ、命を失った警察官や消防隊員の遺体だとわかるものもあった。救命業務に携わったメンバーが検死局に搬入される際には、儀仗兵（ぎじょうへい）の部隊が整列し、彼らの勇敢さに敬意を示した。

多くの遺体袋の中身は、全身、もしくは、ほぼ全身の遺体だ。それより小さな遺体の一部は、小さめの箱に入って到着することもある。どんな災害でも回収現場の基本ルールは、救助隊員が、たとえば指を1本発見したら、それがどの身体のものかかなり明らかな場合でも、別々に分類し、それぞれに番号をつけなくてはならない。この災害の性質上、衝撃や崩壊の巨大な力で遺体がバラバラになってしまうことが多かったので、発見場所や着衣を参考に、目で見て遺体をまとめることはできなかった。かなり初期の段階でわかっていたのは、身元確認の多く、おそらく大半が、DNA頼みにならざるを得ないこと。のちに、時には相当あとになってから、この驚くべき技術に基づいて、手足が、ある部分が、ある部位が、断片が、組織片が一つになって、遺体らしきものや遺体の残骸を形成していった。集団災害はすべてそうだが、犠牲者の身元確認は、膨大な行政的な業務であり、科学的な業務でもある。ただし、この災害においては、身元確認作業はあらゆる意味で、過去のどんな災害よりも大規模で、ひどくて、過酷だった。

遺体が到着すると、最初の受入室に運ばれ、そこで予備検査が行われる。終わるとまっすぐ検査室の一つに運ばれる。どの検査室にも、警察、法病理学者、撮影スタッフ、放射線科医、助手というチーム全員が揃っている。検死・解剖は通常のやり方で、遺体や遺体の一部に行われる。詳細な情報が記録され、その調査結果が、衣服片や持ち物――アクセサリー、クレジットカードなど――、その他の特徴、遺体発見現場の詳細などと結びつけられる。それから、遺体や遺体の一部には慎重に番号がつけられ、番号がついたトレーラーの、番号がついた棚の、番号がついた場所に運ばれる。

遺体は最高の敬意を持って扱われ、トレーラーは清潔に整然と保たれていた。星条旗には国への、植木鉢の花々には亡くなった人々への思いを感じる。

トレーラーは、こうした災害につきものの重要課題を解決していた。遺体は早急に調べることより、身元確認がすむまで、とにかく保存することが重要なのだ。身元確認が終われば、遺体を家族に返せる。米国人が整然と敬意を込めて事態に対応する、素晴らしい仕事をしているのは明らかだった。

私はなるべく控えめに過ごしていた。現場の誰もが必死で仕事をしていたからだ。翌日に検死局に戻って、検死局長のチャールズ・ハーシュに会ったときも同じだった。ハーシュは小柄できゃしゃな60代半ばの男性で、見るからにストレスをためていた。頭を何針も縫い、肋骨が何本も折れた状態で、この大規模な業務を仕切っているのだ。ハーシュは初期の救助隊の中にいて、ツインタワーの1棟目が倒壊する直前に、世界貿易センターに到着した。そばにいた同僚たちが瓦礫（がれき）に打ち倒され、今も集中治療室にいるのに、よく比較的軽傷で脱出できたものだ。

トレーラーは、あっという間に埋まっていった。この時点での死者は2753人で、合計約7万点の遺体の一部や断片が発見された。遺体の多くは、最初の爆発かビルの倒壊によって粉々になった。すべてを共同墓地にまとめてしまえばずいぶんラクだったのだろうが、言うまでもなく遺族は、愛する家族が乗っ取り犯たちと一緒に埋葬されるかもしれないなんて、耐えられなかっただろう。

間もなく、世界貿易センターの瓦礫はすべて、ハドソン湾河口のスタテン島にある「フレッシュ・キルズ」というおかしな名前の古いごみ処分埋立地に移された。瓦礫は、警察とＦＢＩが率いる人類学者や医師を含む熟練したチームが、一度ならず二度までも慎重にふるいにかけた。それから、約３０００人のＤＮＡを調べる長い旅が始まった。人体組織の小さな破片、個人の私物の一つ一つを確認していかなくてはならない。

このプログラムは実のところ、長年にわたって続いた。身元確認は、２０１３年にも依然として行われていた。ついに２０１５年、１６３７人の犠牲者の身元が確認された。これは、死亡したとされる人の60パーセントにすぎない。ほかの人たちは、塵になってしまった。すべての遺体が、最後にはそうなるのだけれど。今は、フレッシュ・キルズを世界最大規模の都市公園に変える計画が進められている。

瓦礫をふるいにかける仕事をした人類学者の友人は、あの災害に携わった多くの人たちと同じように、心に傷を負った。人体の組織や骨の破片を何ヵ月もふるいにかけたあと、飛行機に乗るのが怖くなった。英国に戻るとき、彼女は搭乗前に身体のすべてのパーツに、手足の１本１本に、自分の名前を書いた。飛行機が墜落して、遺体がバラバラになった場合に備えて。そして仕事に復帰するまで、何年もかかった。

短い出張が終わりに近づいた頃、マンハッタンの何の変哲もない建物に連れていかれた。

ニューヨークにある英国領事館の一つだ。英国から来た外務省チームが私を待っていた。その時点では、多くの英国人が亡くなったことはわかっていたが、人数は判明していなかった。「さて」と、役人の一人が問いただすように言う。「英国人の遺体を、どのように送還しましょうか？」

一体どんな送還をイメージしているのだろう？　すると、ある政治家が、棺を乗せた車列を、空港からロンドンまでゆっくり走らせてはどうか、と言いだした。一つ一つ、英国旗で飾って。私はかぶりを振った。2日ほど寝ていないし、ショックを受けて疲れている。現場から見れば、国旗で飾った霊柩車の列など、政治的な動機が見え隠れするショーのように思える。大騒ぎして、政府のためのシャッターチャンスをめいっぱい増やすだけではないのだろうか。自分の中で何か危険なものが、本当に恐ろしいものが、ふつふつとわき上がるのを感じた。気を許せば激しい憤りに変わってしまいそうな……。私は激しい憤りどころか腹を立てたこともない人間だが、このときばかりは、その何かが漏れ出した。

「棺？　棺とおっしゃいましたか？　ほとんどの人は粉々になったんですよ。わかりませんか？　棺じゃなくて、マッチ箱で送り返すことになるでしょう！」

彼らがぎろりとにらみ返した。それ以上会話はほとんどなかった。「ありがとうございました」と言われて、会議は終わった。

私は報告書の中で、災害への米国人の対応を絶賛し、「独自の書類をつくるより、彼らの書類を使わせてもらってはどうか」と提案した。結局、英国人の最終的な死者数は67人に上ったが、経験豊富で思いやり深いある検死官による検死法廷で、すべての犠牲者に対応した。米国から警察官が一人だけ訪れて、証言してくれた。そして結論も一つに絞られた。「不法な殺人」だった、と。

4年後、ロンドンもイスラム系テロ攻撃の標的になった。2005年7月7日、4件の爆破テロにより52人が死亡、700人以上が負傷した。3件はロンドンの地下鉄で、もう1件はバスで起こった。まさにその数日前、検死官アリソン・トンプソンと共に1990年代に検討し始めた「集団災害対策」が、多くの政府機関を巻き込んで、承認されたばかりだった。

私はそのときロンドンにいなかったが、協力の要請を受けて飛行機でまっすぐ戻り、テント張りの素晴らしい仮設遺体安置施設で仕事を始めた。それは、ロンドンの慈善団体「名誉砲兵中隊」のグラウンドに、48時間もかからずに設営された。すべての遺体はここに運び込まれ、この施設はもちろん、私たちの対策全体が極めて実用的であることが証明された。ただ、私自身は深い悲しみの中で仕事をしていた。おそらく、心のどこかで根拠はないが、期待していたような気がする。対策を練ることで、実施は免れるのではないかと。何と甘い考えだろう。

この危機を担当した検死官たちには、一つ悔いがあるかもしれない。マーショネス号の犠牲者の遺族は、私たちが実施した完全な検死・解剖を痛烈に批判した。「あれほどの災害に巻き込まれ、死因は明白なのだから、そんなものは必要なかった」と。その結果、2005年の爆破テロのあとは、「完全な検死・解剖をしないように」と指示された。私たちの仕事は、身元確認だけだったのだ。遺体を切開するとしたら、ただ胆嚢と虫垂を確認するため。切除されていれば、身元確認に役立つ可能性があるからだ。

だがその後、驚いたことに、救急サービスが「負傷者の救助が遅すぎた」と批判を浴びた。救急隊員は、自分たちも被害に遭う可能性がある場所には足を踏み入れないし、さらに爆弾が仕かけられている恐れがあったので、被災地に入る前に待機するよう指示されていた。すると、「この遅れのせいで、多くの死者が出た」と非難された。一部の遺族の弁護士が、救急サービスに損害賠償を求めるのではないか、という指摘もあった。完全な検死・解剖が行われなかったので、私たち法病理学者は、そうした主張を解決しようにも、遺族や検死官の問いに答えるのに四苦八苦した。

私は、ここからしっかり学んだ。数年後、タクシードライバーのデリック・バードがカンブリア州で連続殺人を犯したとき、法病理学者として事件を担当した。この事件は、20年以上前にハンガーフォードでマイケル・ライアンが起こした大量殺人と、とてもよく似ていた。「死因は明らかなんだから、完全な検死・解剖はするな」と圧力をかけてきた人たちもいたが、「７・７事件」を心に刻み、懇願されても屈しなかった。すべての遺体をまずＭＲＩでスキャンし、すべての弾丸の位置を確認してから、全員に完全な検死・解剖を行った。救急サービスの対応をめぐる批判は、一件も出なかった。

31 流行の死因

私がオサマ・ビンラディンの所業に二度目に触れたのは、9・11の1年後、バリにおいてだった。ビンラディンとつながりのあるイスラム過激派が仕かけた二つの爆弾が、この美しいインドネシアの島の観光客で込み合うエリアで爆発し、200人以上の命を奪った。大半が欧米からの観光客で、大半が30歳未満だった。

このときも、連絡をもらった数時間後には飛行機に乗っていた。隣にがたいのいい男たちが座っているから、「特殊部隊の人たちか？」と思った。機中では一切言葉を交わさなかったが、全員が同じ理由で東に飛んでいる気がした。私はきっと観光客か記者に見えていることだろう。ところが、デンパサール空港で、私に迎えがきていないことに気づくと、手荷物受け渡しコンベヤーのそばで、彼らが初めてこちらを向いた。

「一緒に乗っていきますか、先生？」

「私が誰か、なんで知ってるんです？」

「見ただけでわかりますよ。法病理学者だなって」

「どうして？」

「ああ、まず、映画を観て笑わなかった」

これが法病理学者のイメージなのだ。陰気でどんよりした表情の、死に取りつかれた肉屋……。でも、乗せてもらえるのはありがたかった。

ホテルで最初に会ったのは、検死官のアリソン・トンプソンだった。たまたま香港に滞在していて、直接ここへ来たという。今回も、英国人の遺体がヒースロー空港に到着したら、自分の管轄下にあるとわかっているからだ。私たちは温かく挨拶を交わし、バリはまだ早朝ではあったが、遺体が収容されている病院に向かうことにした。

ロンドンを発つ前に指示されたのは、英国の視点でただ業務を視察すること。だが、遺体安置所に足を踏み入れると、ほかの法病理学者（大半がオーストラリア人だったが、オランダ人もドイツ人もいた）が、国際会議で一緒だった私に気づいて、早速ガウンとエプロンとゴム手袋とナイフを手渡して言った。「急げ、ディック」

英国大使館のスタッフが素晴らしい働きをして、英国人の遺体を見つけてくれていた。それだけでなく、会場全体に――国全体ではないにしろ――わずかしかない冷蔵コンテナの発電機を動かし続ける燃料まで見つけてくれた。実は、災害ではいつもそうだが、私たち法病理学者は流れ作業で検死と解剖を行う。国籍にかかわらず、次に来る遺体を調べるのだ。

問題は、猛烈に暑い国なのに、遺体用の施設がないこと。あの光景もにおいも、一生忘れられない。遺体が日陰に並べられ、スーパーマーケットで買ってきた角氷（アイスキューブ）の袋で覆われている。氷がぎっしり詰まった大型トラックを見つけて、ドサッと載せられたら！　とどれほど願ったことか。遺体は急速に変化していた。もちろん悪いほうに。多くはすでにバラバラで、身元確認はいつものように困難を極めている。しかも、訓練されていない回収班が、1ヵ所で見つけたすべてのものを一つの袋に放り込んだせいで、事態はいっそう複雑になっている。見つかった片手が結婚指輪をはめていたら、大いにホッとした。内側に持ち主の名前が刻まれているからだ。その小さな悲劇のアイテムが、悲劇のパズルの小さな隙間を埋めてくれる。

あの楽園の島に惹かれた犠牲者の大半は、若くて美しい人たちだった。バーやナイトクラブで楽しく過ごしていたら、二つの爆弾が相次いで爆発したのだ。爆弾を仕かけた過激派グループは、アルカイダの資金援助を受けていたとされる。

最終的に、英国人の死者は28人で、全体では200人以上が負傷し、202人が亡くなった。過酷で、疲労困憊（こんぱい）し、トラウマになるような時間だった。私はそれ以降、ロンドンでも西オーストラリアのパースでも、この残虐行為の記念碑を訪れているが、記念碑がなくても忘れることはない。腐りかけの遺体、氷、におい、唯一の給水源だった遺体安置所のポタポタ水が滴るたった一つの蛇口、現場を覆っていたテロに対する徒労感……。それらが本当に私から去ってくれたのかどうか、いまだにわからない。

帰国すると、私の仕事人生がぐらつき始めていた。法病理学の世界は変わりつつあり、私たちは今や、偉大なシンプソン教授が一度も抱えずにすんだ新たな不安に脅かされていた。大学の医学部はずっと、法病理学の講義をする私たちに給料を払ってくれていたが、彼らは――ほぼすべての大学が、一校また一校と――決断していった。今後は法病理学には資金を提供しない、もしくは、法病理学の講義をやめる、と。

大学が主張する大きな理由は、法医学的研究も一流の科学雑誌での発表も少ないこと。だが、私たちは検死・解剖や検死官や裁判の仕事で忙しすぎて、「一流大学」の新たな基準を満たせなかった。研究評価で知力を判断する時代がやってきたのだ。そして、私たち法病理学者は、力不足と見なされた。

次第に、法病理学の素晴らしい伝統を誇った医大も法病理学部をなくし、イアン・ウェストの死から間もなく、ガイズ病院の彼の王国も姿を消した。聖ジョージ病院はほんの少し長く踏ん張ったが、私の新たな学部の死刑執行令状にもサインがされてしまった。

つまるところ、私たちは民営化されたのだ。今後は、教えている大学から給料をもらって法病理学的なサービスを無償で提供するのではなく、自分で直接警察や検死官や弁護側の弁護士に請求書を送らなくてはならない。

自覚したのは、給料がもらえなくなれば、今後は「必要だが無償の仕事」は続けにくくなること。ずっと続けてきた、当局に安全な拘束方法を教える、といった公的な仕事のことだ。それに、災害対策に参画することもだ。グループのほかのメンバーは全員、警察などの組織から給料をもらっている。でも、私にはもう大学という後ろ盾がない。

定収入を失っただけでなく、講義も失い、生徒も失った。今後はロンドンの外にある一握りの専門的な学校で教えるのみだ。これまでは満員の会場でしか教えたことがないし、医学生たちが法医学の仕事にどれほど興味を抱くかも知っている。それに、法医学の少なくとも基礎は、医師研修の重要な要素であるべきだ、と私は考えていた。何科が専門であれすべての医師は、疑わしい徴候を見極められなくてはならない。そうしてはじめて、専門医や警察に連絡すべきタイミングがわかるのだ。だが、研修課程のわずかな隙間をめぐって争う「本物の」医学がひしめき合っているから、法病理学は今や、一握りの大学で、専門的な大学院課程でしか学べないものになってしまった。

そこで私は、「法病理学サービス」というグループ――「FPS」として広く知られている――を立ち上げた。この団体を通して、ロンドンをはじめ英国南東部の法病理学者は、新たな民営化された世界で果敢に活動していくのだ。こうしてこの団体の計画やら組織化やらに没頭していたのだが、ある日突然、「自分は加わりたくないかもしれない」という気持ちになった。

あの秋は、憂うつな気分で、アナを車で大学まで送り届けた。娘はついに、医学を学ぶ決心をしたのだ。だから、子どもたちは二人ともイングランド北部へ巣立ってしまった。もちろん、今も親を必要としてはいるが、これまでとは形が違う。わが家は大きく、がらんとして、静まり返っている気がした。だから、夫婦してマン島で過ごす時間が増えているのだろうか？　向こうの家のほうが、ロンドンより子どもたちがいる場所に近い。聖ジョージでの講義が徐々に減り、ここにいる理由がほぼなくなったせいだろうか？　マン島のコテージが大好きで、夫を亡くしたジェンの母親を支えたくて――一人になって、引きこもっているわけではまったくないが――すでに彼女のにぎやかな輪の一員になりつつあるからだろうか？

もしくは……ロンドンでの仕事に疲れ始めている？　疲れがたまっているせいで、金曜の午後に空を飛んでも元気になれないのかもしれない。どんな裁判も激しい喧嘩に変わった気がして、自分にはもう粘り強く取り組む力がないと感じる日もあった。警察から別の犯罪や、別の遺体があると電話をもらっても、もう足取りが弾むことはなくなった。警察からの電話で、事件についての見解を求められるかもしれないという期待も、もう捨ててしまった。そして、今後のことを考えると、病理学者はいずれ契約を求めて入札し、遺体を奪い合い、互いに価格を落とし合っていくのだろう、と予想がついた。法病理学は公のリソースではあるが、もう私が足を踏み入れた、議論や研究や社会変革のチャンスに満ちた、知的で精密な世界ではなくなったのだ。

ジェンも、仕事に幻滅していた。年を取ってから医者になるという素晴らしい偉業を達成したのに、総合医として働いてみると、本当にやりたかったことではないと気がついた。ジェンはずっと、マン島に引っ越したがっていた。引っ越せば、専門分野である皮膚科の医師をしながら、大好きな場所で暮らせると考えていた。

ほかの何が、私たちの背中を押したのだろう？　二人とも、老いていくことを知っていたから？　マギーとオースティンが楽しんでいたライフスタイルに憧れたから？　島で二人して孤独な時間をさらに過ごせば、愛情に満ちた会話が突如復活する、とでも期待したのだろうか？

おそらく私は——おそらくジェンも——いわゆる「中年の危機（ミッドライフ・クライシス）」に冒されていたのだろう。これは、たとえ病理学者が顕微鏡を使おうが、人体のどこにも見つけられないものだ。それでも、『シンプソン法医学』の第12版（第3版が私をこの世界へいざなってくれたことは、覚えておられるだろう）の執筆を依頼されたときは、大変な名誉だと感じた。そして、言い訳にもなると思った。そう、新しい「法病理学サービス（FPS）」の誕生に一役買いながら、私はそこに残らなかった。その代わり、ジェンと一緒に、ロンドンを永遠に後にした。サリー州のきれいに整った生垣ときちんと刈られた芝生を手放して、リバプール沖に浮かぶ島の吹きっさらしの美しいコテージに移ったのだ。同業者や同世代の人たちから、「完全にどうかしてしまった」と思われながら。

コテージの改装はことのほか楽しく、忙しかった。二人で大きな大きな空の下、吹きさらしの手つかずの荒れ地を、何キロも歩いた。時折空がさっと澄み渡ると、はるか向こうに、海に聳え立つモーン山地を見ることができる。外で強風がゴーゴー音を立てている間は、暖炉のそばに座る。あるいは、ただ野原の向こうの海をじっと見つめる。海の底から巻き起こる大嵐が目に浮かぶようだ。検死・解剖は、ただの一度もしなかった。

そしてここには、社会生活があった。以前は忙しすぎて社交とは無縁だったけれど、今は友達がいる。私たちはほとんどの人よりずっと年下だけど、大した問題ではない。要は、マギーが用意してくれた輪の中にすんなり入り込んだのだ。では、マギーがもう少し年を取ったら、どうなるのだろう？　今のところ彼女は、パーティーにはもれなく顔を出し、家中の寝室の衣装ダンスからあふれるオートクチュールのドレスをまとっている。コンロの上では、おいしいものがぶくぶく音を立て、常にジントニックが用意され、マギーのそばにはいつも、ほめそやしてくれる友達の輪ができている。その中に身を置いて、コミュニティの一員でいるのは心地よかった。子どもたちもよく遊びにきている。

検死・解剖をしていなくても、興味深い仕事はたくさんあった。私は法病理学の教科書を執筆していたし、自分で飛行機を操縦して本土まで行き、「英国法医学会（British Association in Forensic Medicine）」の委員会にも参加していた。「英国法医学会」はなおも内務省の契約をはじめ、民営化された新しい世界のさまざまな状況に細かく対応していた。私は、複雑な事件に見解を求められたり、いくつかの行政の作業部会で、苦痛の少ない拘束方法を考案・推進したりするのに忙しかった。

もちろん、自分の分野の興味深い展開には、すべて目を光らせていた。そして、警察が公園で刺されて死亡したレイチェル・ニッケル殺人事件の捜査を再開したのを知った。ようやくコリン・スタッグが犯人ではない可能性を受け入れ始めたのだ。そこからさらに6年かかって、DNA鑑定の進歩によって、ロバート・ナッパーが逮捕された。サマンサ・ビセットを乱暴に殺害し、すでにブロードモア病院〔罪を犯した精神障害者を収容する精神科病院〕に終身で収容されている、あの男だ。サマンサ・ビセットのバラバラに刻まれた遺体の、二度目の検死・解剖を担当したことを思い出した。確か刑事に、「レイチェル・ニッケル事件が、頭をよぎって仕方ないんです」と話したことも。今さらながらに思うのだ。何げなく口にするのではなく、もっと強く、もっといぶかしんで、もっとしつこく言うべきだった、と。

また、サリー・クラークの事件でも、大きな進展があった。赤ん坊だった二人の息子を殺害して、有罪判決を受けた母親だ。クラークは、二度目の控訴を計画しているようだった。すでに2年以上服役しているが、今回の控訴は新たな病理学的証拠に基づいている。

二人目の息子の血液と組織を調べたサンプル検査の結果が見つかったのだ。担当の法病理学者はそれまで、その証拠を明らかにしていなかった。複数の専門家の見立てによると（もちろん全員ではない）、二人目の子どもは細菌（ブドウ球菌）感染で自然死した可能性があるという。

控訴院の仕事は、陪審員が裁判当時にその情報を得ていたら、有罪評決の判断にある程度影響を及ぼしたかどうかを判断することだ。三人の裁判官は「影響した可能性がある」と判断し、「有罪判決は妥当ではない」と裁定した。

2003年、サリー・クラークは、この頃には心に傷を負い、アルコール依存症になっていたが、釈放された。そして、4年後に亡くなった。

「同じ家庭で二人の子どもが自然死する確率は、7300万分の1」というとんでもない統計値を生み出したサー・ロイ・メドウは、世間の信用を失った。サー・メドウに不利な証言をされて服役していたほかの多くの母親たちも、控訴して無罪を手にし始めた。サー・メドウの計算には統計学者たちも異を唱え、メドウは「英国医事委員会（GMC）」〔患者の擁護と医師の指導を目的とし、医師の資格認定の権限を持つ組織〕によって、医師名簿から抹消された。サー・メドウはのちに、ずっと後になってから、抹消をめぐって上訴審で勝訴したが、その頃にはもう70歳を超えていた。法廷で激しい反対尋問の最中（さなか）にとっさに思いついた、たった一つの間違った数字が、燦然（さんぜん）と輝くキャリアに悲しい幕切れをもたらした。

二人の乳児を調べた法病理学者は、一人の死因を変更し、どうやら検査結果を伏せていた。だから、英国医事委員会に「重大な違法行為」で有罪を宣告され、18ヵ月間、内務省の検死・解剖を担当できなかった。

実の親による子どもへの虐待の多さを証明して世間を驚かせたデイビッド・サウスオールは、サリー・クラークの事件には直接関わらずに評論する立場だったが、クラークの釈放によって、彼の見解も、広がりつつあった子どもの保護活動も、当然ながら逆風にさらされた。サウスオールのおかげで、乳幼児の死全般——とくにSIDSにまつわる医学的・道徳的に複雑な問題——に対する理解が深まったように思うのだが、嫌疑をかけられた親たちやその支持者は、怒りに満ちた圧力団体を結成していた。（「悪くもないのに責められた」と主張する人たちの怒りには、誰もが共感するのではないだろうか？）

そうした団体が、サウスオール教授についての不満を英国医事委員会に訴えた。サウスオールは業務に不適格と判断され、医師名簿から抹消された。彼が控訴院でこの判決を覆すまでに、何年もかかった。サウスオール教授が登録を抹消されたことは大々的に報じられたが、その後、完全に疑いが晴れたことは、ほとんど報道されなかった。

サリー・クラーク事件の流れはおそらく、社会とSIDSとの関係史を図表にしたようなものだった。流行りの考え方が科学的事実の世界に入り込む隙はないはずだが、実際にはある。

10年早ければ、サリー・クラークは「二人も赤ちゃんを亡くしてお気の毒に」と同情されて終わりだっただろう。第一子が亡くなった頃には、SIDSは減少しつつあったが、まだよくある死因だった。だが、二人目の子どもが亡くなる頃には、考え方がさらに進んで、国中のどんな法病理学者も、事件の背景まで考慮するようになっていた。第二子の死因は「揺さぶられたせい」とされたが、それは当時「揺さぶられっ子症候群」が話題だったことを反映している。この事件はおおむね、子どもが突然死した母親に対して、社会が新たに抱いた深い疑念を象徴していた。そして、彼女が控訴審で勝訴したことも、社会が母親に対して同情的になったことを映し出していたのかもしれない。

実のところ、担当の法病理学者は確かに、記録や情報開示にまつわるミスを犯したが、医学的証拠は極めて複雑で意見が分かれやすいのだ。法廷でも、二人の子どもの死をめぐるほぼすべての点で、大勢の専門家が一列に並んで、互いに反論し合った。多くの事件と同じようにクラーク事件においても、真実は固体ではなく、形を変えやすい液体のようなものだと判明した。法廷は、正直さと真実を求めて慎重に選択し、非常に複雑な医療問題に独自の判断を下した。

クラーク事件の悲劇から、無傷で生還した人はいなかった。法病理学者にとっては、この職業の甚大な責任をまざまざと実感させられる、恐ろしい事件だった。

32 ダイアナ元妃の事故の再検証

マン島の生活は楽しかったが、2年も経つと、法病理学の世界での丁々発止のやりとりが懐かしくなりだした。遺体安置所や犯罪現場での仲間意識が、共に働くチームの結束が恋しい。そこにいたみんなの素晴らしい人間性を思い出す。目の前にあったのは、人間がしたとは思えない残酷で衝撃的な殺人の証拠だったのだが。

委員会の仕事が、そんな心の隙間を埋め始めていた。警察などの機関が新たな課題に対処するのを支える、ガイドラインづくりに携わっているからだ。新たな課題は、クラックコカイン〔タバコで吸引できる状態にしたコカイン〕の使用が増えていることで発生していた。この薬物を使用すると、驚異的な精神状態に陥る人たちがいる。メンタルが雄牛のように強くなり、危険度が倍増するのだ。こんなパワフルで危険な人たちを――殺してしまわずに――どう拘束すれば、市民を守れるのだろう？　この問題の解決をサポートするのはやりがいのある素晴らしい仕事だが、やはり遺体安置所で問題を解決するのとは違う。今やどんなときも、遺体や、犯罪現場や、第一線の現場とは若干の距離を感じてしまう。

その後、2004年に、当時行われた最も興味深く、最も世間の注目を集めた公開調査に没頭することになった。それは7年前の、遠く離れた場所での出来事に端を発していた。

1997年8月31日の週末、私は内務省のオンコール当番ではなかった。当番は、聖ジョージ病院の同僚、ロブ・チャップマンだった。その日の早朝（深夜）、ダイアナ元妃と交際相手のドディ・アルファイドは、パリのトンネルで交通事故死した。ドディは現場で、ダイアナ元妃は病院で手術後に亡くなった。二人の遺体は同日、ロンドンのノースホルト空軍基地に運ばれ、ロンドン西部の検死官でたまたま王室の検死官でもあったジョン・バートンが責任者となった。あの晩、警察高官、証拠担当官、犯罪現場管理官、検死官、ロンドン警視庁の撮影スタッフ、遺体安置所の助手に囲まれ、屋外には市民を制止するさらに多くの警官が動員される中、ロブはフラムの地で検死と解剖を行った。二人とも、事故で負った怪我で死亡したとされた。

しかし、二人の死をめぐる疑問は、決して消えてはいない。お決まりの陰謀論の高まりを抑えるべく、警察の調査が2004年に開始された。調査を率いたのは、当時ロンドン警視庁の警視総監だったサー・ジョン・スティーブンズ（のちのスティーブンズ卿）。目的は、二人の死を交通事故ではない何かとして扱う根拠があるのかないのか、確かめることだった。王室の新たな検死官であるマイケル・バージェスは、私をこの調査の法病理学者に推した。もちろん二人の遺体は埋葬されて久しいので、私の仕事は同僚たちが1997年に提出した証拠を再検証することだった。

この事故の原因については周知の通り、さまざまな憶測が飛び交ってきたが、私はなんら疑問の余地はないと考えている。ドディとダイアナはホテル・リッツの裏口からアンリ・ポールが運転するホテルのメルセデス・ベンツに乗って出発し、高速でパリを走行中にカメラマンに追われ、アルマ・トンネル内の13番目のコンクリートの柱に、時速100キロ弱で激突した。

車がこれほどの衝撃のあとに完全に停止した場合、シートベルトを着用していなければ、車内の人間の身体は車と一緒には止まらない。身体は前に進み続けるので、フロントガラスかダッシュボードか、前にいる人にぶつかる。ダイアナとドディは後部座席にいて、どちらもシートベルトをしていなかった。ドライバーもだ。ドライバーはハンドルにぶつかり、彼の傷はそれを反映していたけれど、数マイクロ秒後に、後ろからドディにも衝突された。ドディは大柄な男性である上に、まだ時速100キロで走行中だった。アンリ・ポールは事実上、ドディのエアバッグの役目を果たし、即死した。ドディも同じだった。

ダイアナはほんの少し運がよかった。アルファイド家のボディガードのトレバー・リース・ジョーンズが、ドライバーの右側、つまりダイアナの前に座っていたからだ。ボディガードは通常、動きを制限されるシートベルトは着用しないが、たぶんアンリ・ポールの運転に危機感を募らせたか、衝突すると気づいたかで、土壇場で装着したのだろう。ベルトは身体を拘束しつつも、少しずつたわむよう設計されている。だから、ダイアナの身体が後部座席から勢いよく前に飛び出したとき、リース・ジョーンズはベルトにしばられつつ、ふくらんだエアバッグにもいくぶん守られた。ダイアナはドディよりずっと体重が軽い上に、リース・ジョーンズのベルトが余分な力を少し吸収してくれたのだろう。それがダイアナへの衝突エネルギーをやや弱めたので、ドディより守られた彼女は、わずか数本の骨折と胸部に小さな傷を一つ負っただけですんだ。

救急車が到着したとき、ドディ・アルファイドとアンリ・ポールは明らかに死亡していたので、救急隊員は当然ながら負傷者に目を向けたが、ダイアナ元妃だとは気づかなかった。報道によると、このときは話をしていたという。トレバー・リース・ジョーンズは、自分の体重で身体が前に押し出されたのと、後ろから衝突したダイアナの体重のダブルパンチを食らい、ダイアナよりずっと重傷に見えた。だから当然、最初に救出された。ダイアナは、リース・ジョーンズが外に出るまで、助手席の後ろに閉じ込められていた。

リース・ジョーンズは、より重傷の被害者として最初の救急車に乗せられた。ダイアナはそのあと車から助け出され、急患として病院に搬送された。誰も知らなかったのは、彼女の片方の肺の静脈に、小さな裂け目ができていたこと。解剖学的に言えば、そこは胸の中心の奥深くに隠れた場所だ。静脈は動脈ほど高い圧力で血液を送り出すわけではないため、出血ははるかにゆっくりだ。そして、ゆっくり出血するからこそ、問題を特定するのが難しく、たとえ特定できても修復がさらに難しい。

救急隊員にとって、ダイアナは当初、怪我はしているものの安定しているように見えた。何しろコミュニケーションが取れていたからだ。しかし、みんながリース・ジョーンズに目を向けている間に、静脈の出血はゆっくりと胸部に及び、救急車の中で、彼女は次第に意識を失っていった。心停止に陥ったときには、懸命な蘇生が行われ、病院で手術が開始された。そこで初めて問題が明らかになり、静脈の修復が試みられたが、残念なことに、もう手遅れだった。初期に意識があったこと、事故直後には生存していたことが、重要な静脈に裂傷ができたときの特徴なのだ。ダイアナが負った怪我はとても珍しく、私の仕事人生でも、ほかに見たことはない。彼女の傷はとても小さかったが、場所が悪かった。

たいてい誰かが亡くなると、私たちは口にする。「もし〜していたら」と。だが、ダイアナの死ほど、そうつぶやかれた事例もない。もしシートにぶつかる角度が、ほんの少しズレていたら。もし時速があと15キロ遅い状態で、前に投げ出されていたら。もし直ちに救急車に乗せられていたら。だが、最大のもしは、ダイアナの場合、本人がなんとかできるものだった。もしシートベルトを着用していたら。シートベルトでしばられていたら、おそらく事故の2日後には、目の周りに青痣をつくって、肋骨骨折で少し息を切らしながら、折れた腕を包帯で吊って、公の場に姿を見せていただろう。

彼女の死は、病理学的に見て、議論の余地はないと思う。だが、肺静脈にできたあの致命的な小さな裂傷の周りでは、ほかのさまざまな事実が織りなされ、なかには不透明なものもあったから、数々の説が盛んに唱えられているのだろう。

陰謀論を唱える人たち、とくにドディの父親のモハメド・アルファイドは、「衝突は事故ではなく、仕組まれたものだ」と信じている。最も広く信じられている説は、ダイアナが間もなく妊娠を発表し、英国の権力者層を困惑させる予定だったから、二人は殺害された――というもの。私が検死・解剖したわけではないので、「妊娠していなかった」と断言することはできないが、ロブ・チャップマンはこの点について尋問や反対尋問を受けて、「妊娠の徴候はなかった」と説明している。身体の変化は、受胎のおそらく2週間後、3週間後なら確実に検知できただろう。たとえダイアナ本人が、妊娠に気づいていなくても。

なかには、「ロブが嘘をつくよう丸め込まれた可能性はないんですか?」などと尋ねてくる人もいる。答えは、断固として「ノー」だ。彼が生涯かけて身に付けた手法を捨て、検死・解剖で明らかになった真実の隠蔽を受け入れるなんてあり得ない(ちなみに私も同じだ)。

しかし、陰謀論はダイアナの妊娠疑惑だけに基づいているのではなかった。あの晩車が衝突した理由を説明する数々の根拠が提示され、事件のさまざまな矛盾が、陰謀論をあおっているのだ。

まず、2台目の車の存在がそれだ。ベンツが柱に衝突する前に、白のフィアット・ウーノが、ホテル・リッツのベンツにぶつかっていたようだ。だが、何が起こったのかわからずじまいだ。その車も、運転していた人も――フランスをはじめヨーロッパ全土を広く捜索したにもかかわらず――いまだに発見されていないからだ。

次に、お抱え運転手のアンリ・ポールをめぐる矛盾もある。ポールの血液サンプルは、彼が酒に酔っていたことを示していたが、ポールの家族や事故直前に一緒にいた人たちは、猛然と異議を唱えた。そして、「ポールの血液が誰かの血液とすり替えられた」という非難の声が上がった。理由の一つは、彼の血液サンプルに微量ながら、子どもの回虫の治療薬が含まれていたこと。ポールには、回虫も子どももいなかった。だが、この薬はコカインを「薄める」のにもよく使われている。ただし、ポールは明らかにコカインを摂取しておらず、少なくともあの晩を含む数日間は、一切使っていなかった。さらに、ポールの血液中の一酸化炭素濃度が、命に関わるほどではないが、異常に高かったけれど、満足のいく説明ができる者はいなかった。

また、おかしなことに、ダイアナの遺体には、防腐処理（エンバーミング）が施されていた。フランス人の葬儀屋が病院に来てエンバーミングを行ったのだが、彼がなぜ、誰に呼ばれたのか、誰もきちんと説明できていない。パリの病院にいた法病理学者が呼んだのでないことは確かだ。おそらく説明としては、「王室のメンバーにエンバーミングを行うのは通常の手続きだから」なのだろうが、遺体は飛行機で速やかに英国に戻され、ロブが死後24時間以内に検死と解剖をしたのだから、フランス人がダイアナの遺体に保存液を注入する必要はなかった。これによって、毒物検査の結果がすべて台無しになった。これを「不審な行為」と見る向きもあるが、ダイアナもドディも運転していなかったのだから、二人に対する毒物検査がどれほどの重要性を持っていたのか、判断はとても難しい。

かなりの外交交渉を経て、多くの疑問を抱えて、警察チームと私はパリへ向かった。フランス当局は温かく迎えてはくれず、それほど便宜も図ってくれなかったが、衝突現場を視察し、最終的には車自体を見ることもできた。ほかの専門家たちは、ポールの血中の一酸化炭素の意味を明らかにしようと、早速エアバッグを調べ始めたが、私の役目はもちろん、遺体安置所を訪れることだった。

そこで、ドミニク・ルコント教授に会った。不運なことにあの晩、当番に当たった魅力的な法病理学者だ。彼女が、アンリ・ポールの検死と解剖を行った。ルコントは流暢な英語を話していたが、それも私が検死と解剖についての議論を始め、「記録システムの小さなミスで、血液サンプルがアンリ・ポールとは別人のものになった可能性はありませんか？」などと質問しだすまでの話。その時点で、あまり話さなくなり、「通訳を介してしかお話ししません」と言って、たびたび隣に座っている弁護士にアドバイスを求めた。

私がどれほど彼女を気の毒に思い、どれほど「わかる」と感じていたか、伝わっていたらいいのだが。大都市の土曜の夜の遺体安置所には、いつだって、ひどい交通事故に遭った人や不運な酔っ払い、犯罪や乱闘の犠牲者が運び込まれる。パリでは普段、法病理学者は週末には仕事をしない。月曜の朝に検死・解剖を始める。だからルコント教授は、真夜中に家で寝ているところを引っぱり出され、いきなりとんでもないプレッシャーの中に放り込まれたのだ。世界中の誰よりカメラに収められた人物が車の事故で亡くなって、ドライバーと恋人も遺体安置所に到着した。外では政府、家族、世界中のマスコミが、教授の結論を求めてうなり声を上げている。

世間が注目している死と向き合うときの原則は、「止まれ」だ。「すべてをゆっくり行え」。そして、「すべての手順を正確に、厳密な順序で行え」。こうした原則に従う価値は十分にある。

有名人の死の場合、一挙手一投足が、のちに長きにわたって公私の場で疑問視されるのだ。ただし、対処している最中は、「早く終わらせろ」という圧力にさらされる。いつもの半分の時間で、いつもの半分の情報で、複雑な医学的な問いに直ちに単純な答えを出せ、と求められるのだ。イヤというほど思い知らされたのは、こういう事件では、誰も感謝してくれないこと。絶対に。飛んでくるのは批判ばかりだ。すべきでないことをしたとか、（もっとありがちなのは）今振り返れば、やるべきだったかもしれないことをやり損なった、とか。

残念ながら、こうした状況に置かれた法病理学者は、「急げ」という途方もない圧力に屈して、工程をはしょり、「わかりきっていること」をそのまま受け入れてしまう場合がある。でたらめな順序で物事を行い、いつになく行き当たりばったりに行動してしまうのだ。何も、ルコント教授がでたらめな検死と解剖をしたと言っているのではない。彼女はきちんと仕事をしたと思う。のちにいくつかミスを発見することにはなったが、彼女を批判するつもりはない。それに、教授が身構えたのもよくわかる。英国の法病理学者がやってきて、「ちゃんといつもの手順に従いましたか？」と、しつこく尋ねてくるなんて。突然たたき起こされて、夜中にとりわけキツい仕事をした、7年も前のことを。

当時の警視総監スティーブンズのこの調査は400万ポンドかかり、その結果、900ページの報告書が作成され、ついに2006年末に提出された。報告書はこう述べている。「現在入手できるあらゆる証拠に基づく、われわれの結論は次の通りだ。車のどの乗員に対しても殺害の陰謀はなかった。これは悲劇的な事故だった」

この報告書は、陰謀論を唱える人たち、とくにモハメド・アルファイドを止める役には立たなかった。2007年、相当な圧力を受けて、完全な死因審問を行うことが発表された。私は鑑定人として呼ばれ、今回はついにフランスも、さらに多くのファイルを提供することに同意した。私はもちろんすでに、アンリ・ポールの完全な検死報告書を見ていた。が、その後、死因審問の開始を間近に控えた9月後半になって、フランス当局がようやくアンリ・ポールの検死・解剖の写真を公開した。

1997年には、警察の撮影スタッフはフィルムカメラを使っていた。ネガの番号が写真の裏に印字されるので、遺体安置所でどういう順序で写真が撮られたか、たやすく追跡できる。1枚目の写真は、調査の最初にうつ伏せにされたポールの姿をはっきりとらえていた。病理学では、顕微鏡スライドの全体を見るよう教えられる。端っこに小さながんの欠片が写っている可能性が、常にあるからだ。同じルールが写真にも適用される――まず、明々白々な部分は無視して、背景に目を向けなさい。そうしてポールの写真の背景を見ると、空のガラス瓶が1列に並んでいるのがわかる。遺体の向こうに、遺体安置所の台の傍らのシンクの上に、瓶がずらっと並んで、ポールの血液サンプルを待っている。

ルコント教授の報告書は、ポールの首の後ろの大きな出血部位を描写している。おそらくドディの身体がぶつかったときに生じたものだ。そこには、なんらおかしな点はない。だが、奇妙なことに、写真が進んでいくにつれて、血液で満たされた瓶も増えていく。胸部や腹部の切開に備えて、遺体を仰向けにする前に、明らかに満杯になったボトルがたくさん並んでいるのだ。

それ自体は大したことではない。ただ、ルコント教授の報告書には、「提出した血液サンプルは、心臓から採取したもの」と書かれている。首からではない。

もちろん教授は、最初に念のために首から血液サンプルを採取して、その後、遺体を仰向けにして、心臓のサンプルを採取できるとわかってから（心臓のサンプルは許容範囲、とされている。ちなみに、一番望ましいのは大腿部だ）、最初のサンプルを処分したのだろう。それはよいやり方だ。ただし、その行動を記録していればの話。

あるいは、首から採取した血液サンプルなのに、心臓から、というラベルを貼ったのかもしれない。サンプルをどこから採取するかは、それほど大きな問題ではない。どこから採取したかを「述べる」ことが重要なのだ。サンプル採取の部位は、毒物学者の結果の解釈に大きな影響を及ぼしかねないから、誤ったラベリングは大きな間違いにつながる恐れがある。

ただのうっかりミスだ、とあなたは思うかもしれない。ずさんな記録管理の表れにすぎない、と考える人もいるだろう。だが、どんなささいなことも重要なこうした事件の場合、これが、サンプル採取の部位、瓶のラベリング、瓶を移動する際の警備……と疑惑をふくらませかねない。実際これが、「ポールの血液サンプルではなかった」という批判をさらにあおった。サンプルの中に残されていた血液を検査し、アンリ・ポールのものであることは証明されたが、そこで話は終わらなかった。失われたサンプル、分割されたサンプル、ほかの研究所と共有されたサンプル……なども あり、疑問を投げかけたい人たちには、疑いの余地を十分に残してしまった。

私が死因審問に提出した証拠の重要性を判断するのは陪審員だ。これは大規模な事件なので、この死因審問のために特別に検死官に任命された控訴院裁判官のスコット・ベーカーが取り仕切っていた。ベーカーには三人の法廷弁護士がついていて、モハメド・アルファイドにも三人、ホテル・リッツ・パリにも二人、アンリ・ポールの遺族にも二人いた。さらに、ロンドン警視庁も三人の法廷弁護士を立て、諜報機関と外務省も二人立てていた。ダイアナの息子たちと姉を含むほかの関係者にも、死因審問では弁護士がついていた。

この死因審問はもちろん、ある時点では相当メディアの注目を浴びていたが、ほとんどの日は、弁護士の数が、メディアと一般人を合わせた数を大きく上回っていた。

証人に対する質問は、死因審問ではいつもそうだが、まず検死官の法廷弁護士が行った。だが、反対尋問がほかの法廷弁護士（複数のこともある）から行われることもよくあった。あの夜と、あの夜までの数ヵ月間の詳細が、一つ一つ調査された。私自身の貢献はごくわずかだったが、結果には重要な役目を果たせたと思う。「事件に対する全体的な印象は？」と尋ねられた。私の結論？　――単純な、スピードを出しすぎた、アルコール絡みの、交通事故だった。

陪審員の最終評決は、誰一人驚かさず、多くの人を満足させた。

「複数の後続車とメルセデス・ベンツが、極めて不注意な運転をしたことによる不法な殺人。衝突の原因、もしくは一因となったのは、メルセデス・ベンツのスピードと運転マナー、複数の後続車のスピードと運転マナー、メルセデス・ベンツのドライバーのアルコールによる判断力の低下だった」

ルコント教授がシェパード流「微笑み外交」にあそこまで抵抗を示さず、もう少し話をしてくれたらよかったのに、と思う。彼女の沈黙は、法病理学的に言えば、やや透明性に欠けると言わざるを得ない。ただし、だからと言って陰謀論を信じることなどできない。あの悪夢のような夜に遺体安置所で起こったことが、でたらめな方法で女性を殺害し、証拠を隠す――などという大がかりな計画の一翼を担っていたなんて、私は信じていない。ルコント教授は単に、プレッシャーのもとでいくつか小さなミスを犯しただけだ。陰謀論のネタを求める人たちがこれほど大勢いない事件なら、大したことではなかっただろう。私は、陪審団の評決を１００パーセント支持している。

33 新しい生活

トニー・ブレアがまだ首相を務めていた2006年、夏には熱波に見舞われ、『CSI：科学捜査班』が世界で一番人気のテレビ番組とされていた。クリスは獣医になりかけていて、アナは医大で勉強中だった。マン島では、『シンプソン法医学・第12版』の執筆が終わり、ついに出版された。誇らしい気分は、本の完成による「フィナーレ感」ですっかり薄れてしまった。第3版を読んだことで、私のキャリアは始まったのだ。第12版の刊行は、キャリアが終わる兆しだろうか？

私にはまだ、仕事がたくさんあった。委員会に出席し、複雑な事件に見解を述べ、公開調査で証言する。だが、今の暮らしは、かつて知っていた忙しい世界とは別物だ。あれは遺体が、原因不明の死が、まだ身元のわからない誰かが、常に中心にいる世界。

時折、犬たちを連れて丘を歩き、海を見つめていると、物憂い気分を感じるようになった。これは何なのだろう？　生まれてこのかた、ほとんど経験したことがないものに気づくのに、少し時間がかかった。――退屈なのだ。あるいは、これが孤独というものか？　それが何なのかもよくわからない。

にぎやかなパーティーのあとジェンと二人きりになると、お互い話すことがあまりないような気がした。子どもたちも大きくなり、以前のように子どものことで話し合う必要はないし、コテージの改装も終わったから、家について話すこともない。ジェンは少し羊を買って、羊の群れのしつけを学び始めた。私も羊に興味を持とうと努めてみる。それでも正直なところ、海を見渡せるわが家はすこぶる気に入っているが、あまりに静かすぎやしないだろうか。窓をたたき、屋根を殴りつける騒々しい嵐でさえ歓迎だ。嵐が来ると、家がイキイキして見えるから。

島に引っ越したときは、二人とも、「パートタイムの仕事があるだろう」と考えていた。私は遺体安置所で、ジェンはきっと皮膚科のクリニックで働ける、と。ところが、島の医学界にも政治的な駆け引きがあって、道は閉ざされているとわかった。ジェンは結局、月のうち1週間、本土のクリニックで働き始めた。私も２００６年にリバプールで週末の代理法医業務をやらないか、と声がかかり、やることにした。

たぶん私は、仕事人生に疲れ果て、ロンドンからマン島へよろよろと逃げ込んだのだ。新しく民営化された法病理学の世界の政治的な駆け引き、管理責任、人間関係の複雑さ……。今になってようやく、自分が何を恋しがっているのかわかった。私の仕事の真髄である、死者とそのミステリーだ。リバプールの遺体安置所で手術着を着て、ＰＭ40をしっかり握って立つと、最初の患者――ゴミシュートの中で刺殺体で発見された、イヤなにおいを放つ酔っぱらいの被害者――に、プロとして改めて胸が躍るのを感じた。これは警察のために代理で行う法医業務で、このために毎月、週末のうち1回はホテルに泊まっている。時には何件もの殺人事件で呼び出されることもあるが、時には何も起こらず、がっかりする週もあった。

実務からそう長く離れていたわけではない。わずか2年ほどだったが、自分が法病理学の新時代にいるような気がした。ロンドンで最初に「どんどん変化している」と気づき始めた頃ほど、劇的な変化ではないけれど。

遺体はあの頃も今も、変わり続けている。国民の体脂肪が飛躍的に増えたぶん、患者がホームレスか、がんで死亡したか、よほどの高齢か貧困で食べられなかった場合を除いて、私が仕事を始めた1980年代の遺体と同じ体形の人はほぼ見当たらない。あの時代の法医学の写真を見返すと、当時はいかにやせていることが標準だったかにハッとさせられる。

また、遺体が様変わりしているのは、凝った飾りのせいもある。かつてはタトゥーといえば、軍人か船乗りがするものだった。それが今では遺体安置所の入場者の大半が、ピアスかタトゥーをしている気がする。さらに、自傷は当時はほとんど見られなかったが、今は自分でつけた古い切り傷や裂傷のある若者が、遺体安置所に運び込まれる数に驚かされる。そうした傷は彼らの人生と社会の変化について語ってくれるが、死については何も教えてくれない。死因はたいてい、自傷とは直接関係がないからだ。

1980年代の法病理学者に敵と目されるようになったのはHIVと肝炎だったが、それは今も変わりがない。だが、私がマン島から仕事に戻った頃には、結核が遺体安置所で働く人たちの職業病になっていて、実際にかかった法病理学者や遺体安置所スタッフも何人か知っている。結核はみんなが思うよりずっとまん延していて、検死室でも、ほかの医師が「ただの肺炎」と誤診した感染力の強い病気にいつさらされるかわからない状態だ。

検死報告書も変わった。私が駆け出しの頃は、3ページで十分だと考えられていた。だが、復帰したときには、10ページに満たない報告書を書くと批判された。人体の仕組みを長々と説明するような、とりとめのないものを書くよう求められた。

1990年代に話を戻すと、DNAが法医業務に多大な貢献をし始め、科学捜査は犯罪の解決に、ほどなく法病理学をしのぐほどの役割を果たすようになった。私が現場を離れる前に、警察は「犯罪現場では手袋をつけてください」と求め始めていたけれど、復帰した頃には、手袋ばかりか長靴、白いタイレックスの医療用防護服（フード付き）、フェースマスクも着用することになっていた。DNA鑑定は以前よりはるかに高精度になり、今では息をしただけで、話をしただけで、DNA付きの唾液がそこら中に飛び散ることをみんな知っている。法病理学者と上級捜査官がオフィス着のまま犯罪現場を歩き回り、事件について議論していた日々など今は昔。白い防護服は、着やすさや着心地を追求したつくりではもちろんないから、世界中のメディアに撮影されながら身に着けるのは、いつもきまり悪くて仕方ない。だが、現場での調査が終わって、脱いで証拠袋に入れるときは、すっきりする。そう、今や防護服ですら、痕跡証拠〔犯罪現場から収集され、捜査の助けになるあらゆる小さな証拠のこと〕を調べるために保管されるのだ。

法廷では、もう何年も前から気づいていたが、検察側から依頼される事件が前ほど綿密に調査されたり整理されたりしなくなっている。事件について検察と行っていた会議も、今や過去のものになってしまった。電話一本かかってこないのだ。警察からも、検察庁からも、検察側の弁護士からさえも。運がよければ、証人席に着く前に、検事を務める勅選弁護士と10分くらい話ができるが、たいていの場合、検事は立ち上がって私に質問を始めるまで、私が何と答えるつもりかまるでわかっていない。たいていは陪審団に、私が誰で、私のキャリアがこのテーマを議論するのにいかにふさわしいか、伝えるチャンスすらくれない。「シェパード博士、あなたは登録医でいらっしゃいますね。では、この遺体を調べて、わかったことを教えてください」

私がロンドンを離れた頃にはもう、大きな声でもったいぶって話す勅選弁護士の時代は終わりつつあった。全身痣だらけのレントボーイをめぐって、私をあんなに手こずらせた弁護側の勅選弁護士も今や過去の遺物で、ああいう法廷弁護士はほぼ姿を消した。検察庁は、おそらく経済的な理由から、高くつく勅選弁護士ではなく、下級法廷弁護士を雇っているようだ。もちろん、あまり大声を出さない経験豊富な勅選弁護士はまだ見かけるが、ほぼ確実に弁護側の仕事をしている。

法廷は、経験に基づく証言ではなく、いわゆる「証拠に基づく」証言をする鑑定人に、はるかに興味を示すようになった。私たちがどんなに経験を積んでいようと。裁判官は時々、重要な質問に丁寧に答えている私をぶっきらぼうに制止して言う。「はい、いいえ、だけで答えてください、シェパード博士」。たいてい、弁護団からの長くて詳細な質問に答えているときに、そう言われる。

私がロンドンを離れた頃にイングランドとウェールズで導入された、自営を基本とした法病理学体制は、法医学的研究の可能性をほぼ完全に消滅させた。私たちの大半はもう、大学で働いたり教えたりしていない。法医学はもはや医学部の履修課程にすら入っていないのだ。とにもかくにも研究は、「人体組織管理庁（ＨＴＡ）」によって、事実上骨抜きにされてしまった。同庁は主張している。「たとえ微量のサンプルでも、サンプルを研究目的で使用するなら、遺族の承認を得るべきだ」と。この状況でどうやって、法廷で「証拠に基づく」答えを提示できるだろう？

どんなときも、殺人や自殺や事故がなくなることはないだろう。だが今後は、法医学が、老人施設での過失や「安全保護対策」の問題を扱う件数が、ますます増えるだろう。薬物の過剰摂取による死も、増えていくはずだ。また、残念なことに、拘留中の死も増えている。これは、刑務所について多くのことを語っている。２０１７年３月までの１年間に３１６人が死亡したが、そのうち97人が自殺だった。その年に、刑務所内で４万件を超える自傷事件が発生し、暴行事件も２万６０００件を超えた。しかも、その数は年々、驚くほど増えている。

復帰して何よりショックだった変化は、法病理学者が死を調べるために前ほど呼ばれなくなっていること。検死官の中には、死因審問を開く費用や手続きを省こうと、不審な点に目をつぶる者もいるようだ。自然死の「可能性」があり、医師が書類に快くサインしてくれる「可能性」があるなら、多くの検死官は、あまりよく調べずにそれを受け入れてしまうだろう。悲しいことに警察も、法病理学者に標準料金――実は数千ポンドかかる――を支払わなくてはならないせいで、納得してしまうのだろう。この死は（とくに、年度末の死だったりすると）結局それほど不審じゃないから、内務省に登録している40人ほどの専門医でなくても、法病理学者ではなく地元の病理学者でも対応できるだろう、と。

ほとんどの人は、賛同してくれるだろう。文明社会は、たとえお金がかかっても、常に本当の死因を調べる努力をすべきだ、と。白人の若者グループの犯行によるスティーブン・ローレンスの死にまつわる裁判、死因審問、公開調査にかかった費用は、今首をかしげているすべての人に気づかせてくれるはずだ。すべてを最初に正しくやるほうが、ずっとずっといい結果を生むし、ずっとずっと安くすむのだ。

リバプールで仕事の現場に戻ってみると、前と様子は違っていても、やはり楽しかった。時々、医療機関などの専門機関に招かれて本土で講義をすることもある。それも楽しい。講義が終わると、興味を持った人たちがそばへ来て、質問してくる。ロンドンでの講義のあと、ある司法小児科医が、私の仕事について尋ねてきた。「司法小児科」とは、子どもの身体的・性的虐待事件に対処する、小児科の専門分野だ。死を扱うのではなく、生きている子どもを守る仕事だ。彼女から打撲傷について質問され、「お互いの知識を組み合わせて、このテーマで学術論文を書くべきですね」と言い合った。私たちの仕事は、ある問題領域で重なり合っているからだ。「子どもは自然死したのか」という私の研究と、「生きているきょうだいに危険はないか」という彼女の研究である。だから、本土に出張したときに何度か会って、打撲傷に関する論文の打ち合わせをした。

マン島のわが家は、ますます静かになっていった。ジェンは羊の群れの番をし、私は論文の調べ物をしている。

ある日、ジェンが言った。「私たち、結婚生活について、真面目に話し合うべきよ」

「結婚生活？　もうほとんど終わってるように思うけど」

こうして、結婚生活は終わった。2月のある夜のことだ。ほとんど話もせず密やかに、大きな痛みを残して。もう30年が経っていた。

その長さを思えば、何とあっけなく壊れたことだろう。たぶん、存在するすべてのものには寿命があるのだ。おそらく人間関係にも、人体と同じように老化のシステムが埋め込まれている。私は、この結婚生活にはもう何も残っていない気がしていたけれど、相手を傷つけたり怒らせたりせずに、それを口にしたり、考えたりはできなかった。過去があり、二人の子どもたちがいて、共有財産があるのだ。もちろん、あらゆることを話し合わなくてはならない。とげとげしくやり合うことも多く、常にどちらの側にも大きな痛みが残った。それでも、ほかに分かち合っているものはほとんどないのだから、怒鳴り合いが終わり、痛みが引いていけば、お互いの前にはもっと素晴らしい人生が待ち受けている。私はそう信じていた。

ジェンが離婚届を提出し、手続きは1年以内に完了した。

この時点では、まだわからなかった。時々会って打撲傷の論文について話をしている司法小児科医と恋に落ちるなんて。ましてや、未来の妻になる人だなんて。だが、これについては「無実だ」とジェンを説得することは、ついぞできなかった。とびきり温かくて、思いやりがあって、知的な人と一緒に過ごしていたのは事実だが、それ以上のプランは私にはなかった。もちろん、リンダにも。リンダは三人の娘たちがまだ幼い時期に夫に先立たれ、私と出会った頃には何年もつき合っている恋人がいた。その関係も、私の結婚生活も、ゴタゴタと怒りで幕を閉じた。

離婚すると決めたものの、ジェンはとても苦しんだ。私たちが別れたことで、子どもたちにも相当悲しい思いをさせてしまった。おそらく子どもたちも、私がリンダと出会ったからジェンを捨てた、と誤解していたのだと思う。間もなく医者になる予定のアナは、母親の苦しみも本人の怒りも頂点に達した頃に、こう宣言した。「パパみたいな病理学者にだけは、絶対にならないから!」

だが、うれしいことに、ジェンも新しいパートナーと出会って、幸せになった。そして私は、2008年9月、リンダと結婚した。私の家族に、新しいメンバーが加わったのだ。気がつけば、またティーンエイジャーの世界に逆戻りだ。年を重ねたものの、私はまた忙しい親に戻った。新しい家族がどんなに愛情深く歓迎してくれても、一人一人との関係も、二つの家族の関係も、時間をかけてゆっくり紡いでいかなくてはならない。みんなでそう努めてきたので、結果として、結束の固い愛情あふれる大家族ができていたらいいな、と思っている。

以来私はイングランド北部に住み、ここで法病理学者として仕事をしている。ここの生活は豊かで、変化に富んでいる。刺激的な仕事、温かくて愛情いっぱいの家庭、楽しい休暇、サプライズ旅行、みんなで楽しむ飛行機。私たちには子どもが五人いて、私のほうにはすでに孫が二人いる。息子のクリスは獣医になり、馬を専門にしている。今は外国で暮らしているから、目に映る風景も、心に描く風景も雄大なはずだ。クリスはとにかく、英国の薄給と真っ暗な朝から逃れた。そして、ある意味、私の後を追っている。空を飛ぶことを学んでいるのだ。

アナは、組織病理学の上級専門医になった。そう、検死・解剖と法医学に強い関心を抱き、私が昔一緒に働いた検死官たちとも仕事をしている。よくアナと、事件についておしゃべりをする。私は「最新」の検査についてアナにアドバイスを求め、アナは死因について私の意見を求めてくれる。娘は結婚して名前を変えたから、彼女の実績に父親の名前がなんらかの影響を及ぼしているなんて、言う人はいないだろう。アナはどこからどう見ても、自分の足で立っている。アナは、現代の業務とキース・シンプソン教授になりたい思いの板ばさみになって、悩んだりしない。アナが生きているのは、私があの年頃に知っていた世界よりずっと複雑で、説明責任を問われる世界だ。私はそんな世界を味気なく感じるけれど、アナは違う。シンプソン教授の無限の地平線など、そもそも知らないのだから。

死は、人生の小さな喜びの大切さに気づかせてくれる。私は今、その喜びに浸っている。愛しい子が、赤や黄に色づく落ち葉の絨毯の上を走り、私の顔のしわを指で夢中でたどる。雨が窓にぶつかる中、赤々と燃える暖炉の火。「お帰り」と玄関まで大急ぎで迎えにきてくれる犬。私の手の上に温かく重なる優しい手。私は、喜びをよく知っている。喜びを心から味わえるのは、逆境を知っている人だけだ。そして、逆境とは避け難いものなのだ。

34

変わらないもの

ある朝、電話が鳴った。すごい剣幕で叫んでいる。「このゴミみたいなの、読んだ？　ねえ、読んだ？」

声の主は、エリーだとすぐにわかった。エリーは小児病理学者で、時々一緒に仕事をしている。ところで、何をゴミと言っているのだろう？　私たちは18ヵ月前、ノアという名の赤ん坊の検死・解剖を一緒に行い、死因をＳＩＤＳとした。受信トレイに、この事件に関する新しいメールが来ているのには気づいていたが、まだ開いていなかった。

エリーの勢いは止まらない。

「私たちがどうやって、唇の怪我と肋骨後部の骨折まで見落とせるっていうのよ？　どうやって？　唇の傷は蘇生の傷だった。さもなきゃ、私はナオミ・キャンベルよ！　私たちが見たときは、肋骨後部の骨折なんかなかったし、放射線科医だって見てないのよ。この人は写真を見ただけで、窒息の傷やら古い骨折やらをどうやって見つけられるの？　教えてよ、ディック！」

ノアの両親に、また子どもが生まれたのだ。自治体の福祉課はどうやら、ノアがＳＩＤＳで死亡したことを不審に思って、新しく生まれた女の子を両親から引き離して守る必要があると考えている。だから、家庭裁判所へ向かった。最近、裁判所がノアに関する報告書のコピーと記録と検死・解剖の写真を求めてきていた。どうやら家庭裁判所専属の別の法病理学者が、それを見直したようだ。私はメールをクリックし、彼のコメントを目にした。

「エリー、私たちが見落とした、とは言ってないんじゃ……」

「・・・言ってるわ！」

「写真を見てから、またかけ直すよ」

思わずクラッときた。虐待されて殺された赤ちゃんを調べて、その証拠を見落とすなんて、あり得るだろうか？　それをＳＩＤＳと誤診して、両親の〝潔白〟を証明し、今後生まれる赤ちゃん全員を危険にさらした？　おまけに、18ヵ月後に別の法病理学者が写真だけで気づくほど、証拠が明々白々だったというのか？

私はファイルを探し始めた。ノアは、何件も前の事件だ。あの日のことを思い出そうとした。警察から遺体安置所に呼び出されたのは、母親が朝、子どもが亡くなっていると気づいたからだ。ラウンジエリアのおなじみの水槽のそばで待っていたのが、エリーだった。不審な死を遂げた子どもの検死・解剖は、二人の病理学者――法病理学者と小児病理学者――で行わなくてはならない。エリーとは一緒に仕事がしやすい。機転が利いて、賢くて、しかも自分の結論に１００パーセントの自信を持っているところを、私はひそかにうらやんでいる。

記録にざっと目を通した。母親は夜8時にノアにミルクを飲ませた。それから、鼻をぐずぐずさせていたので、解熱鎮痛薬（パラセタモール）も少し与えた。ノアは眠ったが、夜間に2回、目を覚ました。最初は午前2時頃で、父親が揺らしてまた眠らせた。二度目は朝5時。父親は仕事が早番だったので、いずれにせよ起きるつもりだった。そして、赤ん坊を落ち着かせ、母親を起こさずに朝6時に家を出た。その後、朝7時に母親が、赤ん坊が亡くなっているのに気づいた。母親は、泣きながら通りへ駆け出した。すると、テレビドラマ『イーストエンダーズ』で蘇生法を観たという近所の人が家に駆け込んで、救急隊に引き継ぐまで赤ん坊を生き返らせようとしてくれたが、うまくいかなかった。

家の写真を見ると、いかにも赤ん坊が生まれたばかり、という散らかりようだ。家具がほとんどないのは、優しいおばあちゃんが「アルゴス」で買ってくれる大きなプラスチック玩具に占領されているからだ。冷蔵庫はほぼ空っぽで、ミルクとテイクアウトの残り物が入った紙箱しかない。2階の寝室は、ベッドとベビーベッドでほぼふさがり、床のわずかなスペースには、ベビー服が積み重ねてある。

私たち病理学者が何より注目したのは、この家の気温だった。1階のボイラー用サーモスタットの写真を見ると30度に設定されていて、寝室の写真を見ると、暖房器の温度が最大になっている。警察も「家がかなり暑かった」と話していた。もちろん、ＳＩＤＳと暑い環境に置かれた赤ちゃんの間には、強い関連性がある。

私たちが検死報告書を書き終えてしばらく経った頃、おかしな点や嘘が続々と明らかになった。イスラム教徒の隣人たちが、自分たちのゴミ箱がアルコールの空き瓶でいっぱいになっているのに驚いて、警察に通報した。ノアの両親はのちに、「夜中に捨てました」と認めている。毒物検査の推定によると、赤ん坊が最初に起きたとされる時間帯の、父親の血中アルコール濃度は100ミリリットル中200ミリグラムだから、酒気帯び基準の2・5倍にあたる。しかも、同じ検査で明らかになったのは、両親ともに大麻を吸っていたこと。

父親は、かつて喧嘩をして「重傷害」で有罪判決を受けていたが、家庭内暴力の記録はなかった。赤ん坊の肩には古い傷があったが、かなりの難産だったため、そのときにできた可能性も十分にあった。警察は明らかに夫婦を疑っていたけれど、理由をはっきり説明できなかった。ただし、家がひどく暑かったのは、屋根裏で大麻を栽培していたせいだ、と突き止めた。それに救急隊員は、母親が言うように死後「1時間」ではなく、「数時間経っている」と強く主張していた。だが、彼らにも確信はなかった。そして、ノアの身体についた傷痕はすべて、訓練を受けていないご近所さんの蘇生と、そのあと救急隊員が長く行った蘇生によるもの、と説明することもできた。

エリーと私は、死因については意見を一つにしなくてはならない。小児病理学者として、エリーが報告書を書いて、私が修正を行い、最後に署名する。

エリーは、自分が何を主張したいのか、よくわかっていた。

「ＳＩＤＳよ、ディック。これはＳＩＤＳよ」

「でも、そうとは言い切れないところがありすぎるよ。私は、むしろ『不詳』にしたいな」

「私たちの役目は、屋根裏で少し大麻を育てていたことで、両親を批判することじゃないでしょ、まったく。お酒好きだってこともね。どう見ても、依存症のとんでもない夫婦じゃないわよ。父親は定職に就いてるし、赤ちゃんは健康できちんと世話もされていたし、保健師との面談や予防接種にも必ず出てきていたし、助けてくれるおばあちゃんやお姉さんもいたのよ。ダメ。ただ貧しいだけで一生懸命やってる若い夫婦に、『不詳』なんて重荷を背負わせるのはやめようよ」

その結果、ＳＩＤＳということになった。

ただし、今になって別の法病理学者が検死・解剖の写真を見て、そうではない、と判断した。画面に写真を表示してみる。赤ん坊の唇の写真だ。私の記憶より赤く、痕も目立つけれど、腫れたり痣のようになったりはしていない。これは蘇生の間にできた傷だ。それから、赤ん坊の肋骨が見える胸部の内側を連写したものを探した。案の定、何ヵ所か白っぽく見えるところがある。古い骨折を示しているようにも見える。あるいは、撮影スタッフが焚いたフラッシュで、光って見えるだけ？

エリーに電話した。「写真では唇が実際より赤く見えるし、痕も目立つね。それに、後ろ側の肋骨に、白っぽく見えるところがほんとに何ヵ所かある――」。エリーがブチ切れる声がしたので、慌てて続けた。「私たちは、実際は違っていたことを知ってる。写真をよく見ると、ほかの臓器にも一部、色がおかしいところがあるから、フラッシュが反射して変色したようだね。あくまでも写真だから」

「誰が撮ったの？」と、エリーが大声で叫んだ。「こんな下手くそな写真、誰が撮ったのよ？」

犯罪現場捜査官がカメラを手に、おずおずと前に踏み出したのを思い出した。あれが彼にとって、初めての「まともな」仕事だったのだろうか？　確か上司に何度かアドバイスを求め、そのあと補助フラッシュが動かなくなって、結局カメラの内蔵フラッシュに頼らざるを得なかった。

残りの写真に目を通すと、画質はかなり悪く、ノアの白いおむつが、明らかに青みがかっている。なぜもっと早く気づかなかったのだろう？

「心配ないよ、エリー」と私は言った。「フラッシュの技術的な問題に違いないし、低い解像度で保存したせいで、さらに画質が落ちたんだよ」

「心配なんかしてないわ」とエリーは冷静に言った。「違うの。私はほんとに、ほんとに怒ってるの。私たちを批判してる法病理学者は、自分は検死・解剖をしてない人よ。しかも、この検死・解剖に立ち会ってもいない。家族の代理で遺体を見たほかの法病理学者たちも、私たちと同じ見解だったよね？　それなのによくもこの人、異議を――」

「だって……あのさ、ファイルの残りはもう読んだ？」

「読んでない！」

「だって、あれから両親について、ありとあらゆることが明らかになったんだ。前はわかってなかったことが。これで、印象が違ってくるよ。私たちは、両親が若くて貧しくて、屋上でちょっぴり大麻を育てることで家計のやりくりをしてる、と思ってたけど……父親は南部のどこかで、以前ほかの人との間に赤ん坊がいたことがわかったんだ。4年ほど前。そしてその子、亡くなってる。死因はSIDSだったって」

一瞬、エリーでさえ黙り込んだ。

私は言った。「しかも、父親は元ヘロインの依存症で、ごく最近までメサドン〔ヘロイン中毒の治療に使われる鎮痛薬〕の処方箋を持ってた。こういうの、僕たちに全部教えてくれたらよかったのに」

「ちょっと、やめてよね。まともになろうと頑張ってる人を、いじめてるだけじゃない。父親はノアが死んだときも、メサドンを使ってたの?」

「使ってない」

「ほらね」

「母親と出会って、赤ん坊が生まれて、もっといい人生にしようと頑張ってた。警察の取り調べで、そう話してるのを読んだよ」

「その通りよ。回復中のヘロイン依存者全員から赤ちゃんを取り上げたら、街のある界隈から子どもがいなくなってしまう」

「いいかい、エリー。出廷して、証言しよう。写真がおかしいだけで、あの子に古い骨折なんかなかった、って。放射線科医も同じ意見だと説明するんだ。そうすれば、話は終わるよ」

「そんなに単純な話じゃないはずよ。私たちはSIDSと診断したから、彼らはそんなの聞きたくないはず。ただ次の赤ん坊を両親から取り上げたいだけだから。彼らが『ノアは殺された』と信じてるのは明らかだもの」

「裁判所は、自分たちが聞きたい話じゃなくて、真実を知るために説明を聞くんだよ」

笑いか鼻息かわからない大きな音を立てて、エリーは電話を切った。

この裁判を、私はそれほど心配していなかった。むしろ、かなり好奇心をそそられていた。家庭裁判所は、ほかの人たちと変わらぬくらい、私にとっても謎の存在だった。これまでは、私の証拠書類だけが使われていたから。こうした裁判は、個人的でデリケートな問題を扱うため、メディアにも一般にも一切公開されていない。直接的な理由がなければ、故人の近親者であろうと家族であろうと、出席は認められない。


エリーが外で待ってくれていた。不安そうな顔をしている。

「中に何人いるか、見たほうがいいわよ」

「何人？　弁護士と証人以外、誰も参加できないだろ」

「弁護士が無数にいるのよ。母親には、事務弁護士と下級法廷弁護士と勅選弁護士がついてる。父親も同じよ。それから、自治体もそう。それに、新しく生まれた赤ちゃんにも！　生後3ヵ月にも満たないのに、もう3人も弁護士がいるのよ！　まずそれで12人でしょ、それから、役人が大勢来てる。ディック、刑事事件への法的支援が削減されてるから、弁護士はハゲタカみたいに家庭裁判所に乗り込んでるのよ。裁判が何週間も続くわけね！」

たぶん大げさに言ってるんだろう、と思った。

「じゃあ、裁判官が一人だけで助かったね」と、私は言った。「陪審員が入る余地がないように聞こえるからさ」

だが、法廷に入ると、本当に弁護士でごった返しているのが見えた。もちろん厳密に言えば、誰かが裁判にかけられるわけではないから、被告人席は空っぽだ。赤ちゃんが保護施設に入るべきなのか、それ以外の方法で守られるべきなのか、判断するのが裁判官の仕事だ。裁判官が考慮すべき事柄はたくさんあるが、一番重要な問題は、親がノアを傷つけたり殺害したりした蓋然性が高いかどうかだ。あくまでも裁くのではなく、真実を調査するだけ。ところが、法廷弁護士たちは敵意をむき出しにして、それぞれ質問し、反対尋問し、自分の依頼人の言い分を主張している。思わず、古代ギリシャの詩人、アイスキュロスが言ったとされる言葉を思い出した。「戦争の最初の犠牲者は真実である」

エリーが証言する間、私も法廷に座るのを許されていたから、両親を見ることができた。二人は別々に座り、互いに目も合わせなかった。新しい赤ちゃんができたけれど、もう夫婦一緒ではないようだ。言わずもがなだが、互いの弁護団は今、責任のなすり合いをしている。

母親は腹を立てていた。太りすぎていて、じっと動かず、顔は大きくて腫れているように見える。事務弁護士の耳元でささやくように悪態をついては注目を集め、時折、静かな法廷に響き渡るような声でののしる。父親はガリガリで、絶えず鼻をすすってそわそわしていて、まるで裁判のせいで、もっと大事なことができないかのようだ。たとえば、麻薬注射……？　二人が本当にノアを殺したのなら、同情には値しない。でも、もし殺していないなら……わが子を懸命に愛そうとしていたのに、誰にも愛されない不幸せな二人に見えた。

証人席で、エリーが爆発しそうになっている。私もはらはらしながら見守った。法廷弁護士が順番に、ノアの死因をＳＩＤＳにしたエリーの能力を問題にしようとしている。エリーを袋だたきにし終わった今、次に何が起こるかはわかる。

私が宣誓すると早速、最初の法廷弁護士が指摘した。「この子は実は、緑色のウサギがついたブルーのロンパースを着ていたんですよ」。厄介なことに、エリーが検死報告書の中で色を逆に書いていたのに、私もチェックの際に気づかなかったのだ。ウサギはブルーじゃないのに。エリーはもう一つ、日付で小さなミスをした。月と日を逆に書いたのだが、私はこれにも気づけなかった。どちらも大きなミスではないが、尋問の初っ端にやる、おなじみのあら探しだ。大きな戦いの前に、私の能力に疑問を呈し、信頼を揺るがせようという作戦だ。大きな戦いとはもちろん、赤ん坊の唇の怪我と肋骨後部にあるとされる骨折のことだ。

「シェパード博士、この乳児の肋骨後部にある古い、すでに治癒した骨折は、彼の短い生涯において、虐待があったことを強く示している、と認めますか？」

「もし治癒した骨折があったのなら、虐待も考えられる説明の一つだ、と認めます」

「あなたは、そうした骨折を探しましたか？」

「すべての肋骨を、大変注意深く調べました」

写真の画質が悪く、私たちが実際に見たものを映し出していないことを指摘した。ところが、その指摘は無視された。「誰が見ても、肋骨後部が過去に折れていたことは、写真から明らかですよ、シェパード博士。なのに、なぜわからないんですか？」

唇の傷についても、同じやりとりをした。

「写真を見てくださいよ、シェパード博士！　傷があるのは明らかです！」

私は説明した。画像を保存し、送信し、その後、質の悪いプリンターで印刷した、その一連の手順のせいで、写真は当てにならないのだ、と。だが、事態がよくならないのは明らかだった。彼らに見えるのは、見えているものだけなのだから。それを認められない私は、目が見えないか、バカか、どちらかなのだろう。そして――そのどちらだとしても――私は明らかに事実をごまかしているのだろう。私が――エリーと私が――合計70年の病理学経験を持ちながら、窒息の傷を蘇生の傷として片づけた事実を。

そのあとは、オールド・ベイリーを含むあらゆる法廷の証人席でこれまで経験したことに負けないくらい、厳しい午後が待っていた。いや、ある意味、さらに過酷だった。敵意に満ちた法廷弁護士が一人いるのではなく、ありとあらゆる立場を代表する弁護士たちが一人ずつ、別の角度から攻撃してくるのだから。私はなんとか自分の主張を守った。私たちが間違っていた可能性は認めつつも、「二人の経験豊富な病理学者が、これほど明確な虐待の証拠を見落とす可能性は極めて低い」と訴えたのだ。

「シェパード博士、あなたは骨病理学者ですか？」

「いいえ、違います」

「それでも、この子の肋骨については、懸念していましたよね？　肋骨前部の明らかな骨折を」

「確かに、その骨折がさまざまに解釈できることは、懸念しました。しかし、わかっていたのは、訓練を受けていないご近所の方が、乱暴な蘇生をした——」

「あなたは懸念しておられた。だが、肋骨を骨病理学者に提出して、専門医としての見解を求めるほどには懸念していなかった。そういうことですか？」

「私には、専門医が肋骨を見て、さらに何かを明らかにできるとは思えませんでした。どこが折れているかは、私たちが見ればわかるわけで——」

「専門医ほどの知識があるとお思いだった、ということですか？」

「放射線科医は、『肋骨の後部に、骨折はなかった』という見解を示しています。私たちは、肋骨前部の骨折は難なく見つけました。骨病理学者の知識は必要ない、と感じました」

「それは傲慢（ごうまん）だったんじゃありませんか、シェパード博士？」

「自分が傲慢な人間だとは思っていませんが、そう見えるとしたら、申し訳ありません」

アレグザンダー・ポープの詩が、まるで父がさっと差し入れてくれたかのように、頭に浮かんだ。

しかしあなたは、過去の過ちを潔く認めよ、
そしてどんな日も、前日を批判的に振り返れ。

「ＳＩＤＳを死因としたのは、間違いだった可能性を認めますか？」
「こうした症例の死因を判断するのは常に、非常に難しいんです。紙一重なのです。私たちが報告書を書いたときに持っていた証拠に基づけば、ＳＩＤＳが優位に立っていました。この子の生と死の状況について、さらに詳しい情報を与えられていたら、おそらく『不詳』を選んでいたでしょう」

家庭裁判所で午後を過ごして驚いたのは、プロとしてだけでなく、個人攻撃を受けたことだ。二つ目に驚いたのは、判決書だった。それは数週間後に届いた。それを読んで知ったのは、数週間に及んだこの裁判に「ノアは両親からネグレクトされていた」と証言する人物が何人も登場したこと。母親はアルコール依存症で、父親もたびたび薬物を乱用していることがわかった。母親の姉とおばが立ち寄ってノアの世話をしていたことで、保健師などもつい「母親はしっかりやれている」と思い込んでしまったという。裁判官によると、赤ん坊の世話をし、保健師との面談や予防接種に連れていく段取りをしていたのは、母親の姉とおばだったのだ。

裁判官は述べている。「ノアはネグレクトされていた。そして、遺体を検査した二人の病理学者が、これほど明らかで顕著な――写真で誰もが確認できる――虐待の証拠を見逃した事実の受け入れを拒んでいる、もしくは受け入れられずにいることに、私は衝撃を受けている」と。さらには、「この病理学者たちは、いまだにＳＩＤＳが死因の可能性がある、と考えているらしい」とも述べている。しかも裁判官は、写真の画質がどうひいき目に見ても不安定だったことには、一切触れていない。私たちが検死・解剖した際には、赤ん坊が死亡した日の両親の情報が提供されなかったことにも。家族についての追加情報が明らかになっても、私たちには何一つ伝えられなかったことにも。

裁判官は、さらにこう述べている。蓋然性に基づいて（彼はこの評価基準を適用しなくてはならない）、「父親がノアを殺害した」という結論に達した、と。反対尋問において明らかになったのは、赤ん坊が亡くなった夜、多量のアルコールと若干の薬物を摂取した父親が、赤ん坊が泣いたときに対応したことだ。裁判官は、こんなふうに推定している。「父親はおそらく子どもの胸部と、場合によっては顔面を圧迫して窒息させ、おそらく肋骨を骨折させて、殺害したのだろう」。さらに、「子どもの肋骨後部から、こうした出来事が過去にも起こっていたことがわかる」としている。「このとき母親は『なんとかして泣き止ませて』と父親に頼み、父親がノアに手荒なことをしていると知りながら、介入しなかった。だから、両親のどちらにも、子どもの世話をさせるべきではない。二人の間にできた新しい子どもは、両親から引き離され、養子縁組されるべきだ」

こんな判決を受けて、ノアの両親がどんな気持ちでいたのか、私には想像もつかない。私はすっかり打ちひしがれて、息も絶え絶えになっていた。内務省に登録している法病理学者への裁判官の辛辣な発言は、相当な影響を及ぼすに違いない。私は60歳になった。生涯をかけて懸命に、医師として正義のために仕事をしてきた。それなのに今、どうやら私には、公正さも正義も与えられないらしい。

あの晩は眠れなかった。ほとんど息もできなかった。これほど批判的なコメントが出れば、調査の対象になるだろう。それに、内務省の法病理学者として、自分で省に報告しなくてはならない。そうしたら、内務省は私を調べるのだろうか？　私を「英国医事委員会」に報告するのだろうか？　英国医事委員会は重大な違法行為があったと判断すれば、医師として働く権利を奪うことができる。

そんな不当ななりゆきを考えると、ベッドに入っても眠れなかった。私は、質の悪い写真を根拠に「判断を誤った」と責められている。唇の傷と肋骨後部の治癒したひびは、確かに古い虐待の証拠になるが、唇にも肋骨前部にも、蘇生で説明がつかないような怪我はなかったし、肋骨の後部に傷はまったくなかった。それについては自信があるし、エリーも自信を持っているし、放射線科医も自信を持っている。私たちは報告書にこう書いた。「肋骨前部の損傷はおそらく蘇生によるものだが、故意に行われた可能性も排除できない」。それでも、もちろん、死因はＳＩＤＳとした。

まさか、まさか、こんなことで登録を抹消されるはずがないとは思うが……？

ようやく眠りにつくと、法廷と赤ん坊が入り交じった、おかしな夢を見た。翌日も、夜考えていたことが、まだどんより私を覆っていた。裁判のことを直接考えなくても、私の一挙一動を支配している。胃の中には恐怖が巣食い、頭の中は危機感でいっぱいだ。その日の午後、デスクに座って、わけのわからぬ不安にさいなまれるうち、私は闘うのをやめた。何が起こるかは知っている。それは最近、ハンガーフォード上空を飛んでいるときに始まった。その後、パリの爆発のあとにまた起こった。拳をぎゅっと握りしめ、気力を振り絞れば、なんとか奈落に落ちずにすむ、と学んだ。けれど今、すぐ目の前に、それは大きく口を開けている。

ぐっと目を閉じた。奈落が私を待ち受けている。うずたかく積み上がった遺体、腐臭と暑さ、爆弾が炸裂したとき、船が沈んだときにダンスしていた若者たち、手がない若者たち、棺を暴かれた子どもたち、人間の残酷さの証しがなすすべもなく刻まれた赤ん坊の小さな遺体、黒焦げの遺体、溺死体、線路で切断された遺体……。人間の苦しみがうごめく、深い、深い穴。

私はまた顔を上げた。目をしばたたかせて、オフィスを見回す。パソコン、デスク、写真、ファイル、犬たち。何もかも正常だ。またしても一瞬にして、地獄へ旅してしまった。てんかんの発作に負けないくらい、突然で衝撃的だ。

そしてなんとか、また今に戻ってきた。やるべきことがあるのだ。内務省に手紙を書いて、ノアの事件で裁判官から浴びせられたコメントを、報告しなくてはならない。

それから間もなく、内務省から返信が来た。彼らはすでに事件のことを知っていて、「しばらく前に知った」と書かれていた。私には、わざわざ知らせなかったが。この事件に関わった警察官が、私のことを内務省に報告し、内務省はファイルを英国医事委員会に提出することにしたという。「弁護士に相談されてはどうか」と書いてあった。

もちろん相談した。弁護士は「大丈夫ですよ」と言ってくれたが、安心はできなかった。夜には恐ろしい夢を見て、昼間はオフィスで目覚めていながら、悪夢と闘った。

そしてついに、1通の手紙が届いた。震える手で封を切る。「あなたに対する訴えはすべて退けられました。終了です」と書いてあるのを期待して。

だが手紙には、「英国医事委員会があなたを調査中です」と書かれていた。私が署名したノアの検死報告書の死因によって、私の能力が疑問視されているという。

これで、あらゆる喜びがさっと動きを止めた。まだ「パニック発作」とは認めていない、あの現象はどうなったのかって？　さすがの私も、まさにそれだと認めざるを得なくなった。

仕事人生を通して、ずっと事件の調査をしてきた。なのに今や、私が事件だ。私が調査されている。英国医事委員会は基本的に民間の裁判所で、独自のペースで非公開で調査を進める。問題の解決にどれくらい時間がかかるのか教えてはくれないし、指示を出す以外、その問題についてのやりとりもしない（指示には、ごく短期間に対応しなくてはならなかった）。

わかっているのは、英国医事委員会がひそかに同業者や検死官や警察官など、私と仕事をした人たちに連絡を取り、私や私のスキルについての意見を求めること。英国医事委員会は、この事案が次の段階――審判所――に委ねられるのかどうか、委ねられるとしたらいつなのか、教えてくれなかった。審判所に委ねられたときに、連絡が来るという。

審判所とは、「医療従事者審判所サービス（ＭＰＴＳ）」のことだ。これは英国医事委員会とは別の独立した機関で、英国医事委員会から送られてきた事件の裁定をする。ＭＰＴＳは宣誓の上で証言を聞き、法廷弁護士による尋問や反対尋問を経て、その医師が仕事をするのにふさわしいかどうか裁決する。事実上の裁判所だ。

こんなことになったのは、家庭裁判所で働く別の法病理学者が、私がミスを犯した、という見解を示したからだ。ノアの明らかな怪我を見落とし、彼には間違いに見える死因を選んだ、と。病理学とは、事実と経験と判断の組み合わせだ。だが、審判所はそれを無視して、「信頼できない医師だ」という批判をもとに結論を導くかもしれない。私に子どもの死因や、きょうだいが危険にさらされるか否かの判断を任せることはできない、と。そして、私を除名すべきだ、と判断するかもしれない。医師登録簿から抹消されるかもしれないのだ。

英国医事委員会の調査が始まると、かつてない驚くほどの頻度で、パニック発作に見舞われるようになった。心臓が止まりそうに、胸が張り裂けそうになる映像が次々と脳裏に浮かび、頭の中を完全に占領するようになった。

なんとか冷静に、状況を医学的な視点で見ようとした。そう、こうした不意打ちは、ある日ハンガーフォード上空を飛んでいたときに始まったのだ。一体なぜ始まって、なぜ治まったのだろう？　はっきりしているのは、英国医事委員会の調査がきっかけで、この忌まわしくも強引なパニック発作がぶり返したこと。「決して間違えないはずの男」を世の中が疑い始めたことで、隠されていた恐怖の深い淵が、パカッと口を開けたのだろうか？　そして、この恐怖の手綱を握ることは、もうできないのだろうか？

――答えはなかった。私の頭の中に住み着いた映像が、まさかと思うような瞬間に、突然丸ごと姿を現すのだ。リンダの飲み物にポロッと氷を入れただけで、私はバリに戻って、解けかけの氷袋の下で腐っていく、若者たちの遺体を見つめている。オフィスに積んであるファイルを開いたときなどは論外だ。ファイルの中で、写真が待ち伏せしているから。そもそも頭の中には、管理しきれないほどたくさんの写真がすでに詰まっている。恐怖心で動けなくなる。「抑えようがない」としか言いようのない、恐怖に慄然(りつぜん)とする。死臭がそばから離れなくなった。

不意打ちを食らうたびに、眠りを奪われ、喜びを奪われ、不安にさいなまれて、すっかり自信を喪失した。休息が取れなくなるとすぐ、物が読めなくなった。本を手に取ったり開いたりする決心がつかないからだ。そのうち、何も決められなくなった。私は紅茶を飲みたいのかな？　わからない。朝起きるべきかどうかもわからないのに、着替えるべきかどうかなど、わかるわけがない。今後のこと？　そんなものは存在しない。自分が知っていた、関心を持っていたつもりだったあらゆることが、突然、意味を持たなくなった。一日の大半を、ひたすら「目を閉じてはいけない」と思いながら過ごしている。さまざまな映像が心をさらおうとうろつき回り、目を閉じた瞬間に襲ってくることに気づいたからだ。

暑い夏の朝、心は腐りかけの身体の断片にしつこく追いかけられていた。腸。スポンジ状の肝臓。鼓動しなくなった心臓。手。結婚指輪をはめている手もある。誰の手なのか確かめるため、指輪を外して、刻まれた名前を読まなくてはならなかった。猛烈な腐臭に思わず息をのむ。

こんなふうに生きるくらいなら、死んだほうがマシだ、と思った。

でも、どうやって？

鉄道ならあっという間だが、自分勝手だろう。電車の前に人が現れるなんて、運転士のトラウマになりかねないし、忘れられない惨状をもたらして、家族を一生苦しめるだろう。首吊りはうまくいかないかもしれないし、瞬く間には終わらないかもしれない。銃はよさそうだが、どうすれば入手できるのだろう？ 車で崖から落ちるのはシンプルな選択肢に思えるが、行ける範囲でちょうどいい崖を見つけなくてはならない。そもそもギアを壊さずに3速に上げられる気がしないのだから、これは難しい。

当時の自分の言動が理解できないのは、自分の頭の中からしか世の中を見られなくなっていたからだ。あんな世界に住み続けたい人などいない。私の行動はリンダをひどく心配させたため、救急救命科に連れていかれ、精神科チームの診察を受けた。思慮深くて良識のある上級法病理学者のリチャード・シェパード博士が、ぶるぶる震えながら座って、精神科医に「どんな映像が見えているか話してください」と優しく声をかけられている。説明しようと努めたけれど、言葉は一つも出てこなかった。

診断は難しくなかった。この本の読者はすでに、「PTSD（心的外傷後ストレス障害）だ」と診断していたのではないだろうか。その徴候に気づいていないのは、どうやら私だけだった。

私のPTSDは、これまでに検死・解剖した2万3000人の遺体の、どれかによるものではない。そのすべてによるものでもない。これまで後片づけに関わった災害のどれかによるものではないし、そのすべてによるものでもない。生涯をかけて、すべての人たち——裁判所、遺族、市民、社会——を代表して、人間の人間に対する残酷さを、じかに証言してきたことで発症したのだ。

この診断の結果、どうなったのかって？

2016年の夏、仕事を休んだ。

二つの治療法は、話すことと薬。

そして、この本を書いた。

秋に検死と解剖の世界に戻る予定だったが、どうやって、もう一度働けばいいのかわからなかった。どうやって動脈を小さく切り分け、どうやって脳を頭蓋骨から取り出し、どうやって顔の内側を調べ、災害が起こったときには、死者が列をつくって待っている超満員の遺体安置所の真ん中に、どうやって立てばいいのだろう。どうやって……どうやって……どうやって……。法病理学者としての今後など、もう想像もつかない。

だがその後、変化があった。最初は小さく。私が話を始めたのだ。思い出したのは昔、ジェンと一緒に、クラパムのカウンセリングルームに座っていたときのこと。心はあちこちさまようものの、口はほとんど固く閉じたままだった。今は思いやり深いプロと一緒に、静かな部屋に座って、心がさまようのを許している。最初はほんの少し。それからプロに、どこにいるのかを話すのだ。心をさまようままにさせるなんて、危険な綱渡りだ。しっかり手綱を握って抑えていないと、どこまで行ってしまうかは誰にもわからない。それでも、プロに付き添ってもらいながら、ゆっくりゆっくり、毎週毎週、思いを少しずつ解き放っていった。そうして地獄への旅を報告することで、旅自体が減ってきたのに気がついた。少しずつ。

ある日、気分がよくなってきた。まだ英国医事委員会からは一言もないし、夏がどこへ消え、いつの間に秋になったのかも知らなかったが、不意に、ハンガーフォード上空での初めてのパニック発作と同じくらい突然に、猛烈な不安が消えた。今にもぶつかりそうな勢いで転がってくる巨大な岩が、勢いを失ったのだ。重くのしかかって、歩く力も考える力も奪ったあの恐怖が、きのこ雲のようにわっと空へ抜け、ふわふわと流れていった。

その隙間を、かつて感じていた人生の喜びの、かすかな欠片が埋めた。それが長く続かないことはわかっている。普通の状態がちらりと顔をのぞかせただけだ、と。でも、今はそれで十分だ。一瞬のチャンスをつかんで、飛行機で空を飛び、離陸のスリルを味わい、ささいなことやつまらないこと、今の日常から抜け出したい、と思った。だがもちろん、狂気の夏を経験し、パイロット免許は一時的に返納させられている。

私は、リンダのところへ駆け込んだ。リンダは、もうすぐ出廷する予定の子どもの虐待事件にやや眉をひそめながら、デスクで仕事をしていた。

「散歩に行こう！」と私は叫んだ。たぶん、必要以上に大きな声で。リンダは不思議そうに私を見たが、即パソコンを打つのをやめた。

そして一緒に、老犬と新しい子犬を車に乗せた。私には、秋の太陽が夏の間よりも、ずっと赤々と燃えているように見えた。田舎の輝くような美しさに、人生で初めて町を出た人のように目を見張る。自然いっぱいの場所に着くと、木の葉がサラサラと音を立てて金色に輝き、丘の中腹に立つランプの木のように見えた。子犬は大喜びで吠え、あたりを何周も駆け回り、老犬でさえもちょっぴり走り回った。世界は美しく、パーティーに備えるかのように豪華に着飾っている。世界は夏の間もずっと最高の装いだったはずなのに、私は失礼なことに、気づきも見惚れもしなかった。

リンダが言った。「あなた、調子が……」

「よさそう?」

彼女がうなずいた。リンダの顔が、動かなくても変化したのがわかる。まるで秘密のルールに沿って、細胞の一つ一つがそっと配置を換えたみたいに。微笑んでいるわけではないのに、幸せそうに見える。PTSDは、そばで見守らなくてはならない人たちにとって、何とつらい病気だろうか。

丘の中腹を、木々の葉っぱを、犬たちを、リンダを、世界の美しさを吸収しようとした。ビールをがぶ飲みする男のようにがぶがぶ飲み込んで、また闇に包まれる前に取り込めるだけ取り込もうと。また闇が来るとわかっているから。「治った」という言葉は、残念ながらPTSDの辞書にはない。それでも、病がない世界を垣間見たことで――2時間か3時間続いたはずだ――「もっと」と望むことができた。「もっと」と手を伸ばすエネルギーをもらえた。次に普通の状態が垣間見えたときには、もう少し長く続くだろう。結局、次は丸一日続いた。少しずつ、私の周りに、色とりどりの美しい世界が再び形づくられ始めた。ジグソーパズルのように。

もちろん、後退する瞬間もたびたびあった(今もある)。リンダがお酒を飲むときは、氷は必ず本人が入れる。英国医事委員会の調査について弁護士から連絡があると、「進展はありません」と言われただけでも、一日何もできなくなってしまう。まるで弁護士に本当に突き飛ばされたみたいに。オフィスでは、相変わらず避けなくてはならないファイルがある。見られない画像が含まれているからだ。1〜2年かけて書いたり休んだり、ついには脇へ押しやったりしてきたこの本でさえ、今のところあまり読み返したくない章がある。それでも、あの夏が教えてくれた。私はこれを書き終えたいのだ。ライフワークである法病理学を、一般の人たちにとっての、幽霊のような恐ろしい秘密にしておきたくなかった。文明社会が文明人に求める行動について語ることは、私たちみんなをもっと健全にしてくれるから。

そんなある日、電話が鳴った。弁護士からだ。彼女はまだ手紙を受け取ってはいないが、「近々届く」と言われたそうだ。私に対する申し立てが、取り下げられたのだ。始まったときと同じように突然に。何の相談も説明もなく。審判所行きは、検討されてもいなかった。

これを乾杯の瞬間だなんて、とても呼べない。この問題のせいで、あまりに長く、あまりに苦しい旅をしてしまった。それでも、のしかかっていた重しは消えた。世界がはっきり、くっきり見えるようになった。誰かが目の焦点を合わせ直してくれたみたいに。それでも少しの間、どう感じればいいのかわからなかった。英国医事委員会の調査が、いや、深い亀裂が私の心に広がって、二度と消えない気がした。

リンダに知らせると、彼女の顔に広がった安堵と喜びが私にも伝わってきて、リンダの喜びを感じることができた。そのうち自分の喜びも、ほんの少しだけ感じられた気がする。長年のたいなら。

仕事が、濡れ衣騒動の中で幕を下ろすことはなくなった。今後も続けていいのだ。私がそうし

　仕事に戻るのは恐ろしかった。日時を承諾したものの、その日が近づくにつれて、やはり無理だという気がしてきた。精神科医は「イヤな思い出の手綱を握れるようになりましたよね」と言う。彼女の言う通りだ。思い出は、取り出したいときに取り出して振り返ることもできるし、片づけたいときにはまた引き出しの中にしまえる。思い出は消えないけれど、手綱を握ることはできるのだ。だから、仕事に戻ろう。

　復帰の初日、遺体安置所に足を踏み入れると、においがつんと鼻を突き、ドアが後ろでバタンと閉まった。その瞬間、私は勢いを失った。

　じっと、立ち尽くしてしまった。

　前に進めない。しかも、引き返すこともできない。中に入るのは耐えられないし、逃げ出すことも考えられない。心が曇り、まごついていると警察の人たちが到着した。

「やあ、先生。久しぶりだね。元気だった？」

　もう後戻りはできない。でも、前に進む必要もない。ここで挨拶を交わし、話をすればいいのだから。私は、じっと留まった。

　相手は知り合いの、好きな刑事だった。「今日担当してもらうのはね、すごく奇妙な事件なんだ。先生の解釈が楽しみだ」

すごく奇妙な事件？　背中を押してくれたのは、間違いなくこの言葉だった。5分後には、片手に紅茶のマグを、もう片方の手にビスケットを持って、ソファに座っていた。

　刑事は、記録に目を通している。

「故人は50代の女性で、大酒飲みで、まあ平たく言えば、ちょっと厄介な人物だった。娘の夫にいくらか金を貸したら、男はその後、娘を捨てて金も返さなかった。だからある日、女性は一杯飲んでこの男の家へ行って、対決することにした。さんざん怒鳴り合って、ののしり合った。男は言ってる。『家から穏やかに出ていってもらうように案内したけど、彼女がへべれけだったから転んでしまった』と。彼女のほうは、男に押されたと言っていた。いずれにせよ、女性は床に倒れた」

　まったく奇妙な話には聞こえない。こんなことは、私の世界では日常茶飯事だ。

「それで、彼が押したんですか？」と私は聞いた。

「われわれはそう思ってる。ただし最初、男の新しい恋人は『押してません』と言ってた。彼女が唯一の目撃者なんだ」

　まだ、奇妙なところはない。

　冷蔵庫のドアの、ガチャン、ガチャンという音が聞こえた。遺体が搬入されたり、搬出されたりしている。私は息をのんだ。音で多くの災害を、多くの遺体を思い出したのだ。刑事に集中しようと努めた。

「先生に聞きたいんだけどさ、男が押し倒したとしたら、それで死んだのかな？」

「転んでから、どれくらいで亡くなったんですか？」

「何日も何日も経ってからだよ。倒れて起き上がれなかったから、男は救急車を呼んだ。病院のスタッフは女性に言った。『骨盤が1本折れてますけど、できることはあまりありません。ただ鎮痛剤を飲み続けてください。それが一般的な治療なんです』と。すると女性は、救急救命科のスタッフに怒鳴ったり毒づいたりしだした。だから病院も、早々に追い出すわけにもいかなくて……」

これは、医療過失の話なのだろうか？　私は紅茶をすすった。だんだん面白くなってきた。

「女性は結局、娘のところで過ごすことになった。そこで大好きな酒を浴びるほど飲ませてもらったんだが、女性は苦しんで、どんなに酒や鎮痛剤をのんでもマシにならなかった。だから数日後に、娘が救急車を呼んだんだ。今度は、別の病院に運ばれた。そこで『骨盤が1本じゃなくて5本折れてるから、入院しなくちゃいけません』と言われたんだ。でも、彼女が息を切らしてるから、整形外科チームが決めた。『喘息(ぜんそく)がひどいから、内科病棟に行くべきだ』と」

「それで、内科チームは受け入れたんですか？　それもどうかしてますね。つまり女性は、ひどい骨盤骨折を抱えた喘息のアルコール依存症患者ってことですか？」

「確か、てんかん患者でもあったと思う……」。刑事は私に病院の記録を手渡し、私がファイルをちらちら見ている間に、さらに話を続けた。骨粗しょう症、喘息、アルコール依存症、てんかん……。

「ああ、糖尿病もありますね」と私。

「この女性は、いつ死んでもおかしくない状態だったんですね」と、警察官の一人が言った。

「まるで医学事典じゃないですか」

　刑事がすばやく言う。「だからと言って、自然死とは限らない」

「その通りです」と、私もうなずいた。「それで、その後どうなったんですか？」

「えっと、病棟で彼女がひどく咳き込んでるのに気づいて、病院が喘息と肺感染症の治療をしたんだ。女性は失神するまで咳き込み続けた。そして5日ほど経って、また激しい咳の発作を起こして、衰弱して死亡した」

「病院はどうしたんですか？」

「もちろん、蘇生を試みた。病院は思ったんだ。これは肺……えっと……肺……肺……」

「肺塞栓（そくせん）症ですか？　骨盤を骨折して何日もベッドに横になっていたなら、明らかにそれですね」

「そう、それだ。とにかく病院は蘇生をして、それから、あれだ、えーと……」

「血栓を分解しようとした」

　――それは残念だ。確かに正しい処置だが、患者を救えなかった上に、法病理学者の助けにもならない。血栓があれば見つけられたはずだが、もう分解されてしまっただろう。

「女性の回復を待って、義理の息子を重傷罪に問う相談をしようと思ってたんだが、病院に電話して『彼女に質問していいですか？』と聞いたら、看護師に言われたんだ。『あら、お伝えするのを忘れてました。彼女、亡くなったんです』と。だから、突如として重傷罪から故殺

〈非計画的殺人〉容疑に変わったんだ」

私は紅茶を飲み終えた。ここでようやく、奇妙な事件になった。今、死因の候補を五つも提示されているが、まったく別の理由で亡くなった可能性もある。その謎に答えてくれるのは本人の遺体だけだが、その遺体が今、私たちを待っている。私は立ち上がった。このミステリーに、好奇心をかき立てられている。

「わかりました。では、彼女を見ましょうか」

検死室に向かう途中で、刑事に言った。「これは私ではなく、あなたの得意分野です。でも、義理の息子が押した証拠も十分揃ってはいませんね。女性が酔っていたなら、男性の家に着く前に転んで怪我をしていた可能性もあります」

「実は、男の恋人の証言を得てるんだ。彼女は男と別れて、供述を変えた。今は『彼が女性を押し倒しました。強く押したんです』と言ってる」

うーん。証言を180度変える証人に、陪審員は好感を持たないだろう。

「それから」と刑事はつけ足した。「義理の息子の家へ行く5分ほど前の、故人の映像を監視カメラがとらえてたんだ。そのときは問題なく歩けていた。だから起訴するには、先生の証言が必要なんだよ」

私はその証拠を探したが、ずっと意識していた。義理の息子には故殺の容疑がかかっていて、懲役刑になる可能性がある、と。警察に見解を伝えるのは、自分が間違っていないと100パーセント確信できてからだ。

女性は56歳だったが、96歳に見えた。

「年齢は、本当に合ってますか?」と私は聞いた。

警察官がうなずく。

太りすぎの遺体の検死をした。アルコール依存症患者の遺体はたいていそうだが、擦り傷や切り傷でいっぱいだ。その一つ一つのサイズを測って、文章で説明しなくてはならない。私はメモを取り、撮影スタッフにも忙しく働いてもらっている。

「カメラの画質の設定は、どうなってますか?」と私は聞いた。

撮影スタッフが、驚いたように私を見る。

「一番低い画質です、先生」

思わず身を乗り出した。「なんで最低画質なんですか? できる限り最高の画質で撮りたいはずでしょう?」

「もちろんですよ」と彼は言った。「でも、警察のコンピューターシステムだと、大きなファイルを処理できないんです。だから、低画質でいかなくちゃいけない」

不正確な状態をなぜ受け入れているのか、その答えになってはいないが、彼の声にそれほど残念そうな響きはなかった。彼にしてみれば、お粗末なコンピューターシステムを思えば、これがシンプルかつ妥当な結論なのだろう。自分の写真が、何百人もの人を有罪にするかもしれないのに、どうでもいいのだろうか。私のキャリアも、あわやおしまいになりかけたというのに。私は、ただため息をついた。それ以外に何ができるだろう?

そして、そろそろナイフを入れる時間になった。PM40を手に、患者の右側に立つ。最後に裸の遺体の傍らに立ってから、長い年月が経ったような気がする。私は本当に、これがやりたいのだろうか？　頭の中のおぞましいスクラップブックに、さらにイヤな思い出を蓄えたいのだろうか？　いつ何時、何の前触れもなく、パカッと開くかもしれないのに。

少しずつ遺体を開き、独特のカットで腹腔に切り込む。独特なのは、私が考案したからだ。「シェパード・カット」と呼んでほしい。正中線に沿って筋肉を切り下ろすのではなく、肋骨の底に沿って切り、両方の脇腹へ切り進む。それから、腹壁の筋肉を、箱のフタを開けるように折り広げる。きちんと、上手に。するとそこに、折れた骨盤の周りの筋肉や組織の中に、大量の出血が見えた。

「期待できそうだ！」と、刑事がうれしそうに言う。

「確かに大量に出血してましたね」と私もうなずいて、血液をくみ出し、胸腔と腹腔に横たわる臓器を見た。「でも、出血はどれも最近のものには見えませんね」

臓器をじっと見つめたり持ち上げたりつついたりしているうちに、彼女のこれまでの人生が見えてきた。

「それ、肝臓ですか？」と、腹部の一番上に横たわる小さな灰色の臓器を指さして、警官の一人が言った。素人でも、ずいぶん前から不健康な状態だったことはわかる。「死んだオウムみたいだ」

「ホルマリン漬けにする必要はないね、先生。すでに自分でしてくれてるよ」と、別の警察官が言った。

刑事が首を横に振りながら言う。「先生、お願いだから、肝臓のせいで死んだなんて言わないでくれよ」

私は言った。「確かにひどい状態のようですが、顕微鏡で見れば、どれくらい悪かったか正確にわかるでしょう……肺もあまりよくないようだ。ここにかなり肺気腫が見られますね」

交通量の多い幹線道路のそばにずっと住んでいたか、汚染された工場で働いていたか、ヘビースモーカーだったのだろう。肺は黒ずみ、ところどころ真っ黒で、大きな穴がたくさん開いている。

「喘息のせいで死んだ、っていうのも聞きたくないな」と、刑事が暗い顔で言う。「それに『心臓も悪いです』なんて言ったら、俺泣いちゃうよ」

「おそらく心臓にも、問題を抱えてますね。取り出して、きちんと調べなくちゃならないでしょう」

「先生、自然死だなんて言わないでくれよ。ほんとに彼を逮捕したいんだから。この女性はまだ56歳かもしれないが、本当にお年寄りでか弱く見えるよ。それを大柄な男が思いきり押して、骨盤が5ヵ所も折れて、その後亡くなったんだ。逃げ切りは許されない」

私は言った。「女性の家族はもしかしたら、最初の病院を訴えるかもしれませんね。骨盤を5ヵ所も骨折してるのに、鎮痛剤だけで追い払ったと。もちろん、その後娘さんの家で転倒して、4ヵ所骨折したのでなければですが……」

「娘さんは何も言ってないけど、最初の病院で撮ったX線写真をチェックしておこう」と、メモを取りながら刑事は言った。「病院相手の訴訟には、あまり興味ないけどな。そもそも男が押したせいで骨折したんだから」

「それにしても、なんで骨盤の骨折で死ぬんですか？」と、別の警察官が聞いた。

「骨盤の骨折による間接的な死因は、肺塞栓症です。何日も病院で横になっていたら、脚に血栓ができやすくなって、その血栓が血管を通って肺に達してしまうんです。残念ながら、病院は蘇生の際に薬を投与して血の塊を分解してしまったから、見つけられないでしょうが。たとえあったとしてもね」

「何てこった」と刑事が言った。「証拠が必要なんだよ」

「もう一つ、骨折後にありがちな死因に、脂肪塞栓症という別の塞栓症があります。これがどうして起こるのかはわかっていません。たぶん骨折した箇所の骨髄の脂肪が、傷ついた血管を通って肺に向かうんでしょう。肺に達すると、肺を通って心臓、腎臓、脳……と運ばれていって、死に至ることが多いです。不思議なのは、外傷から死まで1週間ほどかかることですね」

「なるほど！」と、刑事は顔を輝かせた。「それだったかどうか、いつわかる？」

「おそらく、脂肪塞栓はある程度は発生していたでしょうね。骨折やいろんなことがあったあとに、できる人が多いから。つまりは、程度の問題です……脂肪塞栓がいくつあるかを知る必要があるし、その数が多ければ、即座にそれが死因だとわかりますよ」

「いつわかるんだい、先生？」

「1週間程度ですが、どのみち毒物検査の結果も待たなくちゃいけないでしょう」

刑事が私を見て言う。「言っただろ、奇妙な事件だって」

私も、にやりと笑顔を返した。「ええ。ほんとに」

この事件については、ずいぶん考えた。だが、翌日は考えなかった。パイロット免許が戻ってきたから、今から飛びにいくのだ。一人で、なんにもない中を、何にも邪魔されずに、素晴らしいごこちそうを味わうのだ。そう、眼下にはイングランドの田園風景が広がり、遠くにはくすんだ紺碧の海が見える。飛行機が舞い上がり、私も舞い上がる。頭の中は見事にすっきりしている。空のように、海のように。


1週間ほど経って、別の検死・解剖でまた同じ刑事と顔を合わせた。別の奇妙な事件で。男がパブを出て、のちに川の中で遺体で発見された。遺族は、彼が誰かに襲われて、そのあと川に捨てられた、と信じている。

「ところで」と、検死台の向こう側から刑事が言った。「押された酔っ払いの女性の死因は、わかったかい?」

私は、川で見つかった男性に目を走らせている。彼については、一つ考えがあった。

「あの事件には頭を抱えてますよ。あの女性は本当に複雑な症例です。肺と脳に相当な数の脂肪塞栓を見つけたんですが、調べてみると、それが死因だと100パーセント確信できるほどの数じゃないんですよ」

刑事は、うなるような声を出した。

「死因は、『出血と脂肪塞栓を伴う骨盤骨折』になると思います。パート2として——もちろん、関連所見のことですが——肝硬変や糖尿病なども基礎疾患として書き加えるつもりです」

刑事が、私をじっと見る。

「要するに！　骨折だったんだな！」

「私は、死因についての見解を述べるだけです。異議を唱える人たちもいるでしょうから、最終的に起訴するかどうかを判断するのは検察庁です。私は起訴すべきだと思いますが。でも、最近の検察庁を思うと……」。私はあきれたように目を回した。「もちろん最後に、合理的疑いの余地があるかないか、判断するのは陪審員ですけどね」

「起訴されなければ、陪審員は判断できないよ。ありがとう、先生。絶対に、あの義理の息子を故殺で逮捕するから」

「検察が逮捕を許すのは、裁判に勝てると確信した場合だけでしょう。そして今のところ、確信してない」

「何が邪魔してるんだ？」

「検察は私に、骨盤骨折にもっと重きを置いてもらいたがってます」

刑事が私を、注意深く見つめる。

「できるのかい、先生？」

溺死体をはさんで、じっと見つめ返す。

「良心が許すところまでは、もうやりました」

「しかし――」

「私が出した死因が、すべてを語ってます。女性は骨盤骨折による合併症で死亡しましたが、慢性疾患をいくつも抱えて、すでに病んでいた。『被害者のあるがままを甘受せよ』〔被害者がもともと弱かったために通常以上の被害を被った場合も、加害者はその責任を免れない、という法的な原則〕でしょ？　検察庁の小役人たちが私の書いたものが理解できない上に――できてるとは思えません――、私が『調査結果や根拠を説明するから』と会議を求めてもきっぱり断ってくるなら、これ以上何ができますか？」

「先生――」

「私は公正にやってきました。公正にやるのが仕事です」

この時点で刑事は「法病理学者ってやつは……」と相当苛立っているはずだから、私は目の前の遺体に集中した。これは、排尿による死亡事例ではないか、と私は疑っている。酔っ払いが不安定によろよろ歩くことは、誰でも知っている。たとえ排尿の際によろけてもトイレが汚れてしまうくらいで、普段はあまり問題にならない。だが、酔っぱらいが帰り道に川や湖で用を足そうとしたときには、問題が生じる恐れがある。ちょっとよろめきすぎると、いきなり危険な組み合わせが生まれる。千鳥足の酔っ払いが、冷たい水の中にドボンと落ちてしまうのだ。

男性の遺体を注意深く調べ、遺族が「殺された」根拠にしている、殴り合いの痕を探した。いくつか軽い打撲傷と……ごくわずかな裂傷がある。どうやら川の中でついたもののようだ。そして、決定的な発見は、社会の窓が開けっ放しで、ペニスが出たままになっていたこと。骨盤を調べながら、膀胱は満杯だろうと確信した。また、口と鼻から大量に泡が出ている。典型的な溺死のしるしだ。つまり、男性は川に入ったときは生きていて、そのあと……私は集中していて、怒らせた刑事のことをほとんど忘れていた。

「先生……？」

顔を上げて、まばたきしながら刑事を見た。

「心から尊敬するよ」

私は、さらに激しくまばたきをした。警察の人から、こんなことを言われたことはない。

「先生は長年、ほとんどの人間が考えたくもないような仕事を、ずっとやってきたんだ。その上、いまだに仕事に魅了されてる――先生を見ていたらわかるよ。ここにいるのは、たぶん立ちションしながら小便の上に倒れて死んだバカ野郎だ。この前の女は、どっちにしたって死にかけの、救いようのないアル中さ。それでも先生は、この人たちを大事に思ってる。たとえ何があろうと、大事に思ってるから公正でいられるんだ」

背後の遺体安置所が、カランと音を立てた。ストレッチャーで、遺体をあちこちへ動かしている。すぐそばの、淡い光が灯るパステルカラーの「お別れの部屋」では、親族の誰かが大声で泣きじゃくっている。私たちの周りには警察の集団がいて、私が握るナイフを見ながら待っている。私は目の前の遺体に目を向けた。太りすぎで、髪の毛が後退し、指はしわだらけで白くなり、一部の皮膚がはげて、ほんの少し腐敗し、相当ツイてなかった私の同胞。

刑事の言葉を、適当な軽口で受け流そうとした。「40年経っても、パズルを解くのが楽しくってね」とかなんとか。でも、できなかった。彼の言う通りだとわかっているから。私は本当に、大事に思っていた。そして今も、それは変わらない。

謝辞

仕事人生を通して、この職業に携わってこられたことを、心から幸運に思います。その存在を知った瞬間から、私はこの仕事に心を奪われています。しかし、あっという間に過ぎ去った40年以上を振り返って改めて気づいたのは、家族や友人や同僚が、どれほど重要な役目を果たしてくれたかです。私はすべての方を覚えていますが、もちろんあまりに大勢で全員のお名前を挙げることはできないので、ここでは一部の方々だけに感謝を申し上げます。ルーファス・クロンプトン博士と、ビル・ロバートソン教授。お二人は、私が聖ジョージ病院で法病理学を研究できるよう、特別に仕事をつくり、道を示してくださいました。

　これまでに仕え、共に仕事をしてきた、ポール・ナップマン、ジョン・バートン、デイビッド・ポール、アリソン・トンプソン、マイケル・バージェスをはじめとした多くの検死官。彼らのサポートのおかげで、悲しみに暮れる多くの遺族に理解と心の整理をしてもらうことができました。

　ガイズ病院で共に働いたイアン・ウェスト博士、ベスナ・ジューロビッチ博士、イアン・ヒル博士。そしてもちろん、聖ジョージ病院・法医学科のロバート・チャップマン博士、マーガレット・スターク博士、デビー・ロジャーズ博士、それから、疲れ知らずのリアノン・レインといつも陽気なキャシー・ペイラー。

英国中の遺体安置所スタッフのことも、忘れてはいません。評価されることも称賛されることもほとんどない彼らの素晴らしいスキルと、友情と、サポートと、もちろん紅茶に！　英国や海外のあらゆる種類の法廷で仕事をしてきましたが、法廷スタッフは常に礼儀正しく、頼りになる存在です。とくに、オールド・ベイリーのスタッフに言及しなくてはなりません。証言の長い待ち時間に、よく知るようになった人たちもいます。攻撃的な法廷弁護士にこき下ろされたあとなどには、彼らの明るい笑顔や励ましの言葉を、いつもありがたく思います。

これまで一緒に仕事をしてきた多くの警察官のみなさん、とくにスティーブ・グウィリアム。彼は素晴らしい同僚で、駆け出しの頃から、プロとして一緒に成長したように思います。そして、私に空を飛ぶ方法を教え、まったく新しい世界を開いてくれたのも彼でした。多くの事務弁護士、法廷弁護士、裁判官のみなさん。一緒に仕事ができて光栄でした。

それから、もちろん、家族のみんな。まずはジェン。キャリアを重ねていく私を大いに支えてくれた彼女は、共に過ごした時期に、強い決意で医療の仕事を本人が思いもしなかった分野へと広げていきました。また、私たちの子どもであるクリスとアナ、そして孫のオースティンとアイオナを、私はことのほか自慢に思っています。

それから、リンダ。彼女は素晴らしい妻であり、私の人生に変わらず寄り添ってくれています。私が地に足のついた人生を送れるのも、庭づくりが大好きになったのも、リンダのおかげです。彼女の愛と支えがなければ、歩み続けられなかった日もありました。さらに、言うまでもありませんが、うれしいことにリンダが連れてきてくれた三人の「新メンバー」、レイチェルとサラとリディア。家族のみんな、私が年を取らないように、ほんのちょっぴりでも偉ぶったりしないように、たゆまぬ努力をしてくれて、ありがとう。

マーク・ルーカスとローランド・ホワイト、そしてホワイトの素晴らしいチームのみなさん、とくにマイケル・ジョセフ社のアリエル・パキアの忍耐とサポートに。彼らの導きのおかげで、今みなさんが手にしている作品は無事に着陸できました。心から感謝しています。

最後に、今うちにいるジャック・ラッセル・テリアのアーチーとバーティ、そして彼らの前任者たちに。いつもそばにいてくれて、専属トレーナーを務めてくれて、懐の深い親友でいてくれてありがとう。

解説

養老孟司

この本は長年イギリスで司法関係の解剖を続けてきた著者の半生の自伝である。医学生の時から法医学（法病理学）を志し、公職を退くまでの人生をじつに淡々と描く。年配者にありがちな自慢もなく、その意味で嫌味のない、素直で感じのいい作品になっている。

本書では「法病理学者」という訳語が使われているが、今ではテレビなどで解剖医という表現が使われることもある。半世紀前のまだ私が現役の時代には、そういう言葉はなかった。日本の慣習では、法医学という術語が使われるが、社会制度の違いもあり、遺体を解剖することで、その人の死について、さまざまな具体的な情報を得るという意味では、法医学はまさに病理学であって、一般の病理解剖が病死すなわち「自然死」した人についての解剖であるのに対して、事故や殺人のような「不自然な死」は法医学の対象であり、原題はまさに「不自然死」となっている。

いわゆる「解剖」にはいくつかの種類があり、その目的によって異なる専門分野が成立している。病理学は遺体を精細に調べて、死因を確定したり病気のあり方を追究するもので、患者さんが病気で死亡した場合に、遺族の同意を得て行われる。殺人や事故など、不慮の出来事による死は、司法の扱いになるので、そのための解剖はわが国では法医学と呼ばれる分野になる。
さらに遺体を解剖してなにが起こったのかを知るためには、そもそも正常な人体とはどういうものかがわかっていなければならない。正常な人体を研究教育する分野は系統解剖学と呼ばれている。「系統」という名があるのは、骨格系、筋肉系、循環器系、消化器系など、人体をさまざまな「系統」に分けて攻究するからで、医学生は最初の課程でこれを学ぶ。大学の医学部に入った学生は、まず系統解剖学を学ぶことになるので、日常的に解剖という時は、系統解剖を指すことが多い。

他方、臨床医学と関係が深いのは病理解剖で、病気の患者さんが亡くなった時に、最後に解剖によって病状の原因の詳細を確認することができる。その意味では病理解剖は実用的で、目的がはっきりしている。法医学における解剖もそれによく似ていて、自然死ではない遺体を解剖するところに特徴がある。

遺体自体の処理方法も、解剖の手技も、系統解剖と病理・法医解剖では明確に違っている。系統解剖の場合には、遺体はあらかじめホルマリンとアルコールで固定という作業が施されている。病理と法医の解剖では、遺体はいわば「生のまま」で、固定操作は施されていない。固定をする理由は、系統解剖は教育研究という目的のために時間がかかるので、遺体の腐敗が進んでしまう。それを避けるためが大きい。

本書は推理小説でおなじみの、法医学者の半生の報告である。学生時代から志していたというから、医学者としては相当に変わった人である。

著者は仕事を続けているうちに、刃物による刺傷の専門家と見なされるようになってしまったと書く。なにしろ自分の食べるステーキを刃物で刺して傷を観察したというのだから、並みの神経ではない。全体に具体的な事件を積み重ねて書かれているので、わかりやすく、読みやすい。著者が専門家としてしだいに成熟していく過程が理解でき、他の分野の人たちにも参考になると思う。

著者が現役で働いていた時代は、医学生物学の領域に革命的な変化が生じた時期である。分子生物学、細胞生物学が誕生し、その結果がさまざまな領域に影響を与えた。法医学でいうなら、ＤＮＡ鑑定が典型であろう。そうした背景を理解する読者は、著者の立ち位置がよくわかるだろうと思う。著者は丹念に、克明な仕事をした人に違いなく、目の前の業務をきちんと果たすことで日常の時間は費やされたに違いない。そういう人が新しい分野に挑戦する時間は到底なかったはずである。しかもこうした克明な仕事をする人なら、新しい分野でも同じようにやろうとするに違いない。短い仕事人生のうちでは、それは不可能というしかあるまい。

イギリスという社会には、私は強い関心がある。起きた出来事を克明に記録するからだ。あるイギリスの老解剖学者が、国際学会の折に、論文はドキュメントだ、と私に言ったことがある。その言い分の正否よりも、そういう見方が存在することに、若い私は驚いた。私は論文とはむしろ思考の結果を記すもので、そこが重要だと思っていたからである。その意味で、本書は優れたイギリス流のドキュメントになっていると思う。

●著者

リチャード・シェパード Richard Shepherd

西ロンドンで生まれ、イングランド南東部の町ワトフォードで育つ。1977年、ロンドンの聖ジョージ大学医学部で医師資格を取得し、1987年、法病理学者としての卒後研修を修了。ガイズ病院・法医学部でキャリアをスタートさせた。以来、殺人事件から大規模災害に至るまで、国内外で数万件の不自然死の法医学的調査に携わる。ダイアナ元妃の死をめぐる公開調査の法病理学者として、とくに有名である。国内外の大学や会議で専門的な講義を行う一方で、中等学校等での講演活動も行っている。ほかの著書に『Simpson's Forensic Medicine 12Ed』『The Seven Ages of Death』がある。趣味は養蜂と空を飛ぶこと。

●訳者

長澤あかね（ながさわ・あかね）

奈良県生まれ、横浜在住。関西学院大学社会学部卒業。広告会社に勤務したのち、通訳を経て翻訳者に。訳書に『メンタルが強い人がやめた13の習慣』（講談社）、『マルチ・ポテンシャライト――好きなことを次々と仕事にして、一生食っていく方法』（PHP研究所）、『米海軍特殊部隊（ネイビー・シールズ）伝説の指揮官に学ぶ究極のリーダーシップ』（CCCメディアハウス）、『25年後のセックス・アンド・ザ・シティ』（大和書房）などがある。

●解説

養老孟司（ようろう・たけし）

1937年、神奈川県鎌倉市生まれ。東京大学名誉教授。幼少時代から親しむ昆虫採集と解剖学者としての視点から、自然環境から文明批評まで幅広く論じる。東大医学部教授時代に発表した『からだの見方』（筑摩書房）で89年、サントリー学芸賞。2003年刊行の『バカの壁』（新潮新書）は450万部を超える大ベストセラーとなった。

不自然な死因

イギリス法医学者が見てきた死と人生

2022年4月20日　第1刷発行

著者　リチャード・シェパード
訳者　長澤あかね
解説　養老孟司
発行者　佐藤靖
発行所　大和書房
東京都文京区関口1-33-4
電話　03-3203-4511
装丁　木庭貴信+角倉織音（オクターヴ）
カバー写真　Jan H. Andersen - stock.adobe.com
本文印刷所　シナノ
カバー印刷所　歩プロセス
製本所　小泉製本

ISBN978-4-479-39388-7

http://www.daiwashobo.co.jp

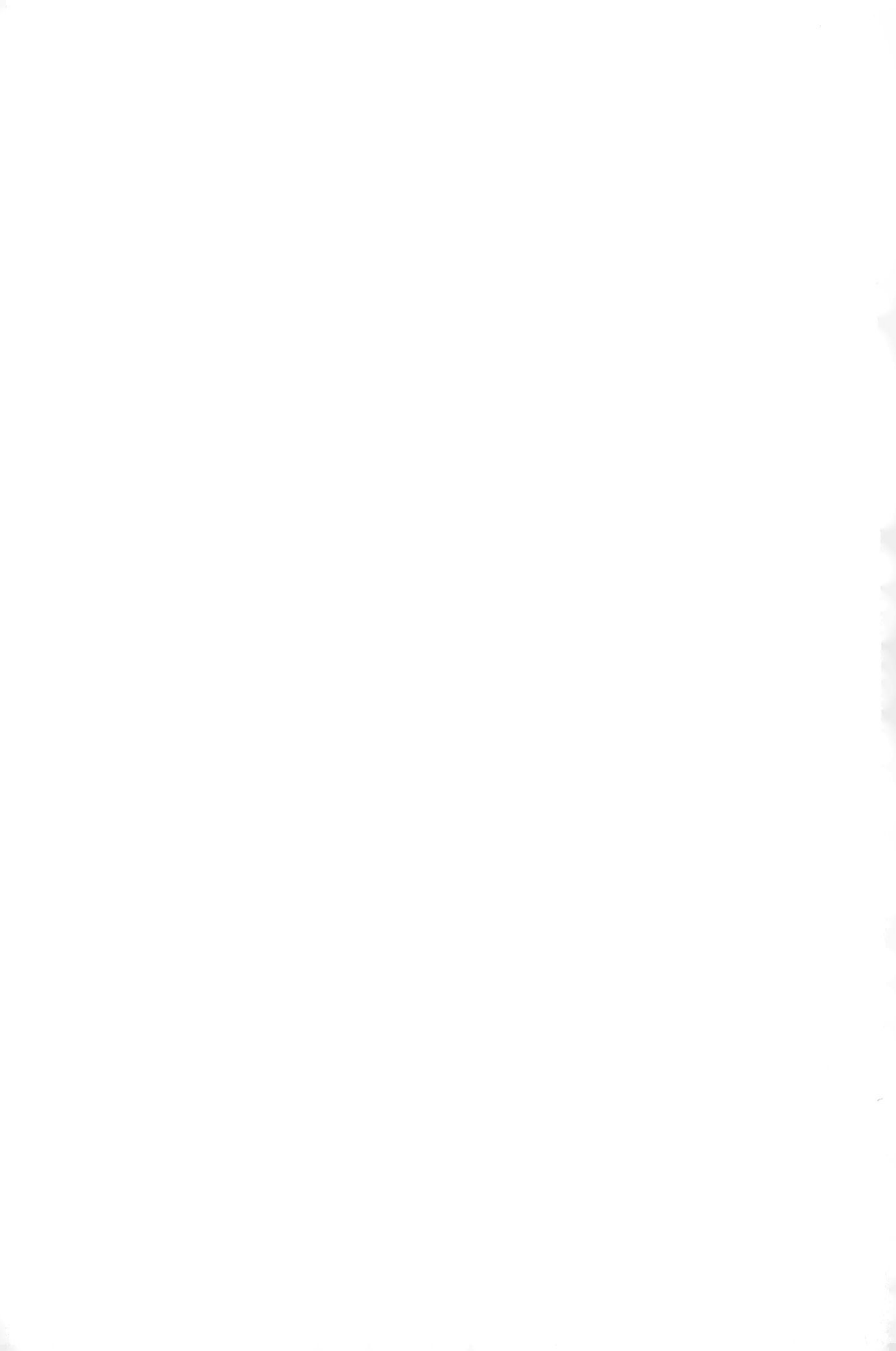